ICU医生有话说

病案实录和健康忠告

薛晓艳 主编

世界图书出版公司
北京·广州·上海·西安

图书在版编目（CIP）数据

ICU医生有话说：病案实录和健康忠告 / 薛晓艳主编. -- 北京：世界图书出版有限公司北京分公司，2025.1. -- ISBN 978-7-5232-1795-5

Ⅰ．R459.7-49

中国国家版本馆CIP数据核字第2024790UC7号

书　　名	ICU医生有话说：病案实录和健康忠告 ICU YISHENG YOU HUA SHUO
主　　编	薛晓艳
策划编辑	胡　健
责任编辑	夏　丹　仲朝意
出版发行	世界图书出版有限公司北京分公司
地　　址	北京市东城区朝内大街137号
邮　　编	100010
电　　话	010-64038355（发行）　64033507（总编室）
网　　址	http://www.wpcbj.com.cn
邮　　箱	wpcbjst@vip.163.com
销　　售	新华书店
印　　刷	三河市国英印务有限公司
开　　本	880mm×1230mm　1/32
印　　张	13.25
字　　数	286千字
版　　次	2025年1月第1版
印　　次	2025年1月第1次印刷
国际书号	ISBN 978-7-5232-1795-5
定　　价	65.00元

版权所有　翻印必究
（如发现印装质量问题，请与本公司联系调换）

主　编：薛晓艳

副主编：徐庆杰　陈　洁

编　委（按姓氏笔画顺序排列）：

马　韬　刘　音　许天琪　李苗苗

李周平　杨可语　吴梅清　陈　洁

饶芝国　宫一凡　贺小旭　徐庆杰

唐　铭　薛　静　薛晓艳　冀利超

序　言

学妹晓艳出书，执意请我作序，一下子勾起我很多回忆。过往总是匆忙，但皆是美好。

我是她的学长，同是北医学子，亦同是初出校门便踏入急诊这个惊天动地大世界的勇敢的人。在急诊这个包罗万象生死沉浮的战场上，经过无数个春夏秋冬昼夜不息的磨炼，我们都顽强坚韧地成长起来。从"学"到"做"，再到"教"，然后到今天写出来分享，无论是通过公众号还是著书，有关晓艳学妹的一幕幕，瞬间连成了长画卷。我不禁泪目，这是成长，是欣慰，是希望。

二十几年前我在北大医院做急诊科主任，有一次受邀去人民医院急诊讲课，晓艳学妹坐在最前排，听得最认真。让我印象深刻的是她的提问，是真正有思考后的发问，在回答她的同时也促使我深入思考和理解，对所讲课程细节再完善。我第一感觉是这个小姑娘聪明又好学，而且具有难得的批判性思维，我就把她带进我召集主办的北京急诊第一个有关急性感染临床思维和抗菌药物合理使用的学习班，每周有一个下午挤在北大医院科研楼的一个小教室，请来全国最著名的有关病毒、细菌、真菌感染的专家以及临床微生物和药理学专家进行小班授课。这不到20人的学习班学员后来都成了北京各大急诊科感染领域学术和临床带头人。后来交流机会越来越多，了解越来越深，我发现晓艳不仅爱动脑，而且敢于实践、热爱临床。她分享出来的病例往往是险中取胜，令人惊叹！

因为有共同的追求，共同的专业，共同的救人于分秒之间的特殊感受，我们都喜欢彼此间思维碰撞、交流分享、共同成长的过程。晓艳调至航天中心医院工作的前几年，还经常请我去讲课，后来我发现她进步很快，鼓励她自己做讲者分享。再之后通常是会议上我主持，她分享，再一起讨论。忘不了分析和"争执"病例时她那较真儿的眼神儿，她对病例的深刻认知和抽丝剥茧的分析总是让大家耳目一新。晓艳仿佛有无数或典型或不典型的宝藏病例，分享出来就会受人瞩目，辗转曲折的救治经历也令人印象深刻。我最看重晓艳学妹的胆识和担当，为了病人的生命她勇于去搏击，命悬一刻的时候她从没有顾及自己的名声，这是难能可贵的大医气概。看她逐步把工作变成爱好，心绪宁静并沉浸于自己所挚爱事业的样子，我甚是欣慰和感动。

我年轻时无所顾忌，"出口成章"讲过不少"名言"，被大家戏称为医学家里的哲学家。比如说到急诊救治能力提升，说到重症医学的快速崛起，把以往急危重病人"短时间不能生存"变成了"长时间无法死去"，依赖生命支持和器官替代技术长时间"被活着"。这并不是医者的初衷，更不是医学的目的。在本书中，我看到晓艳带领的团队对此的伦理思考、人性态度和生命决策。我之前想到、说到的，她思考了，做出了选择，给出了自己的答案，而且是基于她自己的大量实践和反思，我见此欣慰再欣慰。

当然，看到她的成长，在高兴的同时我也经常敲打她，救治方法是不是太冒险？会不会给病人带来风险？能不能提前一步预防风险？或能不能让同道效仿？有没有最新的国内外的研究支撑？如此之类我都会提醒，大师姐就应该直话直说。晓艳有很多超越我之处，比如临床研究，很值得一提。

尽管晓艳离开人民医院急诊，后深耕重症，我也离开北大医院，参与创建清华长庚医院，但初心都是为了做更多的事，救治更多的人，培养更多的临床医学卓越人才。我还是一直拉她在急诊女医师学会里活动，虽然她不太会说乖巧好听的话，但做事是实在的、感情是真挚朴素的、忙碌也是真实的。在我心中她一直是个可爱可敬果断而辛苦的急诊人，更是年轻一代急诊女医师的名副其实的榜样。

从急诊到重症，是跨越，是深入。她跨越了重症和急诊的壁垒和界限，走出了一条以病人为中心的一体化救治道路。成就取决于她对事业的执着，也缘于她所在医院领导对她的充分认可和大力扶持。近几年因为疫情见面机会减少，我也因为职责变化而越来越忙，但听说晓艳要出书却是由衷高兴！虽推辞但终是欣然提笔写序，因为我的小学妹是大医生啊！

疫情后期，晓艳的公众号"航天医者薛博士"开号，勤更不怠，很多病例中她着实是在拼尽全力与死神博弈，一波三折、起死回生，我作为广阔急危重病患的内行人很清楚其中的难度和分量，所以经常在朋友圈鼓励她并分享之，或许也是为本书的促成添砖加瓦啦！

　　医师节快到了，乐见此书出版，祝贺学妹！也相期不负平生！

北医学姐　陈旭岩
2023年7月20日深夜于北京昌平

　　陈旭岩：医学博士，主任医师，教授，博士生导师，享受国务院特殊津贴专家，清华大学临床医学院院长助理，北京清华长庚医院副院长、急重症部部长。

自 序

2022年11月"航天医者薛博士"薛晓艳公众号开号。在奥密克戎暴发流行时，应朋友们要求，我从提升免疫力、预防新冠的角度写了《阳了之后怎么办》，短时间内得到了万余次的阅读和转发。后续我又分享了我们逆转新冠白肺的救治经验，想告诉大家，新冠不可怕，我们愿意做您的健康守护者！从中我也看到了大家的需求：解决现实问题！因此，我们坚持每周分享疑难危重病例，希望让大众了解危重症，了解我们重症医生如何救治危重症患者。很多朋友看到公众号文章很惊讶，这么多怪病，这么重的病，都能治好？虽然重症表现多种多样，但万变不离其宗，通过系统化、精细化的治疗方案应对，就能找到真正的病因，对症下药。我们也常听病人和家属说，得病特别是转成重症后，感觉无依无靠，不知道怎么办。于是我们就想把这些危重病救治经过集结成书，以便有需求的大众随时翻开阅读，从中寻找危重症救治的机会，解锁挽救生命的密码，关键时刻或许可以拯救身边的朋友！

2023年5月我们科徐医生的新书《人生难得 你很值得》出版，得到了朋友们的广泛肯定，大大激发了我们的写作热情，加速了本书的出版！本书分享的每一个病例在写作时都是改了又改，怕专业性太强、病例太复杂，非医疗行业读者难以读下去；又怕讲述不够详细、专业，医疗同行读者不能全面了解，难以在自己的医疗实践中借鉴。想追求面面俱到，而病例往往各有特点，太详细的解读怕让读者失去读下去的兴趣，这又与我们想分享出来、传播出去的想法相悖。如何传递正确的知识而又有适读性，让人开卷有益，是一道难题。我希望这本书不仅仅是科普，在危急时也可以给大家一些希望，可以参考和借鉴其中的一些病例。当然治疗方法不是僵化不变的，需要灵活运用，总有一些方法可以尝试，或许就带来希望。特别是新冠之后，大家普遍关心并感受到的就是健康问题，本书就聚焦在如何识别身边的危重症，如何预防、避免危重症，如何恢复到最佳健康（免疫）状态。

从事急危重症救治工作已经30余年，这份别人看来充满危险和挑战的工作在我看来就是我的日常，正如诗圣杜甫所说，"诗是吾家事"，尽最大力量挽救危重病人也是我分内的事。时常遇到求救的朋友，想要会诊或者转过来治疗，我经常比患方还着急，生怕错过救治机会，因为我知道，时间很宝贵，几个小时也许能救命，也许能要命！

我好像从没想过自己有风险！一听说有重病人，我第一时间想到的是尽快收治，因为我希望尽力为病人争取好的结局！因为收过来的患者也不是百分之百能救治成功，有时确实觉得自己挺傻的，自找麻烦。但是那么多救治成功、让患者获得重生带来的喜悦，依然激励我不断在这满布荆棘的路上前行！

　　30年针对危重病救治的探索与实践也让我深深地感受到危重症疾病谱在变化。以重症肺炎为例，在2000年以前我们遇到的危重患者往往是细菌感染，还有一部分是非典型病原体感染，新一代的抗生素效果不错。记得在1998年，一位80岁老人因重症肺炎导致呼吸衰竭，已经昏迷，我们给用上万古霉素后慢慢醒来并脱离呼吸机，最后走路出院。而在2000年后，尽管非典流行之后SARS病毒销声匿迹，但明显能感觉到病毒引起的重症肺炎发生率逐渐增加，尤其体现在中青年群体，且同样以白肺的形式出现，但并未引起同行的关注。那时大家关注超级耐药细菌比较多，把它作为最大的敌人。我们也是逐渐认识到这部分白肺病人的病因是病毒感染，并通过和医科院病毒所的合作项目找到了病毒。挑战公认难治的危重症自然是我们分内的事，于是我冥思苦想，结合不同的指南，老药新用探索出行之有效的方法（详见书中逆转白肺案例）。虽未发表高分SCI文章，却也是救人无数。病人给我们挑战，也是我们最好的老师。

　　救治重症病毒性肺炎的成功经验也让我们科室在2022年底新冠暴发时打了有准备的一仗，成为北京市救治危重新冠患者最多的重症医学科之一，为抗疫做了一份贡献。

　　感谢文斌和陈洁的帮助，让"航天医者薛博士"公众号得以开通，并反复修改每一篇公众号病例文章，以便非医疗专业读者阅读。感谢朱洪秋为公众号运行所做的大量工作，也才有了本书的形成基础。后续我们还会每周通过"航天医者薛博士"公众号分享我们的病例治疗经验,希望给大家不断推陈出新,也希望我们不断有新书出版。

薛晓艳

目 录

序 言 / I
自 序 / V

一 寻找危重症病因之旅 / 1

持续发热的真凶 / 3
骨折后的"胡言乱语" / 8
蜱咬伤后的一波三折 / 13
莫名的发热 / 18
发热、皮疹——究竟为何 / 22
痛风之后 / 27
"感冒"的表象之下 / 32
咳嗽不只是咳嗽 / 37
昏迷抽搐为哪般 / 42
导致致命性急症的元凶 / 49

二 肺部病变没那么简单 / 57

"肺炎"没那么单纯 / 59
肾移植后肺炎的真相 / 64

醉酒背的锅 / 69

伺机而动的杀手 / 75

"白肺"后雪上加霜 / 82

迁延的肺炎 / 87

三 鬼门关前走一遭 / 93

产后发热险象环生 / 95

救治产妇的惊心动魄 / 103

与死神赛跑——从鬼门关前抢回孕产妇 / 110

孕妇杀手——妊娠期重症肺炎 / 117

高龄孕妇的打击 / 123

你以为的小手术却"不小" / 127

潜伏的重症杀手——疱疹病毒 / 132

凶险的急症——肾上腺危象 / 138

四 真的只是常见病吗？/ 145

拨开胸痛的"迷雾" / 147

胆结石的"兴风作浪" / 153

罕见的腹痛 / 160

差点要命的腹内疝 / 165

深静脉导管的偏移 / 170

身上的"疙瘩"从何而来 / 174

神秘的TAFRO综合征 / 179

疾病也会"套娃" / 188
17岁的他为何出现"大象腿" / 193

五 治疗如何选择 / 199

甲型流感病毒的较量 / 201
狙击致死性哮喘 / 206
艰难的抗凝之路 / 215
他真的需要肝移植吗？ / 224
不寻常的有机磷中毒 / 229
继续升压治疗吗？ / 234
爱恨交加的双刃剑 / 239

六 感知身体的变化 / 245

突发"精神病" / 247
口腔溃疡引发的大问题 / 252
喝水增多的信号 / 256
肥胖惹的祸 / 261
全身无力是怎么了？ / 267
突然出现的乏力、头晕 / 272
警惕老年人中暑 / 277
脾破裂的罪魁祸首 / 283

七 让生命之花再次绽放 / 287

运动治愈了我的"老寒腿" / 289
冠脉搭桥术后的马拉松跑者 / 294
2万公里的骑行 / 300
美好的生活在招手 / 308
感受爱，享受爱 / 315
46天的坚守换来生命的重生 / 320
ICU里的安宁疗护 / 329
护理服务中的特种兵 / 337

八 新型冠状病毒——不再可怕 / 343

逆转"白肺"实录 / 345
ECMO神器坐了冷板凳 / 356
新冠肺炎不同以往——治疗也要跟着改变 / 363
"新冠后综合征"可以很凶险 / 372
不容小觑的"二阳" / 383
从容面对新冠病毒，需要有正确的认知 / 391

后　记 / 402

一　寻找危重症病因之旅

欧阳修《醉翁亭记》："野芳发而幽香，佳木秀而繁阴，风霜高洁，水落而石出者，山间之四时也。"在危重症的救治中，很多疾病的发生和发展往往隐藏着背后的真相，水落石出之前，需要不断探究，在抽丝剥茧中逐步明确疾病的原因，才能给予有针对性的治疗。但是通过表象找到背后的原因相对比较困难，也需要一定的时间，这不仅需要医生具有丰富的理论知识，还需要临床实践经验的不断积累，才能在诸多的疾病表现中探寻元凶。

持续发热的真凶

作者：薛晓艳教授

80多岁的王老太太入院前2个月便出现发热，体温最高38.5℃，自觉乏力，无明显畏寒、寒战，无咳嗽、咳痰，无恶心、呕吐，无其他不适症状。自行在家服用退热药物，体温有所下降，但仍发热，体温波动于38.0℃左右，于是来医院就诊。患者既往有糖尿病病史，平素血糖控制尚可。

因为老年人免疫力差，极易出现受凉后感染的情况，因此考虑感染的可能性大，于是住院输液治疗。2周过去了，虽然期间多次调整抗生素，但是老人还是发热，有时候体温能有所下降，但是不到24小时又开始升高。住院期间查血常规、降钙素原正常，免疫相关检查及病毒检查均未见异常，只查到弓形虫抗体IgM（+），大家觉得比较陌生，而且只有1+，感觉可能没有什么大的意义。

转眼3周过去了，抗生素又换了好几轮，发热依然不退。于是家属带上病历和化验结果去外院发热门诊就诊，外院医生考虑：（1）患者有糖尿病史，可能是糖尿病周围神经病变导致的发热；（2）因为抗生素应用时间比较长，也可能是药物热。建议停用所有抗生素，观察体温变化。但是停用抗生素后老太太仍然发热，体温仍波动于38℃左右。

眼看住院已经1个多月了，患者却始终发热，家属非常焦虑，开始排斥医生，而医生也很着急，多次调整治疗无效。想到重症医学科对疑难病诊治经验丰富，医生建议转到重症医学科继续治疗。可这时家属对医生充满了不信任感和敌意，转过来时对我们的态度也很不友好。

我们十分理解家属的心情，其实医生和家属的立场是一致的：为了病人康复。但是，力不从心的事情也时有发生。患者入我科后，我们充分研究患者病史、既往检查化验等，我仔细翻阅病历，觉得从各项感染指标不高、抗生素治疗也无效的方面来看，患者不像是细菌感染。但是病毒、真菌感染的证据也没有，绝大部分化验都是正常的，只有弓形虫抗体IgM（+），虽然外院医生不认为它有意义，但是我们从不盲从。我们追问患者家里是否养猫，回答是确实养过猫，因此我们考虑患者弓形虫感染的可能性很大。我和家属充分沟通后，家属表示先按我们的想法治疗。但弓形虫感染目前属于非常少见的疾病，于是我组织大家查阅了很多相关文献，最后定出治疗方案：克林霉素+磺胺治疗弓形虫病！

调整治疗方案后，效果出奇的好！转入我科后第三天，患者体温恢复正常，且未再出现反复发热的情况。疗程结束后，住院快两个月的老人终于可以回家了！家属非常高兴，送来锦旗对我们表示感谢。

一些疑难少见病诊断起来确实比较困难，但对于该患者，入院时查了弓形虫相关化验，也确实有阳性结果，因为患者症状不那么典型，检出阳性结果也只有1+，所以想当然地认为没有意义，一直没有引起重视。因此，对于异常的化验结果，即使变化再微小都不能视而不见，不清楚、不明白的时候，应及时查阅文献，绝不能放过任何蛛丝马迹。因为不是所有的疾病都会像教科书中描述的那样典型，即使同一种疾病在不同患者身上也会表现出不同的症状。

病例相关小科普：

发热是一种症状，不是一种疾病。表现为发热这一症状的疾病很多，引起发热的原因也有很多，在教科书中关于发热的鉴别诊断，篇幅很长也描述得十分详细。发热主要分为感染性发热和非感染性发热，感染性发热的病因包括常见的细菌、病毒、真菌、支原体、衣原体、立克次体等，如结核分枝杆菌、军团菌等致病菌的感染；非感染性发热的病因常见的有免疫系统疾病、肿瘤等；还有一部分患者为不明原因发热，这在临床上也不少见。正因为病因多样，所以对于发热的原因需要仔细鉴别诊断，明确后才能有更针对性的治疗。

弓形虫病是由分布广泛的、专性细胞内寄生原虫——弓形虫引起的一种人畜共患病。弓形虫几乎可以感染所有温血动物，其中猫等猫科动物为终末宿主，也有出现猪弓形虫感染的病例报告，这些动物在其被感染时会产生数以千万的卵囊，通过粪便排出体外。而人类及其他动物作为中间宿主，主要是通过食入含有组织包囊的生肉或未煮熟的肉，以及被卵囊污染的水源、食物所感染。

当感染者的免疫功能正常时，感染仅会呈现无症状或轻微的流感样症状。但在先天性感染的儿童和机体免疫功能低下的患者中，弓形虫则会导致严重的、甚至危及生命的疾病。孕期妇女感染弓形虫后可通过胎盘传播造成流产、产死胎、畸胎，还可造成新生儿先天性弓形虫病，包括神经、眼部疾病。在艾滋病患者、肿瘤患者或者器官移植者等机体免疫功能低下的感染者中，感染则会引起严重的临床并发症，如发热、结膜炎、心肌炎、神经系统损害等。近期有相关研究表明，弓形虫感染与慢性精神疾病、特别是精神分裂症和双相情感障碍有关。

弓形虫病是一种全身性疾病，可影响多个脏器，主要以淋巴结、脑、眼部、肝脏、心脏、肺等器官损害为主，其中淋巴结肿大是常见症状。发热的体温一般超过38℃，可有肌痛、咽痛等。其他还有中枢神经系统症状、肺部症状等。弓形虫脑病引起的中枢神经系统的损害主要为脑实质损害及脑占位效应。先天性的弓形虫脑病主要临床表现为智能低下、小头畸形以及脑积水等；获得性的弓形虫脑病主要临床表现为头痛、运动性癫痫发作及肢体障碍等。弓形虫病的病程可以迁延数月甚至一年。

有对育龄期女性进行弓形虫感染的研究表明，人群对弓形虫普遍易感，接触猫犬等动物的育龄女性弓形虫感染率明显高于未接触的女性。弓形虫可以影响宿主的生殖系统，造成生殖系统功能的紊乱，严重时可引起生育力下降甚至不孕不育，危害育龄女性的生育力。另外，孕妇感染弓形虫后，细胞免疫被激发的同时也会对胎儿组织造成损伤，可导致胎儿流产、死胎、畸形。因此，应对喜欢吃生食、生活环境较差的育龄女性进行弓形虫知识的普及，对饲养猫犬等宠物的育龄女性进行卫生健康知识的宣传。日常生活中要及时控制动物等传染源，对猫、犬、猪等动物的粪便做好管理，降低弓形虫的感染率，避免疾病扩散。

骨折后的"胡言乱语"

作者：贺小旭医生

"贺医生，神经外科急会诊。"护士对正给病人换药的我说。"好的，马上。"我紧急处理完手头的病人，就赶往神经外科。

病人王先生，54岁，是一位有着30年经验的空调维修工程师。一天下午，他像往常一样蹬在梯子上给客户家修空调，一不留神从梯子上跌落下来。虽然在室内，梯子也不算太高，但王先生摔得比较重，全身无法动弹，由120救护车紧急送至航天中心医院急诊科。

完善CT检查，提示面部、颅底、骨盆、髂骨、坐骨、耻骨、左侧股骨颈等多部位均有骨折。考虑到颅底骨折潜在的危险性比较大，最有可能威胁生命，王先生首先被收到了神经外科。经过神经外科医生的认真检查和评估，认为王先生虽有颅底骨折，但颅内出血却不明显，而且意识清楚，没有明显的神经症状，暂不需要进行颅脑手术治疗。因为病人颅内情况还算稳定，生命体征也没有明显的波动，于是决定联系骨科做下一步的骨折手术治疗。

受伤24个小时后，正当要转往骨科的前一天，王先生出现了发热，体温波动在38℃~39℃。神经外科医生认为可能存在创伤后感染，予以强效的抗菌药物治疗。但是患者体温不但没有下降，反而升到了40℃，给予退烧药后也没有明显下降，在持续发热的同时还出现了新的症状——呼吸困难、氧合下降。紧急复查胸片提示严重的肺部感染。

此时患者病情明显加重，我便紧急安排将王先生转入我科，并立即予以氧疗，纠正低氧状态、缓解呼吸困难。可是王先生又出现了新症状——意识错乱、胡言乱语，难道是脑部出现了问题？我科医生携氧气瓶紧急带王先生完善了胸部CT及头颅CT检查，头颅CT较前变化不大，但胸部CT比较特殊，不是常见的坠积性肺炎表现，而是间质性肺炎！王先生既往身体健康，没有肺部基础疾病史，外伤之后为什么迅速出现了间质性肺炎的表现呢？患者颅脑外伤稳定，复查头颅CT较前变化不大，为什么出现了意识错乱、胡言乱语的表现呢？

我们再次询问病史，逐条梳理病情变化，并综合分析各种化验及检查结果。薛主任分析：患者多发骨折；出现呼吸困难、氧合下降，伴精神改变；化验提示血红蛋白及血小板均有下降趋势，血沉偏快，血脂肪酶升高；胸部CT提示间质性改变。把这些证据串起来后，我们想到一个常常被忽视的疾病：脂肪栓塞综合征！

于是果断调整治疗方案，应用激素和肝素进行治疗。果然，患者病情出现了神奇的反转。到第二天，体温已经降至正常，意识恢复，胡言乱语的表现消失，呼吸困难改善。在接下来的几天，异常的化验指标也在明显好转，1周之后王先生转出ICU，顺利完成了骨折手术，康复出院。

王先生是很典型的因外伤导致长骨及骨盆骨折，骨折断端的脂肪组织进入血流，形成的栓子聚集至肺、脑组织引起肺部病变、神经系统症状，导致病情进展迅速，并十分危重。正是因为在ICU得到了早期诊断和及时治疗，王先生才能在短时间内病情明显好转，为下一步的骨折手术治疗争取了时机。

最后，薛主任叮嘱我们，危重症病人背后的原因非常复杂，病情发展很快，判断错误容易贻误治疗时机；平时一定要多注意学习，拓展临床思维，才能做到对危重症的准确判断和对症治疗。

病例相关小科普：

何谓脂肪栓塞综合征？摔伤后骨折与脂肪栓塞综合征有什么关系？为什么脂肪栓塞综合征容易被误诊或漏诊？

脂肪栓塞综合征（FES）是指可识别的损伤将脂肪释放到血液循环中，导致肺部和全身症状的临床综合征，以呼吸困难、进行性低氧血症、意识障碍、皮肤黏膜出血为主要特征。这是一种罕见疾病，严重时可导致呼吸衰竭、神经认知障碍甚至死亡。该病最常见于骨折等创伤后，尤其是长骨和骨盆骨折后（因骨髓的脂肪含量较高）。各类骨折后发生本病的死亡率平均为16.3%，如果股骨干骨折合并多发骨折或休克，死亡率会上升到60%。少部分病例出现在非骨科创伤及非创伤性脂肪栓塞的情况下。有研究表明在体外循环术、胰腺炎、严重烧伤、镰状细胞性贫血和静脉脂质输入时均有可能引起FES。

该疾病目前没有诊断的金标准，也未形成统一共识，因此在临床上有时难以明确诊断,极易出现误诊和漏诊的情况,需要结合病史、症状、体征及影像学等全面检查,及时识别,以便尽早开始支持性治疗。目前FES诊断的指标包括病史情况,特别是明确的长骨骨折;临床表现包括呼吸系统症状(呼吸急促、呼吸困难)、神经系统症状(头痛、不安、失眠、易怒、谵妄、昏迷等)、皮下或点状出血、发热、心动过速、尿量减少等;化验检查提示动脉血氧分压低(<8.0 kPa)、血红蛋白减少(<100 g/L)、血小板减少、血沉>70 mm/h、血清脂肪酶上升、血中有游离脂肪滴、尿液中出现脂肪粒等;胸部X线检查典型者呈"暴风雪"样或类似肺水肿的影像。

目前临床对于FES治疗还未形成统一有效的方案,早期预防和诊断及给予对症支持治疗是治疗FES的重点。肝素全身抗凝被认为是FES的潜在治疗方法;有研究表明预防性应用小剂量糖皮质激素可以有效预防下肢长骨骨折后FES及低氧血症的发生,因此对于严重FES患者可以考虑使用皮质类固醇激素;其余就是对症治疗,包括纠正低氧、脏器支持、营养支持等。尽管目前没有统一的治疗方案,但是根据我科长期以来的临床经验,肝素联合激素治疗往往收效很好。

脂肪栓塞综合征比较少见,但却是一种潜在的致命并发症,诊断没有金标准,临床上极易误诊、漏诊。这就需要医生根据自己的临床经验、结合患者症状进行判断,并给予相应的治疗。因为脂肪栓塞综合征多于骨折后出现,尤其是长骨骨折(比如股骨)和骨盆骨折后,所以对于骨折患者进行早期固定、早期预防和早期诊断十分重要。骨折后出现上述症状一定要警惕该病的发生。对于怀疑该病的患者需要给予支持治疗并密切监测呼吸功能和生命体征，及时发现异常，给予积极对症治疗，并加强术后护理管理。

蜱咬伤后的一波三折

作者：薛晓艳教授

"薛主任，我这里有个发热的老太太，今天凌晨出现氧合下降，给予气管插管机械通气治疗，我们医院床位紧张，您那有床吗？"一个周末，我刚起床就接到了某医院医生电话，我紧急叮嘱科里医生安排床位，让病人转过来。

胡老太太今年79岁，既往有高血压病史5年，没有其他基础病，平时身体状况不错，这么大年纪还能下地干活。

入院前10天，患者在干活的时候被蜱虫叮咬，自行用手揪出。次日便感周身发热，但未测体温，就诊于当地诊所予抗感染等药物治疗后未见明显好转。入院前8天就诊于当地医院，当时测体温38.5℃，化验新冠核酸抗原阴性，输注抗感染等药物治疗，此后几天仍间断发热。

入院前2天患者仍发热，伴周身散在红疹，就诊于北京某三甲医院，完善化验检查提示转氨酶及BNP均升高，考虑不能除外过敏因素，予以甲泼尼龙40 mg对症治疗。入院前1天患者突发房颤伴有明显呼吸急促、氧合下降，紧急予以气管插管接呼吸机辅助呼吸，为进一步诊治转入我科。

入院后患者呼吸机辅助呼吸，问话可点头示意，间断躁动。查体：体温37.5℃，脉搏98次/分，呼吸18次/分，血压98/65 mmHg，颈无抵抗，周身散在红疹，肝、脾未及肿大，双下肢无水肿。病理征均阴性。入院后相关检查提示：肝酶升高，凝血功能紊乱，肌酐升高，消化道出血，蛋白偏低，血钾及血钠均偏低。很明显，患者已经出现了多脏器或多系统功能损害，累及心脏、肝脏、肺脏、肾脏、消化道、凝血系统等。

患者发热原因是什么？蜱媒斑疹热？细菌性肺炎？病毒感染？

我们再次仔细询问、梳理病史：患者老年女性，明确的蜱咬伤病史，后出现发热，全身皮疹。发热考虑一方面与蜱咬伤相关，为蜱媒斑疹热；另一方面为其他致病菌感染，因为蜱咬伤后会释放神经毒素，诱发其他致病菌的感染。经过常规抗感染治疗后无好转，是否存在非典型致病菌感染，如螺旋体、立克次体等？可进一步完善包括NGS等检查明确致病菌。目前患者病情危重，已经累及多脏器功能，重症评分APACHE II 24分，SOFA 6分，死亡风险>50%。因此，必须及时采取针对性治疗，遏制疾病进展。

血NGS检查很快出结果：立克次体感染。果然是非典型致病菌。加用米诺环素等药物对症治疗，患者体温逐渐下降，感染指标逐渐好转，生命体征趋于稳定。入院第3天拔除气管插管，但第7天患者再次出现发热，感染指标升高。难道又合并了其他菌属感染？于是复查血NGS，提示真菌——念珠菌感染，加用卡泊芬净抗真菌治疗后患者体温及感染指标再次好转。

入院后10天，患者突发意识障碍，神志由清楚转为嗜睡，查体双侧瞳孔不等大，难道出现了脑血管意外？我们立即完善了头颅CT检查，结果提示新发脑出血及硬膜下积液。明确诊断后，我们调整相关药物予以降低颅内压等治疗。患者意识状态逐渐好转，后复查各种指标稳定，脑出血进入恢复期。随着患者病情逐渐好转，复查立克次体转阴，生命体征稳定。住院23天后患者家属要求转回当地医院继续治疗，嘱务必使用抗真菌药物至完整疗程复查阴性后再撤药。

  脑出血与蜱咬伤是否具有相关性呢？我们查阅大量文献后发现并没有相关报道，我们考虑以下可能：（1）蜱咬伤后出现全身炎症反应，破坏血管内皮细胞，对脑血管也会造成一定程度的损害；（2）蜱咬伤后释放大量毒素，可作用于神经系统，与血管炎相关。但是具体机制还不甚明确。

  蜱咬伤似乎并不多见，虽然很多年前就听说了这个病，但我们以前并未遇到，这是第一个病例。患者被蜱咬伤后先是出现发热，后病情进展导致多脏器功能受损，并出现立克次体及真菌感染，此后又发生脑出血，病情十分凶险曲折。经我科及时诊断、予以针对性治疗后病情好转。此病凶险，立克次体感染直接导致内毒素血症，且继发强炎症反应，毒性作用加炎症导致患者在明确诊断前病情急剧加重。入我科后因治疗果断及时，得以很快解除呼吸衰竭、拔除气管插管。我们采用针对性抗炎、抗感染治疗，尽最大所能延缓、阻止了病情的继续恶化。虽然治疗过程一波三折，但好在相对及时，使患者成功稳住了病情，最终好转出院。

  病例相关小科普：

  蜱属节肢动物，在我国主要有软蜱、硬蜱两类。蜱分布于我国大部分地区，其中云南、甘肃、新疆、台湾、西藏、福建等省区种类最多。硬蜱多分布在如森林、灌木丛、草原、半荒漠等开阔的自然环境中，软蜱则栖息于较为隐蔽的场所，如家畜圈舍、动物洞穴、鸟巢及房屋的缝隙中。蜱以吸血为生，自幼虫发育至成虫过程中均需吸血，常寄居在野外的动物或牛、马、羊等家畜体表。蜱虫不吸血时体积较小，肉眼很难辨识，有时可长时间停留在皮肤表面。

蜱虫属于寄螨目，在叮咬时通常是将包含口器的头部深深地扎进皮肤，从而吸收人体皮肤的血液，对人类的危害可包括直接危害和间接危害。直接危害包括造成发热、头痛、腹痛、呕吐、畏寒等全身症状及局部充血、水肿、疼痛、瘙痒、灼热、急性炎症反应和继发性感染。蜱分泌的唾液具有抗凝血和麻醉作用，保证蜱在持续吸血时人无痛感，并且可很长时间不被发现。蜱数量较多时能导致受侵害者发育不良、消瘦、贫血等。某些蜱通过其唾液中含有的能抑制肌神经乙酰胆碱释放的神经毒素，造成运动神经传导障碍，引起急性上行性肌萎缩性麻痹，称为"蜱瘫"。国外有报道儿童出现"蜱瘫痪症"，目前国内尚无报道。间接危害主要来自蜱传播疾病，相对于直接危害，间接危害更为严重。一些流行性疾病主要由此虫叮咬所致。据中国疾控中心统计，蜱可以传播多种病毒、细菌、螺旋体、衣原体、支原体、立克次体以及原虫等，且蜱传播疾病大多为人畜共患疾病和自然疫源性疾病，如森林脑炎、出血热、Q热、蜱媒斑疹热、莱姆病、人粒细胞无形体病及发热伴血小板减少综合征等，有可能会引起神经、肌肉麻痹，甚至会出现呼吸系统衰竭，严重的可能导致死亡。

一旦发现蜱虫钻入皮肤，切忌强行拔除，以免口器折断遗留皮内而产生皮肤继发性损害。蜱虫口器内有倒齿，吸血时可固定于皮肤而不易拔除。用乙醚、松节油、氯仿、煤油、酒精等涂在蜱虫头部或局部注射利多卡因，可造成蜱虫窒息而松口，待蜱虫从皮肤上自然脱落后对伤口进行消毒处理，如口器断入皮内应行二氧化碳激光或手术去除。蜱叮咬后可出现发热、头痛、皮疹等症状，可给予抗组胺药或抗生素等对症治疗。有蜱虫叮咬史或夏季野外活动史者，一旦出现疑似症状或体征，应及早就医。预防蜱虫咬伤，应尽量避免夏季长时间在野外活动；如需进入草地、树林等野外环境，应当注意做好个人防护。可穿长袖衣服，扎紧裤腿；预先对裸露皮肤、衣服等涂抹驱避剂；从野外归来后要仔细检查周身皮肤及衣物。

莫名的发热

作者：薛晓艳教授

一天，朋友打来电话，说有位年轻患者因为发热、咽痛入院，治疗近1个月不但没有好转，还越来越重，不断出现新的问题，目前病情比较复杂。所住的医院也是想尽各种办法依然诊断不清，家属在寻求帮助，想找有经验的专家会诊。朋友知道我对疑难病例比较感兴趣，在这方面也积累了一些经验，所以找到我，希望能帮助诊治。

患者是一位34岁的年轻女性，未婚。入院前1个多月开始出现发热，体温最高39℃，伴有咽痛，无其他不适症状，自服清热解毒药物及退热药物后效果不佳。就诊于社区医院输液治疗后咽痛有所减轻，但仍有发热，体温最高可达40℃，伴畏寒、寒战，自觉恶心，轻度咳嗽、咳少量白痰。于是入院前20天在附近三级医院进行住院治疗，查新冠病毒核酸及抗体均阴性，胸腹部CT提示胸膜增厚、少量胸腔积液、胆囊结石，给予抗感染等治疗后体温一度降至正常，可是很快会再次出现高热。完善相关检查后未查到明确的感染灶及有意义的阳性结果，相关科室会诊后也未明确病因。住院期间患者一直处于间断发热状态，每天下午开始发热，伴畏寒、寒战，体温最高40℃，应用退热药物后夜间及清晨体温可恢复正常。入院前4天咳嗽加重，咳少量白痰，且出现右颈部淋巴结肿大、持续性疼痛，发热时伴随四肢关节疼痛及头痛等症状。入院前1天发热后抽搐一次，伴随轻度躁动、谵妄。

我听完整个疾病过程，又查看了化验检查结果，结合病史、体征、相关化验及辅助检查等综合考虑，认为可以排除重症感染问题。首先在整个疾病的过程中，炎症指标并未出现明显的升高；其次长时间、多种抗生素治疗无效。发热的原因除外感染性因素，就需要考虑非感染性因素，对于年轻女性来讲，免疫相关疾病占据很大一部分，虽然从化验中没有发现对诊断有指导意义的免疫相关抗体，但是综合目前发热、咽痛、关节痛以及神经系统症状来看，考虑成人Still病的可能性极大。为避免再次抽搐，我建议立即给予糖皮质激素治疗，然后根据后续症状来调整药物剂量，根据病情进行滴定治疗。

会诊后家属希望转来我院继续诊治。

于是在我会诊第二天患者转入我科治疗，我们制订了详细的整体治疗方案，治疗后患者未再抽搐，体温降至正常，精神状态也明显好转。很快，患者转入ICU后病房，激素逐渐减量，并进行相关药物调整，住院10天后好转出院。出院后一直在我的门诊规律复诊。

因治疗效果好，患者依从性也好，按我说的进行适度、渐进的运动，保持良好的作息方式，每次复诊汇报自己细微的症状变化——每天走多少步、吃什么、体重是否稳定等。我根据她的感受进行微调，一年半后有关成人Still病治疗的药物全部减停，患者恢复正常工作状态，继续遵医嘱进行生活方式及运动水平的管理，在新冠流行期间也顺利度过了新冠感染期。但她还是很担心会出现后续感染问题，复诊全面检查之后，我告诉她一切正常，不要杞人忧天，保持规律的生活习惯！

我们当医生最大的愿望就是使患者都能够恢复健康，不仅活着而且有质量、精彩地活着！让治疗药物起到作用而不出现明显的副作用，让患者回归社会、回到工作岗位上！我们的一体化危重患者管理流程在这方面起到了很好的作用。

病例相关小科普：

成人Still病是一组病因不明的，以发热、皮疹、关节炎为主要表现的炎症综合征。本病的病因尚不清楚，一般认为与感染、遗传和免疫异常、炎症激活和炎症消退不足有关。临床表现复杂多样，常有多系统受累，主要表现为发热、皮疹、关节痛，其次为咽痛、淋巴结肿大、肝脾大、浆膜炎、体重减轻、肌痛、药物过敏、肾损害、胸膜炎、心包炎及神经系统表现等，可伴有周围血白细胞总数及粒细胞增高、肝功能受损等系统受累。

成人Still病缺乏特定的实验室检查证据，且症状与许多疾病相似，容易被误诊为败血症、风湿热等病。由于无特异诊断标准，临床极易出现误诊或漏诊，常常需排除感染、肿瘤和其他结缔组织病后才考虑本病诊断。有些患者的疾病表现不典型，可能当时不能完全满足诊断标准，若高度怀疑可经验性治疗后观察疗效。若等到疾病进展完全满足诊断标准，则可能会延误治疗时机，增加患者痛苦及病死率。本病好发年龄在16~35岁，高龄发病亦可见到。

尽管成人Still病的预后较其他自身免疫性疾病要好，但一些少见的并发症仍然可能出现，如：噬血细胞综合征、凝血障碍、暴发性肝炎、心血管或肺部并发症、肾脏并发症等。重点强调早期诊断、早期治疗及遵循个体化治疗原则。糖皮质激素仍然是一线治疗药物，在严重并发症的情况下与支持性治疗措施相关。成人Still病继发噬血细胞综合征时病情会十分凶险，随时可能危及生命，早期诊断及早期治疗对于治疗疾病、挽救生命起到至关重要的作用。对于因感染导致病情反复的患者，应警惕合并噬血细胞综合征。

成人Still病患者应从饮食、生活习惯等方面进行全方位的管理，坚持治疗、定期复诊，以达到更好地控制病情的目的。日常生活中要适当锻炼，防止受凉及感染，增强免疫力，有助于避免该病的发生。

发热、皮疹——究竟为何

作者：贺小旭医生

"主任，您快看看我昨晚收的满身皮疹的小伙子，我初步考虑可能是过敏性紫癜，但总感觉似乎哪里不对劲。"一交完班我就迫不及待地找到薛主任。

患者小王是一个30岁的小伙子，刚刚结婚，身体倍儿棒、吃嘛嘛香。新婚不久，整个人精气神儿十足。有个朋友跟他说，结婚了要好好调理调理身体，为以后生孩子做准备。小王虽然身体不错，但觉得朋友说得很有道理，反正调理调理也没坏处，于是经朋友介绍找到一位老中医，要求吃中药"调理调理"。

小王吃了几剂"保健中药"后没觉得更强壮，反而全身出现了皮疹，瘙痒难耐，就诊于当地医院，医生考虑是"过敏性紫癜"。给予了激素和抗过敏药等治疗之后，小王身上的皮疹慢慢地消退了，瘙痒也消失了，出院后按医生的意见继续口服激素维持治疗。

但是，小王没有注意到药单上建议激素逐渐减量的医嘱，于是大剂量的激素一直服用了3个星期。突然有一天，他全身又出现了皮疹，遍布面部、前胸和四肢，密密麻麻的，比上次要严重得多，而且跟上次的皮疹似乎不一样，双足底也出现了鸡蛋大小的血疱，已经没有办法走路了。更严重的是，这次皮疹伴随发热，体温最高39℃。再次就诊于当地医院，化验提示血小板只有正常人的1/10，并出现了严重的凝血功能异常。意识到问题的严重性，在当地医生的建议下，小王连夜由救护车转往北京治疗。在北京的就诊经历并不顺利，辗转了多家医院，也没搞清楚到底是什么病，最终找到了我们重症医学科。

入院后复查化验，血小板仍很低，有严重的凝血功能障碍，随时有可能出现致命性的大出血，情况十分危急。小王的皮疹究竟从何而来，如果第一次的皮疹是过敏，那么这次的皮疹是否跟上次一样呢？而且小王激素服用时间较长、剂量比较大，这次的皮疹是否跟激素有关？皮疹的发生与血小板低、凝血功能障碍之间又是什么关系呢？

薛主任认真了解了病人发病的全过程，查看了化验检查，走到病人床旁进行查体。看着小伙子遍布全身的皮疹，薛主任发现，这些皮疹很有特点：突出体表的丘疹，有的带小水泡，有的带脓点，有的已经结痂，似乎跟水痘很像！小孩子易得水痘，但成人得水痘并不多见。尽管不多见，但并不能排除一定不是，于是薛主任指示赶紧查相关的病毒指标。

我们果然在小王的血标本化验中找到了水痘病毒。那么引发水痘病毒感染的原因是什么，水痘病毒感染会导致血小板减低、凝血功能障碍吗？

薛主任分析：患者口服中药后出现皮疹、瘙痒，原因考虑过敏的可能性极大，因为激素治疗后皮疹消失、瘙痒减退。但激素是把双刃剑，患者没有遵医嘱进行激素减量，激素用量过大或疗程过久就会产生相应的副作用，可能会造成免疫细胞功能下降。我们常提到病毒复燃，其实人体内会有一部分病毒寄居、与人体共生，当免疫功能低下时，这部分病毒就会被激活，进而致病。小王就是因为过量使用激素而导致免疫功能低下，体内潜伏的水痘病毒趁机活化，而且来势凶猛，导致发热、血小板减少、凝血功能紊乱等。这样，一条清晰的发病原因和机制就展现在了我们面前！

其实在查找病原体的同时，我们已经经验性地应用了抗病毒药物治疗，并输注了血小板。化验结果出来后，我们的推断得到了进一步印证。治疗效果立竿见影，小王的体温很快恢复了正常，血小板也迅速回升，凝血功能改善，皮疹在1周之内迅速结痂脱落，双足的血疱也吸收完好。小王高高兴兴地回家了。

我们多次提到糖皮质激素。糖皮质激素是体内极为重要的一类调节分子，它对机体的发育、生长、代谢以及免疫功能起着非常重要的调节作用，是机体应激反应最重要的调节激素，也是临床上使用较为广泛且有效的抗炎和免疫抑制剂。常见的糖皮质激素包括泼尼松、甲泼尼龙、地塞米松等，具有抗炎、抗过敏、抗休克、非特异性抑制免疫及退热的作用，可防止免疫性炎症反应和病理性免疫反应的发生。但是长期大量应用会有诸多不良反应，如导致满月脸、水牛背、机体免疫功能下降，诱发或加重高血压、动脉硬化和溃疡病，导致骨质疏松、伤口延迟愈合，诱发精神症状，抑制儿童生长发育，造成股骨头坏死等。另外，减量过快或突然停药可引发肾上腺皮质功能不全，严重者引起肾上腺危象。因此，任何药物都应在规范下、适应证下应用，否则可能会引起意外。

病例相关小科普：

水痘-带状疱疹病毒属于疱疹病毒科水痘疱疹病毒属，人类疱疹病毒3型，遗传物质为双链DNA，基因全长约为125 000 bp，是目前最小的疱疹病毒。水痘-带状疱疹病毒是水痘和带状疱疹两种疾病的病原体，人是其唯一的自然宿主。该病毒在初次感染人体时通常表现为皮肤上出现含有液体的疱疹，即水痘，一般为轻症自限性疾病，偶尔会发生严重的并发症。如果诊治不及时可导致病毒性肺炎、心肌炎、脑炎、肝功能损害等。原发感染后，病毒长期潜伏于脊髓前角神经节中，在免疫功能低下等多种诱发因素刺激下可再次激活，引起疼痛性的皮肤疾病，即带状疱疹。

水痘是一种由水痘-带状疱疹病毒引起的急性传染病，极易造成流行。本病好发于冬、春两季，任何年龄皆可发生，但以1~6岁小儿多见，目前成人水痘呈上升趋势。本病以发热，皮肤及黏膜出现斑疹、丘疹、疱疹、痂盖为临床特征。由于疱疹内含水液，状如豆粒，故名"水痘"，患病后可获终身免疫。水痘感染期间，避免使用糖皮质激素及阿司匹林等药物。已有报道称，使用糖皮质激素后，退热时间及皮疹消退时间明显延长，可导致严重皮疹或使病情加重；使用阿司匹林会增加发生水痘并发症的机会，引起脑炎、雷氏症候群等。

人是水痘-带状疱疹病毒的唯一自然宿主，皮肤上皮细胞是主要的靶细胞。病毒借飞沫经呼吸道或接触感染进入机体，经两次病毒血症，病毒大量复制，扩散至全身，特别是皮肤、黏膜组织。在2~3周潜伏期后，全身皮肤可广泛出现丘疹、水疱疹和脓疱疹，皮疹分布呈向心性，躯干比面部和四肢多，可发展为疱疹。水疱皮疹内含大量病毒，水痘消失后不遗留瘢痕，病情一般较轻，但偶有并发间质性肺炎和感染后脑炎者。细胞免疫缺陷、白血病、肾脏病或长期使用糖皮质激素、抗代谢药物的儿童患水痘表现为重症，甚至危及生命。成人患水痘时，20%~30%并发肺炎，一般病情重，病死率亦高。孕妇患水痘的表现亦较严重，并可引起胎儿畸形、流产或死产。

人体免疫系统是一个天然的保护屏障，会自行维持人体的平衡状态，不要轻易进行干扰，否则可造成破坏。人们常说"是药三分毒"，的确如此，药物的应用一旦打破这种状态，会导致免疫功能下降或免疫失衡，甚至可能引发致命的后果。

痛风之后

作者：许天琪医生

老张是个60多岁的倔老头，喜酒嗜肉，烟不离手，30年前就诊断痛风，随着年龄的增大，痛风也越来越严重，已经出现了痛风结节。医生多次劝他戒烟戒酒、注意健康饮食，他却总是置之不理；家属也反复劝说，老张始终我行我素。

老张的痛风严重到什么程度呢？他的双手、双脚、膝关节都长满了鸽子蛋大小的痛风石（见下图），手不能握，脚不能走路。这么多年，因痛风侵蚀，骨头里甚至打过钢钉。

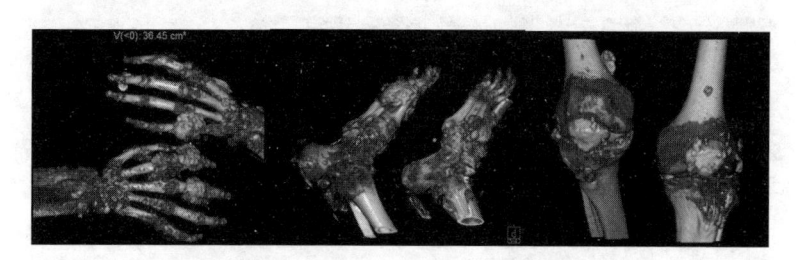

（双手、双足、双膝，深色部分为痛风石显像）

后来，老张因严重痛风住进医院，并因为病情严重而辗转多家医院，所有的医生都说老张的痛风是他们见过最严重的。

病入骨髓的感觉一定是非常可怕且痛彻心扉的，备受折磨的老张甚至举起剪刀将皮肤剪破，试图自己动手把痛风石取出来。但是这一剪却直接导致了更加严重的感染。

入院前半个月，老张开始出现高热，体温最高达39.5℃，当地医院用了最强的抗生素治疗，但老张体温居高不下，并开始胡言乱语，同时出现了血压低、心率快的表现。医生诊断老张"休克"了，生命危在旦夕，建议转北京治疗。

于是，家人急忙带老张就诊于北京某医院，化验提示感染指标升高，给予抗感染治疗后，病情未见好转。后来转诊到航天中心医院重症医学科，这时老张依然高热，体温徘徊在39℃左右，血压偏低，心率快。

老张病情十分危重，我们迅速组织床旁抢救，开放深静脉通路、抗休克、抗感染治疗。老张在外院用过很多抗生素，但效果都不是很好，尽管存在细菌感染，但他体内免疫状态是紊乱的，炎症反应很重。于是我们在抗感染治疗的基础上，给予激素治疗，第2天老张的体温就降到正常了。

老张体温降下来了，大家都很开心，继续抗感染的同时，开始给他降尿酸、缓解痛风的治疗。考虑到细菌感染的问题，我们很快就把激素减停了。

可是好景不长，老张又蔫了，开始出现腹胀、食欲下降，并且尿量减少，乳酸进行性升高，血小板进行性下降，凝血功能严重紊乱。在高强度抗感染治疗的情况下，还出现这么多的异常情况，已经不能单纯用感染来解释了；就像剥洋葱，剥掉痛风这个外皮，里面包裹的是感染，再剥掉感染这一层，里面包裹的又是什么？

下降的血小板难以纠正，乳酸持续升高，老张的病情越来越重，我们意识到了危险。根据老张的表现及各种化验指标，我们判断他极有可能出现了噬血细胞综合征！我们马上针对噬血细胞综合征进行排查，骨髓穿刺检查果然发现噬血现象。由此，老张可以明确诊断：噬血细胞综合征。

对老张明确诊断后，针对噬血细胞综合征的治疗提上日程，但是老张病得太重了，感染情况和脏器功能都在亮红灯，能不能耐受这种高强度的治疗，还要打个问号。我们与家属反复沟通，讲明什么是噬血细胞综合征、怎么治疗、治疗风险等，最后家属决定，即使冒着风险也要跟上治疗。

对的治疗永远立竿见影——腹胀好转，血小板和凝血功能显著改善，乳酸下降，老张精神状态明显见好，食欲也好多了。

但是，老张想回家了。

可是治疗刚见成效，而且抗生素治疗强度还很高，病情可能会反复，老张现在处于免疫抑制状态，病情反复是会要命的。老张的妻子就守在病房外面，女儿很孝顺，工作日北京、外地两头跑，节假日就陪着母亲睡在病房外面。住院40天，虽然治疗费用花了很多，但是家属说砸锅卖铁也要给老张治疗。家属和我们都反复劝说，但是老张似乎听不进去，开始不配合治疗，自己把输液管路拔了，每天就是吵着要回家。

于是，家属无奈地尊重了老张的意见，选择回家。

我们看到这样的病人都觉得惋惜，痛风不是严重的病，老张本来有很多机会可以改变自己的命运，但长期不良的生活习惯，导致身体免疫系统受损，最后出现了严重的并发症。

这让我想起我们中学语文课本中《扁鹊见蔡桓公》的故

事。小病不治成大病，大病不治就成了危重病，趁着还是轻症的时候高度重视，可能会是不一样的结局。

病例相关小科普：

痛风是一类嘌呤代谢紊乱所致的疾病，表现为高尿酸血症，并伴有急性关节炎发作、尿酸盐沉积和关节畸形。痛风可以累及全身多个组织或器官，尿酸升高会引起尿酸盐结晶，这些结晶在关节和其他组织中沉积并诱发局部炎症和组织破坏，由此，痛风就发生了。所谓痛风石就是尿酸盐结晶的沉积，是尿酸长期显著升高未受控制的结果，是痛风的典型临床表现之一。一般来说，有8年以上痛风病史的患者，50%会形成痛风石。痛风石不仅会破坏关节外形的美观，还会影响关节功能，甚至引起关节破坏、强直等严重后果。痛风石相当于一个不稳定的尿酸库，可持续向周围组织析出尿酸盐，增加肾脏排泄尿酸的负荷，进而增加肾结石及肾功能受损的发生风险。同时，尿酸盐结晶还可以诱导炎症反应发生。

血尿酸浓度升高不仅与遗传因素、饮食习惯、生活习惯等关系密切，与2型糖尿病、高血压、高脂血症等疾病也密切相关。长期痛风可引起肾功能不全、泌尿系结石、代谢综合征、心血管疾病、神经系统疾病等。

痛风的治疗目标是迅速缓解或消除急性期症状、维持血尿酸长期稳定达标。目前，对于部分痛风石严重的患者，可采取手术治疗，但患者的术后并发症较多，易出现局部皮肤愈合不良、坏死等情况。因此，只有当患者出现痛风石引起关节功能障碍、压迫神经、病灶皮肤破溃等情况时才考虑手术。对于痛风石的治疗核心仍是降低血尿酸水平，使其维持在目标值以下，从而促进痛风石的溶解。

预防痛风的方式：（1）严格限制高嘌呤食物，如动物内脏、海产品和肉类，多吃新鲜蔬菜，适量食用豆类及豆制品，尽量不饮酒，如果肾功能正常，多饮水，多排尿；（2）避免肥胖，控制体重；（3）避免服用升高尿酸药物，如氢氯噻嗪、阿司匹林等；（4）积极治疗原发病；（5）定期体检，特别是有痛风家族史者。

噬血细胞综合征是一种由遗传或获得性免疫调节异常导致的过度炎症反应综合征，通俗地讲就是各种原因引起的一系列炎症反应，以持续发热、肝脾大、全血细胞减少，以及骨髓、肝脾、淋巴结组织发现噬血现象为主要特征。本病进展迅速、致死率高，未经治疗者中位生存时间不超过2个月。治疗原则以控制过度炎症状态为主，辅以纠正免疫功能紊乱。

"感冒"的表象之下

作者：薛晓艳教授

"感冒"在生活中很常见，受凉就会"感冒"，吃点药也会很快好转，这种小病人们往往最容易忽视。但是千万不要小瞧"感冒"，因为"感冒"就诊，最后发展成危重症的患者，我们见过很多，比如下面的这个病例。

49岁的刘女士在入院前2周"感冒"了，表现为咽痛、咳嗽，自行服用"双黄连""鲜竹沥液""清热解毒口服液"等多种药物，均不见好转。入院前3天又出现了新状况：畏寒、发热、尿色加深、尿少，伴有腹胀、腰痛。于是就诊于某医院，化验提示：血红蛋白下降（Hb 104 g/L），血肌酐显著升高（Scr 346.5 μmol/L），总胆红素升高（TBil 118.2 μmol/L）。考虑诊断：溶血性贫血、急性肾功能不全。医生建议住院系统检查治疗，于是转诊到了航天中心医院重症医学科。

入院后检查发现，患者血红蛋白进一步下降（Hb 91 g/L），血小板也较前有所下降（PLT 109×10^9/L），肾功能进一步恶化（Cr 418 μmol/L）。很多血生化指标也在变差：白蛋白下降，肝酶、淀粉酶及脂肪酶升高。血培养阴性，免疫指标阴性。

以上的化验结果中并没有细菌感染的证据，也没有免疫系统疾病相关抗体阳性的证据。不是感染，不是免疫系统疾病，那患者发热伴有脏器功能不全的原因是什么呢？

我们仔细分析病情：患者因"感冒"症状起病，考虑是由上呼吸道感染相关致病原引起，如病毒、链球菌等。病原学检查阴性，可能是机体免疫清除了相关的病原菌，正是在清除病原菌之后继发了免疫损伤——快速进展的肾衰、溶血，后由于病情进展导致多脏器损伤。综合患者整个发病及进展过程，结合相关化验检查，我们想到一个疾病：溶血尿毒综合征（HUS），这是血栓性微血管病的一个分型！我们需要立即完善相关检查以明确。同时为了遏制疾病的进展，可以经验性应用糖皮质激素调节免疫状态，同时床旁血液净化进行肾替代治疗！当然，治疗方案是综合的，包括抗生素防治细菌感染、评估凝血状态及出血风险后进行的肝素抗凝治疗等。

很快化验结果提示存在破碎红细胞，证明患者存在溶血，但如果是单纯血栓性微血管病，直接抗人球蛋白试验（溶血的一个指标）应该为阴性，而刘女士却是阳性的。我们分析患者感染后进入了免疫应激状态，可以出现多种抗体，发生血管外溶血，治疗上也是通过糖皮质激素抑制不良抗体产生，也可以通过血浆置换把过度产生的抗体置换出来！

大剂量激素冲击治疗后，患者状态虽然有好转，一些指标也呈好转趋势，但是血红蛋白和血小板却仍在持续下降。虽然HUS可以伴随血小板减少，但我们考虑除HUS的原因外，是不是还存在治疗效果不佳的情况，是否需要调整治疗？

于是，我果断将激素减量，并选择血液净化联合血浆置换治疗。不幸的是，免疫应激状态的刘女士对异体血浆发生了过敏反应，血浆置换后出现寒战，溶血进一步加重，血红蛋白和血小板快速下降！

面对骤然出现的新变化，我们知道刘女士此时的病情非常危重，一点风吹草动可能就会致命，我们接下来的治疗方案要更加谨慎。经过全科病例讨论后，我们认为既然血浆置换行不通，可以调整另外一种方案：尝试激素联合人免疫球蛋白输注，进而封闭不良抗体！

治疗方案调整后，刘女士的血红蛋白终于稳住了，血小板上来了，随着尿量的增多，肾功能也逐渐恢复了！

住院3周后，刘女士终于迎来了出院的日子。

出院，是治病恢复的另一个重要阶段，依然不能掉以轻心。出院前，我特别交代刘女士：继续口服激素维持治疗，注意营养均衡和维生素、钙剂的补充，适度运动，戒烟酒和刺激性食物，避免过劳，在重症医学科门诊随诊。

2周后复查：血色素恢复到了112 g/L，肾功能正常。

3个月后，刘女士终于回到单位上班。

到现在7年过去了，刘女士一直健康地生活和工作着。

尽管时隔多年，我们依旧对刘女士的溶血尿毒综合征印象深刻，因为"感冒"引起的重症，抢救的过程居然这么惊险，每天都牵动着我们的心。因此，绝不能轻视"感冒"，看上去的小病症一样会引发危及生命的大问题。

病例相关小科普：

"感冒"是由病毒为主的病原体感染上呼吸道引发的疾

病，通常1周左右可以痊愈。"普通感冒"多由病毒所致，包括鼻病毒、腺病毒、呼吸道合胞病毒等，当人体免疫力下降时可以发生，气温骤降、空气污染和环境拥挤造成的空气不流通等也是诱发因素。症状主要出现在鼻部及咽部，比如打喷嚏、流鼻涕、鼻塞、咳嗽、咽痛等；大部分无发热；可并发中耳炎、鼻旁窦炎、心肌炎、急性肾炎等；还会诱发基础疾病的急性加重，例如哮喘、慢阻肺等；也可以引发危重病，比如噬血细胞综合征、血栓性微血管病等。

溶血尿毒综合征（HUS）是血栓性微血管病的一种，表现为血小板减少症、微血管病性溶血性贫血和急性肾功能障碍三种临床症状。约90%的HUS患者伴有大肠杆菌感染，会导致腹泻，称为典型HUS；约10%的HUS与感染无关，称为非典型HUS。非典型HUS包括补体替代途径失调诱导的内皮细胞损伤，以及自身免疫性疾病、感染、癌症、移植、药物和妊娠相关的继发性细胞内皮病变导致的微动脉和毛细血管内微血栓形成。

针对HUS的治疗尚无特效方案，持续血液透析、血浆置换或新鲜冰冻血浆输注仍是目前首选的一线治疗方法。此外，糖皮质激素、抗生素预防感染、脏器功能支持、纠正贫血、必要时输注血小板、营养支持及水电解质平衡等综合治疗同样重要，并应避免使用肾毒性药物。HUS是一种诊断困难、进展快、预后极差的疾病，若不及时得到针对性的治疗，死亡率极高。因此，一旦怀疑HUS，应及时给予相应治疗。

在生活中，我们应注意预防感冒，做到：注意个人卫生，勤洗手，避免用脏手与口、鼻、眼部接触。冬春交替季节是感冒高发时期，要注意个人保暖、防护；避免或减少与感冒患者密切接触；保证充分的营养和休息，加强锻炼，提高身体的免疫功能；作息规律，调整饮食结构，戒烟戒酒，也尽量避免二手烟。

病情迁延或出现病情变化时，及时就诊，不可延误病情。

咳嗽不只是咳嗽

作者：杨可语医生

咳嗽十分常见，很多疾病都会伴有咳嗽，这是个不典型的症状，严重程度可大可小，但平时我们都不会特别注意：不就是咳嗽么！可下面这个病例就是因为咳嗽起病的，最后发展为命悬一线的重症，进了重症医学科治疗才保住性命！

47岁的丽丽平时身体状况不错，虽然以前得过"过敏性紫癜"，但一直比较稳定，多年没有再发病，只偶尔对花粉过敏。

入院前1个月丽丽有点咳嗽，没有明显诱因，因为情况不重、工作又比较忙就没太在意，自行吃了止咳药物。可是过了半个月咳嗽却不见好转，反而越来越重，并且出现了胸闷、乏力等症状，后来又出现了憋气、呼吸费力等。

丽丽在家属的陪同下急忙赶到医院。此时丽丽开始出现意识不清、呼吸急促以及严重缺氧，双腿肿得非常厉害。初步考虑是急性心衰！立即完善相关检查，提示大量胸腔积液。因为丽丽心率、呼吸不稳定，缺氧进行性加重，医生立即进行气管插管，呼吸机辅助呼吸，放置胸腔引流管……因为考虑急性左心衰，遂收入心内科监护室进一步治疗。

一般来说，急性左心衰常见于冠心病、心梗、感染性心内膜炎引起的瓣膜功能障碍、恶性心律失常事件等。但是上述情况丽丽好像都不太符合，治疗几天后，丽丽的病情不仅没有明显好转，反而越来越严重了；意识状态没有恢复，还出现了高热、贫血、血压下降，肾功能的指标也在不断恶化……丽丽是以咳嗽起病的，初步诊断急性左心衰，但按照急性左心衰治疗后效果不佳，并出现了严重的合并症：神志障碍，胸腔积液，肾功能不全，不明原因的高热，贫血以及休克。

心内科医生急忙联系重症医学科，说只有重症医学科才能救治这么复杂的病人！我们梳理了患者的整个发病以及治疗过程，考虑治疗效果不佳可能是治疗方向有些偏颇，一般单纯急性左心衰不会引发多器官功能障碍，而由咳嗽导致的急性左心衰也比较少见。那么在患者咳嗽发病后，引发多器官功能障碍、意识障碍、发热及休克等一定还有更深层次的原因，这个原因到底是什么呢？

薛主任全面查看了丽丽的情况后分析：患者为年轻女性，咳嗽起病，逐步表现出喘息、呼吸困难，并进展为休克及多器官功能障碍。很多疾病初期都会表现为咳嗽，但发展到这么严重就一定要思考深层次的机制，患者既往有过敏性紫癜病史，此次是不是诱发了免疫系统疾病呢？我们还需要尽快完善相关免疫检查，以明确是否存在免疫系统损害。病情进展后出现多器官功能不全，累及肺、肾等脏器，伴有贫血、发热，此时炎症因子大量释放，进一步对机体造成损害，这与肺出血-肾炎综合征的临床表现比较相似。治疗方面：首先维持生命体征，抗感染覆盖要全、治疗要强，为我们其他的治疗保驾护航，并警惕后续可能会出现感染加重的情况；可应用激素控制全身炎症反应。目前患者全身水肿明显，化验提示低蛋白血症，需要积极补充蛋白,并进行血液净化治疗减轻水肿、清除炎症因子;同时给予脏器支持及营养支持治疗。

随着治疗的进行,检查的结果也同步出来了:蛋白尿,抗核抗体阳性,说明患者存在自身免疫性疾病;多次的胸部CT演变情况也提示肺泡出血可能性大……至此,可以明确诊断:肺出血–肾炎综合征。那么,是什么导致了这种疾病呢?我们根据病情分析,还是考虑感染因素,感染诱发咳嗽,以咳嗽为首发症状,后续感染控制不佳,致使患者在本就免疫易感的体质上免疫系统受累,爆发肺出血–肾炎综合征。

我们采取了更加针对性的治疗,并根据病人情况进行精细化调节,丽丽的病情很快有了起色,治疗4周后,丽丽好转出院。虽然还有些虚弱,但整个人状态不错,家属可以推着她坐轮椅在楼道里遛弯,和当初插着管子、昏迷、水肿的样子完全是两个人了。

由此我们看到,有些患者起病时,只有一些看似平常的症状,但却迅速发展成危重病,甚至危及生命。准确的判断、精准的救治是挽救生命的关键。因此,疾病无小事,任何不适都应该引起我们的高度重视!

病例相关小科普:

> 咳嗽是呼吸道疾病中最常见的症状之一,是由气管、支气管黏膜或胸膜受炎症、异物、物理或化学性刺激引起的。表现先是声门关闭,呼吸肌收缩,肺内压升高,然后声门张开,肺内空气喷射而出,通常伴随声音,并反复出现。咳嗽

是人体的一种保护性措施，具有清除呼吸道异物和分泌物的作用。但如果咳嗽不停，由急性转为慢性，则可出现胸闷、咽痒、憋气等症状。引起咳嗽的病因复杂多样，其中以呼吸系统疾病最为常见，有时胸膜疾病、心血管疾病、神经因素、药物副作用及心理因素等也可导致咳嗽。明确病因对咳嗽的治疗有重要意义。

出现咳嗽怎么办？（1）大量饮水。宜饮温开水，不宜饮糖水。温开水可湿润咽喉部，减少冷空气或干燥空气的刺激，还可稀释痰液，应有助于痰液咳出。当然，在室内可使用加湿器，增加空气湿度，但注意通风换气。（2）咳嗽时不要吸烟，也要避免接触二手烟，减少对呼吸道的刺激。（3）出门时戴口罩，避免接触烟雾、粉尘、冷空气等刺激呼吸道的物质。（4）若咳嗽长时间不缓解或出现新的症状，如伴有高热、呼吸困难、喘憋等，应及时就医，明确病因并给予相应的治疗。

肺出血—肾炎综合征是一种罕见且严重的自身免疫性疾病，患者以发生急进型肾小球肾炎及肺出血为主。这是由于患者的肾脏被体内的某种抗体破坏，出现肾炎的一系列症状，如血尿、水肿等，同时该抗体还能损伤肺部，导致肺出血。该病可发生于任何年龄，但以青年男性多见。引起该病的常见原因包括遗传因素、感染、吸烟等。易患人群包括长期吸烟者，长期与金属粉尘、有机溶剂接触者，肺部感染者，服用部分药物（阿仑单抗）者，家族遗传者。患病后肾功能进行性恶化，同时可发生大咯血，因此患者在不经治疗时多死于肾衰及咯血。

该病的主要临床表现为咯血、水肿、贫血、血尿、腰痛、蛋白尿、血压升高、少尿或无尿、呼吸困难、咳嗽、缺氧以及进行性肾功能减退等。当有患者存在发热、咯血、呼吸困难、乏力症状时，需要警惕是否患有该病。治疗主要是肾上腺皮质激素冲击疗法，其次有血浆置换、肾切除、血液透析、肾移植、对症治疗（止血，必要时输血，抗感染）等。血浆置换和免疫抑制剂联合是改善肺出血和肾功能的有效方法。本病发展迅速，如果不经过及时治疗，可进展为急性肾衰竭，严重者导致死亡。

肺出血－肾炎综合征首诊正确率低，误诊漏诊较多，难以使病人尽早得到有效治疗，导致死亡率高。因此，凡原因不明的咯血患者，如出现血尿、蛋白尿，尤其短期内出现贫血、进行性肾功能减退，应警惕本病的可能，要做到早期诊断、早期治疗。早期准确诊断对于临床意义重大，可有效提高患者生存率和生活质量。

日常生活中，针对一些会引起该病的危险因素，我们可以通过改变自己的行为或生活方式，进行预防，从而避免疾病复发。比如：建议吸烟者戒烟；如工作或生活环境长期处于与粉尘、有机溶剂等接触的状态，应考虑更换工作或居住环境；避免受凉，注意保暖，防止感染发生；养成规律的作息习惯和健康的饮食习惯；适度运动增强免疫力；留意服用的药物，详细了解药物不良反应等。当出现该病的临床表现时及时就医，切莫大意。

昏迷抽搐为哪般

作者：薛晓艳教授

昏迷抽搐是一种症状，而不是一种疾病。在信息技术高度发达的今天，随便百度一下引起昏迷抽搐的原因就可以找到很多，比如心肌缺血、癫痫、脑血管疾病、脑炎、代谢性疾病等。因此，当遇到一个病因不明、昏迷抽搐的病人时，我们要抽丝剥茧、逐层分解，不断调整、不断递进，找到引起症状的元凶，并给予针对性的治疗。有时候觉得医生工作像福尔摩斯探案，其实医生不仅要有福尔摩斯的思维，还要有法官的决断——找到病因并给予准确治疗。

49岁的大李来京务工多年，身体状况良好，没有任何基础疾病。近两天大李感觉不舒服，头疼、恶心，就请假来我院看病，医生检查后考虑是上呼吸道感染，进行血常规、生化等检查，并开具了治疗药物。大李在等待化验结果期间，看见疫苗门诊处有人在排队打疫苗，心想正好单位要求打新冠疫苗，顺便就在这里打了吧，于是就排上队打了新冠疫苗。

半小时后大李拿到了血常规的报告，但是生化检查需要第二天才能出结果，大李决定第二天等结果齐了再去找医生。可是第二天清早，大家都开始上工了，大李却迟迟没起床，工友去叫他，发现叫不醒了，而且四肢间断抽搐。工友急忙把大李送到了我院急诊。

急诊医生立即给昏迷不醒的大李吸氧，同时询问病史，工友便把前一天大李看病的事情讲了。医生查看了前一天的血常规结果：白细胞9.7×10^9/L，中性粒细胞百分比90.2%，血小板降至61×10^9/L。复查血常规发现白细胞降至2.2×10^9/L，淋巴细胞百分比52%，中性粒细胞百分比38%，血小板降至38×10^9/L，D-二聚体3000 ng/L。和前一天的生化结果对照，患者肝功能急剧恶化，谷丙转氨酶ALT和谷草转氨酶AST大幅度升高（见下图）。

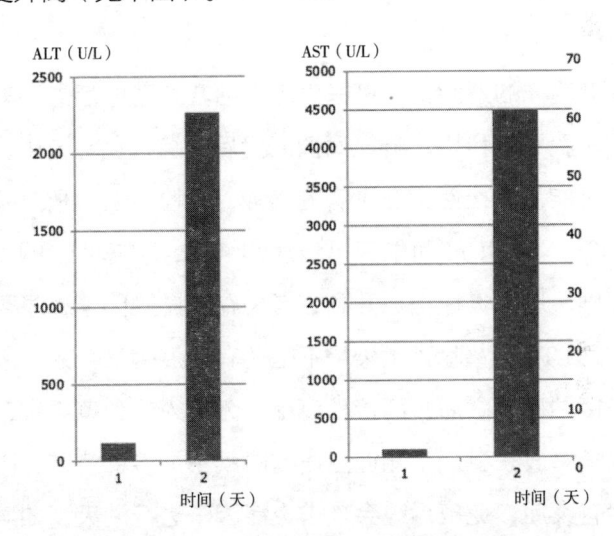

为查明昏迷原因，医生紧急行头颅核磁检查，提示左侧放射冠腔隙性脑梗死。胸部CT示双肺下叶炎症。

患者中年男性，仅仅3天病程进展如此之快，发展到多器官受累（脑部、肝脏、凝血系统），病因是什么？是否跟疫苗接种有关？因病情十分复杂且危重，患者被立即收入重症医学科。

收入我们科后,患者仍呈昏迷状态,复查化验发现凝血功能指标——血小板进行性下降至$8×10^9$/L,INR升至2.5;炎症指标——降钙素原(PCT)明显升高至20 ng/L;心肌指标——肌钙蛋白I升至1.97 ng/L,CK-MB升至100 ng/L;肝功能指标——转氨酶继续升高。从以上化验看,患者病情持续进展,肝功能继续恶化,血小板持续下降,凝血功能紊乱,炎症指标明显升高。

患者到底怎么了?此次发病是否跟接种疫苗相关?下一步如何治疗?

带着这样的疑问,值班医生立即给我打了电话。因为当天是周末,我不在科里,听完病情汇报后,综合化验结果,我考虑极有可能是血栓性微血管病的一种:血栓性血小板减少性紫癜(TTP)。但TTP可能只是疾病的结果,引起TTP的原因还有待明确。患者炎症指标升高,考虑存在感染因素,是否是感染导致的TTP呢?除了感染是不是还有免疫因素介入?因为发病是在接种疫苗之后,而接种疫苗会激活人体免疫系统,导致炎症因子释放。我们都知道生病的时候不能接种疫苗,因为生病时会有炎症,免疫系统会攻击炎症因子进行消灭,如果此时接种疫苗会对免疫系统造成干扰,不但不能消灭炎症,自身免疫还会受到破坏,加速疾病进展,加重病情。大李的病情进展如此迅速,可能不单是感染因素,而是感染与免疫系统的激活两种因素叠加所致。

重症需要边开枪边瞄准,重疾用猛药。因目前病原体不明,需立即做病原学检测,同时进行经验治疗,抗生素广覆盖可能的病原菌，待结果回报后再进行针对性调整治疗。因考虑患者免疫系统受累，且目前病情危重，我们给予激素冲击——甲强龙500 mg×3天，并进行血浆置换治疗。我随后立即从家赶到医院，观察患者病情变化。

我们团队的执行力一向很强，医生马上进行用于血浆置换的深静脉置管，联系输血科准备血浆，护士连接血液净化机器。当天下午患者就进行了血浆置换，置换后抽搐症状便消失了。

24小时后病原学回报：立克次体。尽管只有5个序列数（见下图），但结合患者临床表现看还是很有意义的。患者的肺炎、脑膜脑炎和多器官功能损伤情况高度符合立克次体感染，因为立克次体毒素可导致血管炎及血管周围炎，损伤多器官功能，如肝肾功能、凝血功能，以及受损表现为抽搐和昏迷的中枢神经系统功能。

	属		种		耐药基因
中文名	拉丁文名 检出序列数[b]	中文名	拉丁文名	检出序列数[b]	Symbol
立克次体	Rickettsia 5	—	—		未发现

针对立克次体感染，我们立即调整了治疗。第2天，患者意识转清了！经过激素冲击和血浆置换，3天后大李的血小板很快升高，肝功能、凝血等指标也逐渐恢复正常。

我们欣喜于病情的好转，但是根据我们多年的重症救治经验，这么严重的疾病治疗起来肯定不会一帆风顺。果然，第4天大李出现了持续低热，口齿不清伴四肢肌力下降。我们紧急完善头颅核磁检查，提示脑内多发异常信号，较前进展，考虑多发小脓肿可能，脑室旁病变合并脑出血不除外。发生如此严重的颅内病变，我们分析是因为立克次体感染导致了脑脊髓膜炎，但还需要除外其他致病源导致的颅内感染。我们便给大李进行了腰椎穿刺检查，还好，没有发现其他致病菌。我们继续进行针对性治疗，大李的妻子也从外地赶来照顾他，我们给家属开绿灯，增加探视时间，进行ICU早期康复训练。终于，2周的精细治疗后，复查头颅核磁迎来了好消息：脑内多发病变范围较前减小、信号减低，说明脑内脓肿和出血正在吸收。

经过3周的继续努力，大李终于可以在助步器的帮助下走路了，说话也很清晰，夫妻二人决定回家继续康复训练。

对我来说，立克次体感染只在大学微生物课上学习过，从医以来还从来没有在临床上见过。病原菌检出率的不断增加有赖于检验技术的进步，它使病原学检测更加及时准确，也让我们从经验治疗走向精准治疗。

病例相关小科普：

立克次体是寄生于细胞内的革兰氏阴性菌，是介于细菌与病毒之间的微生物，通过节肢动物如虱子、跳蚤、蜱及螨传播给人类，引起斑疹伤寒或斑疹热等，是导致不明原因发热的原因之一。人类的立克次体感染遍布世界各地，常见的感染途径是带有立克次体的跳蚤、蜱等寄生在鼠、猫及狗等哺乳动物身上，继而传播给人。典型的感染后症状是突然出现的高热、寒颤、头痛及躁动不安；伴有分布于躯干的斑疹或斑丘疹及皮肤焦痂，呈急性表现；有时还伴有胃肠道症状（如恶心、呕吐、厌食及腹痛）；严重患者可并发肺、肾、心脏及神经功能障碍。发热、头痛、皮疹为立克次体病的三联征。但目前临床上立克次体感染常表现出不典型的特征，如仅有发热，而无典型的皮疹和焦痂，因此给诊断带来一定的困难。

立克次体感染后的特异性病理改变为广泛的血管周围炎和血栓性血管炎，其症状主要涉及血管、皮肤黏膜、神经系统、肝肾等器官。因此有的患者表现为血管炎征象，有的表现为静脉窦血栓形成，还有的为脑膜炎症状、伴或不伴有脏器功能损害，但是一旦多器官受累，预后可能较差。

立克次体的易感人群包括：免疫功能低下者，如长期使用激素、免疫抑制剂，以及有严重感染等；有高发地区旅居史者，如云南、海南等地。立克次体感染一般选择广谱抗生素，可根据药敏结果进行针对性治疗。预防原则是：对中间宿主加以控制或灭杀，如灭鼠、灭虱等；加强自身清洁，注意个人卫生；减少疫区旅居等。

血栓性血小板减少性紫癜（TTP）是一种以广泛微血管血栓形成和血小板减少为病理特征的临床急危重症，以微血管病性溶血性贫血、血小板计数减少、神经精神异常的三联征或加上肾脏损害和发热的五联征为特征表现。

目前TTP的病因不明，但与下列危险因素相关：（1）疾病因素，如感染、自身免疫性疾病、肿瘤等；（2）药物因素，如长期服用噻氯匹定、氯吡格雷、奎宁、口服避孕药等，可能诱发该病；（3）遗传因素，当父母双方均存在某种基因缺陷时，可能会导致遗传性TTP；（4）性病因素，女性稍多，且好发于育龄期。

血浆置换仍是目前治疗TTP的主要措施。糖皮质激素可抑制自身抗体的产生，减轻炎症反应，保护器官功能，常作为与血浆置换联合应用治疗TTP的辅助手段。对于难治性TTP患者，可联合应用免疫抑制剂，如利妥昔单抗。

如何预防TTP：（1）积极治疗原发病，定期复查；（2）防止感染，注意保暖，避免受凉或感冒；（3）注意药物不良反应，谨遵医嘱，不可滥用药物，必要时定期监测化验指标；（4）养成良好的生活方式，饮食均衡，低盐低脂，忌烟忌酒，避免熬夜，适度运动；（5）定期复查或体检，多观察自身状况，出现变化及时就医。

导致致命性急症的元凶

作者：薛晓艳教授

致命性急症是指危及生命的急症，表现为生命体征不稳定、重要脏器功能发生障碍，并呈持续性进展。致命性急症往往涉及各个系统，病变领域比较广，且病情复杂难辨，多伴有不可预测性。因此找到致命性急症背后的原因相对比较困难，也需要一定的时间，这不仅需要医生具有丰富的理论知识，还需要临床实践经验的积累，才能在诸多的疾病表现中探寻到真正的元凶。

5月25日一上班，值班医师便向我汇报：昨天刚出院的小伙子小张又住院了，这次比上次要严重很多。我走到小张的床旁，此时他处于药物镇静状态，气管插管接呼吸机辅助呼吸，除了心率偏快，其他生命体征尚可。

其实昨天出院的时候我们就曾建议他再多住几天，他执意出院，没想到这么快出现病情变化。值班医生向我讲述了小张在急诊的抢救过程。5月24日晚11：00，小张因出现阴茎水肿就诊于我院急诊，当时测血压 200/110 mmHg。在降压治疗过程中小张突然出现全身抽搐，牙关紧闭，并意识丧失。急诊医生立即给予对症治疗，约5分钟后抽搐停止，意识恢复，但随后患者出现高热，体温最高达39.5℃，未有大小便失禁，继续给予对症治疗。

5月25日凌晨4:40，小张突发喘憋，呼吸急促，咳大量粉红色泡沫痰，无意识障碍，也无恶心呕吐。医生考虑急性心衰发作，立即予以控制心衰治疗，治疗过程中出现氧合进行性下降，紧急予以气管插管接呼吸机辅助通气，并予以氢化可的松抗炎治疗。小张目前病情变化原因不明，需要更进一步检查。

小张，26岁，第一次住院是在5月13日，主因"腹痛伴恶心、呕吐3天，少尿1天"住院。

入院前3天的晚上，小张去看足球比赛，现场气氛热烈，小张也兴高采烈地大声呼喊，觉得口渴，就一口气喝了半罐凉可乐。足球赛还没看完，小张就出现了剧烈腹痛，难以忍受，伴恶心、呕吐。就诊于北京某医院，化验提示白细胞明显升高，腹部超声和CT均未见明显异常。接诊医生给予胃肠减压、抗炎、抑酸和解除痉挛等对症治疗，但治疗24小时后症状缓解并不明显。入院前1天，小张突然出现少尿，24小时尿量<400 mL，加之腹痛不缓解，于是转入航天中心医院急诊。

转入我院后，查白细胞明显升高（20×10^9/L），血肌酐升高（Scr 267 μmol/L），血、尿淀粉酶均阴性。仍考虑感染因素，给予抗炎等对症治疗，腹痛症状稍缓解，但血肌酐却呈进行性升高（第2天复查高达508 μmol/L），急诊科诊断：腹痛待查？急性肾功能衰竭。为进一步诊治，患者被收入重症医学科。

收入我科后，我们仔细询问病史、发病经过，进行了认真细致的查体。患者既往有先天性单侧肾发育不全，曾行腹股沟斜疝修补术。查体：体温36.8℃，心率90次/分，呼吸28次/

分，血压167/84 mmHg，双肺呼吸音粗，未闻及干湿性啰音，全腹压痛，以脐周为重，伴腹肌紧张及反跳痛，墨菲征阴性，麦氏点无压痛，肝脾未触及，移动性浊音无，无双肾区叩击痛，肠鸣音正常（4次/分）。

复查腹部CT：双侧胸腔积液，心包少量积液，腹膜后肠系膜炎症改变。左肾先天发育不良，位于左侧髂窝内，右肾代偿性增大。血常规：白细胞升高（24×10^9/L），降钙素原>25 ng/mL（正常值<0.5 ng/mL），C反应蛋白偏高（116 mg/L）。免疫指标：免疫球蛋白A偏高（7.64 g/L），抗肾小球基底膜抗体<2 RU/mL，补体C3偏低（0.538 g/L），抗中性粒细胞胞浆抗体阴性，干燥四项阴性。

从以上化验检查中，我们可以明确患者存在感染，结合腹部CT考虑为腹腔内感染，因一侧肾存在先天性发育不良，对于缺血缺氧比较敏感，且代偿能力差，因此重症感染导致了急性肾功能不全。治疗上给予抗感染、抑酸、降压、甲强龙降低炎症反应等，并结合床旁血液净化治疗，小伙子的各种症状很快得到缓解，可以自主进食。经过1周的血滤，肾功能逐渐好转，5月19日尿量恢复正常。

病情好转后小张在ICU待不住了，但是由于肌酐还没有降至正常水平，而且我们隐约觉得小张似乎还有我们没有发现的问题，比如腹腔感染从何而来？只是喝了凉可乐似乎不能完全解释。因此我们建议继续住院，一边进一步查找病因，一边继续观察，但小张执意回家，于是5月24日带药出院。

肾功能及尿常规动态变化如下：

时间	肌酐	尿素氮	尿红细胞	尿白细胞	尿蛋白
5.13	622	22.49	+++	+	++
5.18	388	23.51	+++	+	++
5.23	345	33.82	++	−	+/−
5.25	247	26.15	+++	+	+/−

没想到，小张在出院当晚就发生了这么严重的病情变化。我们必须重新思考小张的问题，要找到导致这种致命性急症的元凶！

入我科后，对小张查体：体温37.0℃，心率104次/分，呼吸18次/分，血压142/64 mmHg。患者呈药物镇静状态，双肺呼吸音粗，双下肺可闻少量湿性啰音。心律齐，未闻及杂音，腹部查体未见明显异常，双下肢无可凹性水肿，病理反射未引出。

入院后辅助检查：头部CT未见明显异常；胸片示双肺纹理增重模糊，见多发斑片影，心影增大饱满，双侧肋膈角模糊；血常规白细胞25.77×10^9/L（升高），中性粒细胞百分比96.12%（升高），血红蛋白98.6 g/L（降低），血小板190.8×10^9/L（正常范围），降钙素原>25 ng/mL（正常<0.5 ng/mL）。

根据病情及辅助检查，我们考虑诊断：高血压危象、急性左心衰，感染。

经过降压、脏器保护等治疗后，小张很快清醒过来，血压稳定，脱离呼吸机，状态看起来又和正常人一样了。

这么年轻的患者，先是出现感染、急性肾功能不全，后又发生高血压危象、急性心衰，不断累及各个脏器功能，并出现致命性病变，原因何在？这种频频发生致命性急症背后的真凶我们必须找到，也许这两次急症发作的背后都是同一个始作俑者。

既然普通CT平扫未发现大异常，我们再复查增强CT（见下图），结果把大家吓了一跳：主动脉夹层！而且是上到锁骨下动脉下到股动脉的全程撕裂！如果哪个动作不合适就可能因主动脉破裂当场没命！

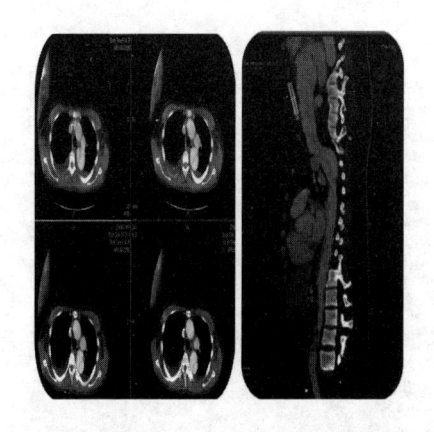

那导致主动脉夹层发生的原因又是什么呢？如此年轻、脆弱的血管，我们猜想一定有自身发育不良或遗传背景等问题！于是我们请来有经验的心血管外科专家会诊，经会诊后，小张诊断为埃勒斯·当洛斯综合征（Ehlers-Danlos综合征），该病会导致小张先天动脉壁发育不良。我们追问病史，小张自述皮肤易擦伤、不易愈合，结合既往有先天性单侧肾发育不全，并曾行腹股沟斜疝修补术，因此可以明确诊断。该病的致命并发症包括：动脉破裂、动脉瘤或动脉扩张、胃肠道穿孔或破裂。

我们不禁后怕，如果真的出现致命性的并发症，那就无力回天了。不幸中的万幸是我们及时发现、及时诊断，出现意外的可能被我们提前"排雷"了，小张也转去外院做了全主动脉置换手术。

冰冻三尺非一日之寒，频发急重症的背后，往往有未知的危险因素！

病例相关小科普：

> 主动脉是直接从心脏的左心室发出的、最粗大的动脉，是人体整个动脉系统的源头。主动脉夹层是由于各种原因导致主动脉壁压力增加或结构变化，血管内膜出现破口，在高速的血流冲击下，动脉内膜与中膜分离，血液注入，沿主动脉长轴方向扩展形成主动脉壁的真假两腔分离状态。这是一种有致命危险的危重症，65%~70%患者会在急性期死于心脏压塞、心律失常等。
>
> 在我国，主动脉夹层的病因以高血压为主，高血压可使动脉壁长期处于应激状态，弹力纤维常发生囊性变性或坏死，导致夹层形成。其他原因还包括动脉硬化、结缔组织病（如马方综合征、埃勒斯-当洛斯综合征、Erdheim中层坏死或贝赫切特综合征等）、先天性心血管病（如先天性主动脉缩窄所继发的高血压或者主动脉瓣二瓣化）、严重外伤引起主动脉峡部撕裂、医源性损伤等。妊娠、梅毒、心内膜炎、系统性红斑狼疮、多发性结节性动脉炎也可引发主动脉夹层。

最常见的症状是持续且难以忍受的剧烈疼痛，主要位于胸、背、腹部。少部分可能无明显疼痛，而表现为晕厥、胸闷、呼吸困难、下肢麻木等。急起剧烈胸痛、血压高、突发主动脉瓣关闭不全、两侧脉搏不等或触及搏动性肿块者应考虑本病。

埃勒斯-当洛斯综合征又称全身弹力纤维发育异常症、先天性结缔组织发育不全综合征，这是一种与胶原代谢缺陷相关的罕见病，也是一组异质性的遗传性结缔组织疾病，可累及皮肤、关节、心血管、胃肠道、眼、肌肉和骨骼等。本综合征最早由Ehlers（1901）和Danlos（1908）提出，指具有皮肤和血管脆弱、皮肤弹性过强、关节活动过大三大主症的一组遗传性疾病。患部皮肤能过度伸展，触摸柔软，犹如天鹅绒感。因皮肤过度伸展，易碰伤形成伤口，且伤口愈合迟。另外，关节容易脱位，血管脆而易破裂，心血管、胃肠道等部位可膨大呈现管壁瘤、胃肠憩室、膀胱憩室或破裂穿孔等。

埃勒斯-当洛斯综合征发病率为1/1万～1/2.5万，男性发病率高于女性，常有家族遗传史。致命并发症包括动脉破裂、动脉瘤或动脉扩张、胃肠道穿孔或破裂、妊娠过程中子宫破裂等。

该病影响全身多个系统，症状多样、治疗棘手，需要多学科专家共同合作。目前尚无针对该病的特效治疗，早期诊断有助于疾病的监测及管理，其治疗原则以防止外伤和对症治疗为主，主要包括心血管病情评估、物理治疗、疼痛管理和心理随访。由于皮肤脆性增强，患者应尽量避免剧烈运动和重体力劳动，并注意佩戴绷带或护具防护，重点保护前额、膝关节及小腿。有伤口需要缝合的患者，应尽量行减张缝合，皮下缝合时应保持充足深度，减小缝合间距，可使用胶布防止瘢痕扩张。定期进行心电图及超声检查，以及凝血功能、运动功能评估。

二 肺部病变没那么简单

肺部病变作为一种常见病和多发病存在于我们日常生活中，比如肺炎、肺部肿瘤、慢阻肺、哮喘等，人们对这些疾病大都耳熟能详，懂得其意义。在这些肺部病变中，肺炎似乎更为常见。从专业定义上讲，肺炎是肺组织的炎症或肿胀，肺泡中充满了脓液或其他液体，阻碍肺中的氧到达血液。最常见的原因是肺炎链球菌感染，此外也可由病毒、支原体、衣原体、军团菌、真菌等病原体引起。肺部病变的症状因不同疾病而有不同表现。重症肺部病变多伴有氧合的下降，危及生命。治疗上也主要根据不同的疾病进行针对性和个体化的治疗。如果合并其他疾病，治疗起来就会比较复杂。有时候肺部疾病只是表象，后面可能还有幕后操手！

"肺炎"没那么单纯

作者：薛静医生

张爷爷，83岁，平时身体状况尚好，很少生病住院，这次是因为"咳嗽、咳痰，乏力10余天，间断发热3天"入院的。大概入院前10余天，张爷爷受凉后"感冒"了，出现咳嗽、咳痰，自觉心慌、乏力，因为症状不是很严重，张爷爷就没当回事。入院前5天自觉上述症状加重，特别是心慌、乏力感明显，于是到医院检查。肺CT示双肺间质病变合并感染，化验结果示血红蛋白明显下降，C反应蛋白升高，医生明确告知张爷爷是肺部感染合并贫血。这下张爷爷紧张了，想赶紧住院治疗，却没有联系到能收治的科室。

于是张爷爷在急诊留观治疗，可是治疗2天后未见好转，反而开始出现发热，体温最高38.2℃，伴随炎症指标继续升高，血红蛋白持续下降，并出现了严重的血小板减少。眼看病情进行性加重，张爷爷辗转来到航天中心医院重症医学科住院治疗。

到我们科后，化验提示血红蛋白更低了——40 g/L（成年男性正常值为120～160 g/L），网织红细胞百分比特别高——16.89%（正常值为0.5%～1.5%），血沉升高；其他化验提示急性肾功能不全、凝血功能异常、低蛋白血症等。因为血红蛋白太低，医生赶紧联系输血，结果配血时发现患者直接抗人球蛋白试验强阳性，说明存在溶血。

从目前的证据来看，患者极有可能是溶血性贫血，但是溶血性贫血和肺部感染同时存在，是因果关系还是平行关系？能否用一元论来解释？其背后的根本问题是什么？造成器官功能不全的原因又是什么？

带着这样的问题，我们赶紧向上级医生汇报病情，薛主任查房后指出：根据目前的证据，患者的肺炎并不单纯。首先肺炎诊断是明确的，但病原体是什么，细菌、病毒、真菌似乎都有可能，根据胸部CT提示肺间质病变，结合炎症指标情况，考虑病毒合并细菌感染的可能性大。根据一元论解释，极有可能是感染诱发了溶血性贫血及血小板减少。根据血沉升高来看，患者存在免疫色彩，高度怀疑感染后介导了免疫损伤，进而表现为免疫性溶血性贫血，但是仍要排除患者存在自身免疫性疾病的可能性。综合以上我们要尽快完善相关免疫检查，找到更充足的证据。同时要给予经验性治疗，因为疾病治疗的时机非常重要，不能因为等待证据而延误治疗。

后来根据回报的检查结果，我们没有看到有关自身免疫性抗体的存在，可排除自身免疫性疾病，从而确定存在免疫损伤。病毒检测提示病毒载量异常增多，正如薛主任前面分析的那样，是病毒感染合并细菌感染后出现免疫紊乱，后介导了免疫损伤（溶血、血小板减少、肺损伤），致使溶血性贫血发生。

经过我们积极治疗后，张爷爷的血小板很快上升，5天就恢复到正常水平。但血红蛋白迟迟不回升，于是我们又强化免疫球蛋白输注——封闭抗体，纠正免疫异常状态。2周后患者血红蛋白升到82 g/L，于是带药出院，出院1周后复查血常规完全正常。

张爷爷经过这次大病后，依从性非常好，定期门诊复诊，直至激素减量完毕停用。

但是1年半后，张爷爷再次感觉乏力，赶紧来找薛主任复诊，查血红蛋白下降至80 g/L，网织红细胞比例再次升高，血小板正常，考虑溶血性贫血复发。因为刚刚起病，症状尚轻，还处于早期阶段，故给予甲泼尼20 mg口服治疗。1周后复查血红蛋白回升，3周后恢复正常。

炎症反应与免疫因素常常相互作用，在炎症早期，启动免疫可杀灭炎症因子，但是到了疾病后期，大量炎症因子释放后，会导致免疫损伤，而免疫损伤反过来作用机体促进炎症因子进一步释放，从而形成恶性循环。由此可见，免疫因素在疾病的发生、发展过程中起着至关重要的作用。我们一直强调早期诊断、早期治疗，一旦病情恶化就极有可能会发展成危重症。

病例相关小科普：

> 溶血性贫血是指各种原因导致的红细胞破坏增加、寿命缩短，超过骨髓造红代偿能力，血液中红细胞数量低于正常值而发生的贫血。因为没有足够的血红蛋白为机体输送氧气，各个组织器官就会因缺氧出现功能障碍，进而引发一系列症状。

溶血性贫血根据病因可分为先天性及后天获得性两类；根据发病情况可分为急性和慢性；根据部位可分为血管内和血管外。常见病因包括毒物、感染、大面积烧伤、遗传性缺陷、造血系统肿瘤、免疫功能紊乱、药物、结缔组织疾病等。这些因素直接或间接地导致了红细胞的大量破坏，发生溶血。自身免疫性溶血性贫血（AIHA）是目前比较常见的一类溶血性贫血，患者免疫功能异常导致B淋巴细胞功能亢进产生抗红细胞自身抗体，红细胞吸附自身抗体和/或补体，致使自身破坏加速、寿命缩短。临床上，大约有20%的AIHA患者难治或复发。

AIHA的典型症状包括：（1）可有溶血的征象，如乏力、贫血、黄疸、尿色改变、脾肿大等。患者发生溶血危象时，可出现腰背痛、寒战、高热、晕厥、血红蛋白尿等。（2）苍白及黄疸，约见于1/3患者。（3）半数以上患者有脾肿大，一般为轻至中度肿大，中等硬度，不伴疼痛。原发性AIHA病例中，约1/3有轻度肝大，中等硬度而不伴疼痛，明显肿大者极少见。（4）淋巴结肿大，在原发性AIHA患者中仅占23%，而在继发于淋巴网状系统疾病的AIHA患者中占37%。

治疗包括糖皮质激素、利妥昔单抗、免疫抑制剂、脾切除、免疫球蛋白及血浆置换等，要根据不同的病因、病情选择不同的治疗方案。

因溶血性贫血有时不典型，所以如果出现以下情况应及时就医：（1）出现严重贫血症状，如心慌、乏力、面色苍白,甚至晕厥等;(2)出现无法缓解的贫血症状,应尽快就医,明确病因;(3)出现腰背、四肢酸痛,伴有发热、寒战、头痛等;(4)出现烦躁、四肢湿冷、血压下降等立即就医。

预防的关键在于远离危险因素,比如避免感染及接触毒物,注意用药安全,积极治疗原发病或基础病,定期体检,特别是有遗传因素的人群更应注意。

肾移植后肺炎的真相

作者：马韬、薛静医生

王先生，49岁，肾炎病史多年，这两年逐渐进展到肾衰，进行透析治疗。幸运的是，入院前3个月王先生遇到了合适的肾源，进行了肾移植手术。移植后王先生对治疗依从性非常好，常规服用抗排异药物，并遵医嘱逐渐减量。可是他又非常不幸，术后仅1个月再次出现肾衰竭，血肌酐极度升高，只好继续进行血液透析维持治疗。

王先生很不解也心有不甘，肾移植后的他平时生活规律，饮食健康，按时吃药，十分小心谨慎，为什么1个月的时间新肾就不行了呢？带着这样的疑虑，他辗转来到北京大型三甲医院求医，医生考虑可能与抗排异药应用剂量相关，于是调低了抗排异药物剂量，一段时间后肾功能并没有得到明显改善。

入院前12天王先生出现高热，体温39℃，伴明显呼吸困难，外院考虑肺部感染。考虑患者肾移植术后免疫状态欠佳，所以抗感染治疗力度比较强，全面覆盖了细菌、病毒及真菌。但是治疗几天后症状却无明显缓解，仍持续发热，且呼吸困难加重，复查白细胞较前下降。考虑存在免疫抑制状态，于是继续调低抗排异药物剂量，并收入院治疗。

入院后进一步强化了抗感染治疗，同时给予激素及人免疫球蛋白调节免疫治疗。但患者呼吸困难仍进行性加重，复查肺部CT已是"白肺"表现（见下图），住院治疗3天后转至重症医学科。

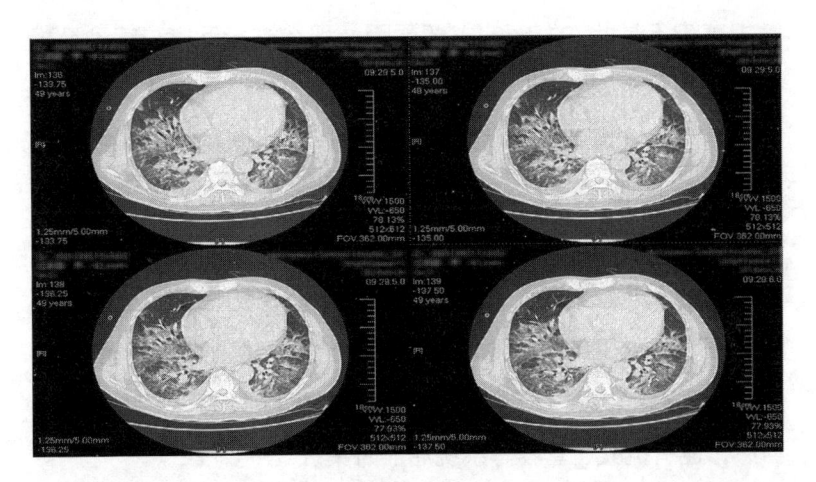

由于肾移植是用他人的肾脏与自身的肾脏进行"交换"，新的肾脏刚开始不能与新环境和睦相处，所以会有一个排斥反应期。这种排斥反应大致可分为四种：超急性排斥反应（移植后24小时内发生）、加速性排斥反应（术后3~5天发生）、急性排斥反应（术后6天至3~6个月发生，特别好发于3个月内）及慢性排斥反应（术后6个月发生）。

根据病程看，王先生属于急性排斥反应。但是术后王先生坚持规律服药，没有更换过抗排异药物，在出现排异反应前也没有感染情况，怎么就导致了排异反应发生呢？而且排异反应后出现发热、呼吸困难又是怎么引起的呢？是单纯的感染还是与排异反应相关？根据一元论解释病情，似乎与排异反应相关，但是具体的机制又是什么？

薛主任查房后分析病情：患者发热、呼吸困难，最初考虑肺部感染，但肺部CT表现以肺间质病变为主，而且这么高强度的抗感染治疗后，患者症状仍在加重，与感染不太相符，因此考虑感染不是此次发病的主要原因。那么排异反应与感染是相关的还是两个独立的问题？根据一元论解释，两者独立发生的可能性不大。患者肾移植术后，尽管长期口服抗排异药物，但是白细胞下降，考虑存在免疫异常。免疫异常因素攻击肺部，导致了肺部病变的发生，表现为如此严重的肺间质病变、肺损伤状态，因此患者的肺部病变与免疫状态密切相关。至此，我们理顺了王先生的发病原因及过程，治疗上给予大剂量糖皮质激素冲击治疗，同时予以无创呼吸机辅助呼吸改善呼吸状态，当然，还有抗凝、营养等系统治疗方案。

治疗3天后患者的呼吸困难很快缓解，氧合显著改善，脱离了呼吸机。后续2周激素逐渐减量，过渡到口服。在这个治疗过程中，患者的肺部影像学明显改善，白细胞升高，尿量逐渐增多，血肌酐恢复正常。

出院时家属和病人都满心欢喜，我们不仅治好了肺炎，也治好了肾衰，以后不用再去透析了，也不用考虑是否再进行肾移植了！

免疫功能是保护我们机体的一道非常重要的屏障，任何疾病都可能会引发免疫系统异常，有些表现为免疫系统疾病，有些表现为免疫紊乱状态，尤其是对于脏器移植病人来说。此病例中，我们为治疗肺间质病变加大了糖皮质激素用量，同样也增强了抗排异治疗力度，所以肺炎吸收的同时，肾衰也好了！因此我们考虑，前期肾功能控制不佳可能是抗排异药物剂量不足导致，肾衰、发热、肺炎等表现都是移植物抗宿主反应逐步加重，累及多个器官的结果！

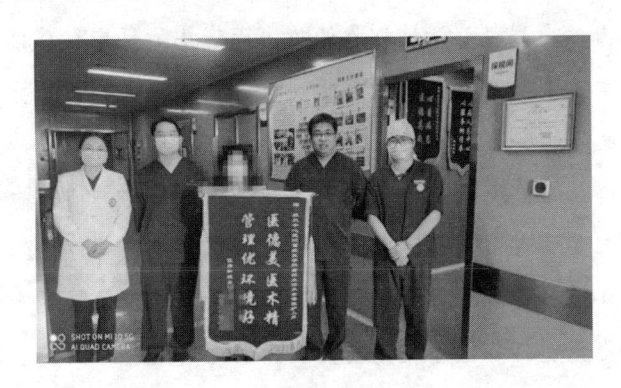

纵观整个治疗过程，针对感染使用的多种抗生素并无较大变动，而针对患者免疫紊乱的糖皮质激素冲击治疗对改善病情起到了关键作用。用药尺度的把握是根据病史、病情变化进行个体化分析、综合考量的，而这也就体现出了我们对疑难危重症精准治疗的水平。

病例相关小科普：

> 肾移植是终末期肾衰竭最有效的治疗方法。虽然目前移植肾早期存活率及功能恢复都得到了很大的提高，但是长期存活率仍有待改善。导致移植肾衰竭的常见因素包括：同种异体免疫导致的排斥反应，免疫抑制剂毒性作用导致的间质病变以及移植物肾病复发或新发肾病。其中排斥反应仍是移植肾衰竭的最主要因素，也是导致慢性排斥反应和移植物失败的最重要的危险因素。危险因素是多方面的，临床和病理表现亦呈多样化。移植肾穿刺活检是诊断排斥反应的重要方

法，为临床制定有效的治疗措施提供了可靠的依据。

排斥反应是进行器官移植后，"非己"的器官存在于受者体内，受到免疫活性细胞的攻击而产生的反应。移植排斥反应是一个非常复杂的免疫学现象，细胞介导和抗体介导的免疫反应均参与作用。

精准的免疫风险评估不仅是肾移植成功的关键，也是肾移植术后受者个体化管理的关键。根据免疫风险评估结果，对肾移植等待者进行分层监测，有利于肾移植术后受者进行个体化免疫抑制治疗及免疫监测，及时发现排斥反应。除此之外，还可以根据免疫监测结果规避无效治疗或过度治疗，从而优化移植肾的长期存活能力。同时肾移植排斥反应的相关因子也正在逐步应用于临床检验与治疗中，在选择适宜受者、预测和预防排斥反应、顺利解决移植免疫反应、提高肾脏移植的成功率和改善移植物远期存活能力等移植免疫相关研究和应用方面都有重要意义。

正是因为排斥反应的发生，移植术后要常规服用抗排异药物——免疫抑制剂。由于长期服用免疫抑制剂，病人易出现各种问题，主要以类似感染的症状为主：发热、咳嗽、咳痰，部分出现咳血、呼吸困难，严重者出现呼吸衰竭、意识障碍，危及生命。因此免疫抑制剂的量需要根据病人状态不断调整，如果抗排异药物剂量不足，就会引发移植物抗宿主病，可引起呼吸衰竭、肾衰竭等多脏器损伤而危及生命，需要有经验的医生仔细鉴别、调整治疗！

醉酒背的锅

作者：薛晓艳教授

大李，48岁，就职于某机关单位，工作稳定。本来想着可以在事业上一展宏图，可是却因为身体状况导致不能正常工作，只好间断病休。大李内心常为此烦忧，何以解忧？唯有醉酒！醉酒了就不会有忧心事，醉酒了才能渐渐入睡。

于是每天饮酒已经成了大李生活的常态，开心、不开心都要饮酒，每晚睡前也必要饮酒，希望能辅助睡眠。尽管妻子经常劝他少喝点酒，但他就是不听，还埋怨妻子不理解他的心情。这一天，大李空腹饮酒后出现了呕吐，到医院检查没发现什么大问题就回家了。3天后大李再次在饮酒后出现了呕吐，这次呕吐比上次更严重，同时出现咳嗽、咯血，伴随喘憋、呼吸困难进行性加重等症状。

大李再次到医院就诊，复查胸部CT，与前日相比出现了新发病变（见下图），考虑：肺出血？炎症？血气分析提示严重低氧，于是紧急给予气管插管、呼吸机辅助呼吸。

呼吸支持、抗感染等治疗都上了，可是治疗5天后，大李病情不仅没有好转，还越来越重，出现了发热、心率快、血压低、三系（白细胞、血红蛋白、血小板）减低、肝肾功能迅速恶化、少尿、黄疸、凝血功能异常，很快进入休克、多脏器功能衰竭阶段。

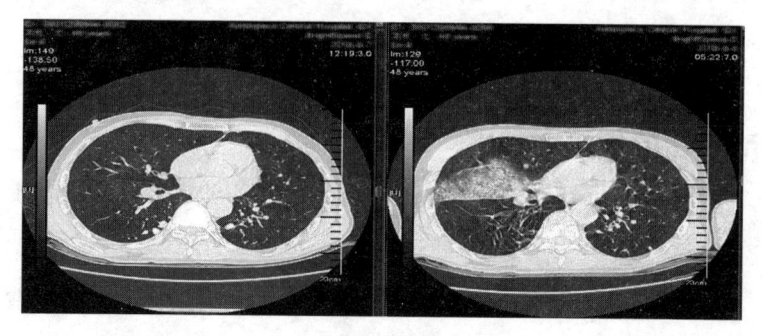

两次CT对比

大李情况危急，生命迹象越来越弱，家属近乎绝望，把转入重症医学科治疗作为救命的最后一根稻草。

大李饮酒后呕吐，呼吸困难，咯血，并快速进展为多器官功能不全，他到底怎么了呢？这种快速进展的疾病，已经累及全身，表现为多系统的损害，我不得不考虑免疫相关的系统性疾病。

我们结合化验检查，仔细分析、综合了大李的整个发病过程：患者以呕吐起病，病情进展迅速，血小板进行性减少，血红蛋白下降，急性肾功能恶化，肺出血，伴有发热。由此我初步考虑：血栓性微血管病！

于是，我们在抗生素保驾的基础上给予激素冲击、联合人免疫球蛋白输注，希望能改善患者全身炎症状态，同时采用血液净化、多脏器支持及营养支持等综合治疗。

经过上述治疗后，患者血压逐渐回升，氧合指数升高，肝肾功能也逐渐恢复，自主尿量增多，血小板也缓慢提升，整体病情在不断好转中。家属悬着的心终于落地，反复对我们表达感激之情！

大李为什么在饮酒后出现呕吐，继而引发血栓性微血管病这么严重的情况呢？引起血栓性微血管病的主要原因包括感染、自身基因调控异常、某些药物，以及先天诱发条件，如凝血因子水平下降。另外，营养不良的人常伴有免疫力下降，也易发生该病。我们分析大李饮酒时间比较长，酒精会对血管内皮、肝脏造成损伤，导致凝血功能出现障碍，同时也可能与大李的自身免疫相关，最终诱发血栓性微血管病。

经过我们的精心治疗，6天后大李顺利脱机拔管，停止床旁血液净化治疗。

大李恢复得差不多了，我们于是通知家属做出院准备。

可是就在大家兴冲冲地准备送大李出院时，大李竟然不会走路了。起初我们以为是卧床的原因，两个ICU护士慢慢地扶着他站了起来。但是一下地大李就叫苦不迭，原来他不是不能站也不是不想站，而是腿疼得不敢站。我们意识到问题的严重性，赶紧检查，结果核磁提示：股骨头坏死。

好不容易救活的病人出现这么严重的后遗症，大家很沮丧，也很担心：这就意味着他很可能需要进行股骨头置换手术。但是什么原因导致了他的股骨头坏死呢？

首先，患者长期饮酒，饮酒本身就是股骨头坏死的高危因素，会引发酒精性股骨头坏死。其次，血栓性微血管病就是微血管内形成大量血栓，除消耗血小板引起严重血小板减少外，还影响肝、肾、脑等多器官功能，造成多器官功能衰竭，当然也可以影响股骨头，导致股骨头缺血坏死！再次，我们治疗时使用激素冲击，也可能是诱发因素之一。但是根据我们多年应用激素的经验，联合肝素抗凝治疗可以拮抗其副作用。虽然因为大李的血小板低，肝素抗凝有禁忌，但是我们不抗凝的时间很短，血小板回升以后马上就开始抗凝了。因此，我们考虑激素导致的这种副作用可能性比较小。但是这仍提醒我们肝素抗凝还可以更积极，必要时可以突破禁忌，让病人最大获益。

接下来，我们在治疗中加强了肝素抗凝力度，同时补钙和维生素D，继续康复训练，出院时，大李走路已经没有任何问题了。

出院后他一直在我的门诊复诊，我指导他适当运动，根据自己髋部的感受调整运动量，以不觉得累为宜，避免运动损伤。除了钙片、维生素D，再加上维骨力口服。

他以走路为主，逐渐增加步数，2年后，他每天运动可达2万步，却没有任何不适感，复查核磁提示股骨头坏死较前明显好转。

我由衷地感到欣慰，经过我们的治疗，原本可能很严重的后遗症不但没有影响他的生活，还有了好转，也不用担心后面可能面临的关节置换了。

但现在是大李的家人担心了，特意过来找我说："他最听您的话了，您劝他别走这么多，每天两三万步，实在太多了，他有股骨头坏死，应该休息。"我劝说："他走这么多并没有运动损伤，核磁还有改善，说明这个运动量对他是有益的。他现在和正常人一样，不是挺好吗？我们努力治疗疾病，争取不让疾病影响他的生活。他的功能完全恢复了，这一点更重要。"

我同事曾经说过一句话：不躺不卷，认真做自己，快乐就好！希望我们所有人都能热爱生活，开心生活！

病例相关小科普：

血栓性微血管病（TMA）是一组急性临床综合征，以微血管血栓形成、溶血性贫血、血小板减少及靶器官功能损伤为主要特征，可累及多个器官。微血管主要是指微小动脉、毛细血管和微小静脉，部分小血管腔内可见血栓形成。多种原因均可引起TMA，造成神经系统、循环系统、肾脏等多器官功能损伤，致死性较高。微血管病性溶血、急性肾功能衰竭、血小板减少被称为TMA三联征，有时还会出现血红蛋白尿、神经系统症状等。既往主要将TMA分类为溶血尿毒综合征（HUS）、血栓性血小板减少性紫癜（TTP）和其他因素所致的继发性TMA等。HUS和TTP在之前的病例中我们提到过。

引起继发性TMA的因素主要包括肿瘤、感染、妊娠、创伤、药物、器官移植等。TMA的易感人群特征包括：遗传（部分患者有家族遗传性倾向）、患有某些基础疾病（转移癌、获得性免疫缺陷症、服用免疫抑制剂）、移植（造血干细胞移植、肾移植）、服用某些药物（奎宁）以及重度营养不良等。

预防主要包括：（1）有遗传倾向的人群应定期体检，发现疾病及早救治；（2）避免感染，注意规律作息及保持健康的生活习惯；（3）存在营养不良时，制定改善营养状况的清单，改善营养状况；（4）长期服用免疫抑制剂者定期复查，根据病情调整药物；（5）移植患者需定期监测，注意自身变化，及时就医；（6）避免服用导致该病的药物。

饮酒在生活中很常见，酒也是各种饭局的必备之品，但饮酒要适度，如果饮酒过量甚至出现酗酒，危害就会很大：长期饮酒可导致酒精性肝损害，甚至是酒精性脂肪肝或肝硬化；可损害中枢神经系统，出现兴奋到压抑的状态，突然戒酒可出现幻觉、精神异常等戒断症状；可对心肌造成损害，影响心肌收缩力甚至导致心脏病发生；可影响血脂、血糖代谢，形成或加重脂肪肝，同时加重动脉粥样硬化的发生发展；可损害生殖细胞，影响生育；可对胃黏膜产生刺激和损害，引起不适，也容易导致胃黏膜糜烂、胃溃疡，严重时可以出现胃出血，长此以往会出现贫血；可影响呼吸中枢导致呼吸抑制，甚至造成呼吸停止，严重时可以导致死亡；酒精也会对血管内皮造成损害，导致血管内皮损伤、部分小管腔内血栓形成；长期过量饮酒，会使饮酒者情绪激动、胡乱发脾气、判断力控制不佳、易与人发生冲突、对外界刺激敏感、情感淡漠。另外研究表明，酒精摄入量越大，发生股骨头坏死的风险越高。

所以应适度饮酒，切记不可过量、长期饮酒。保持健康的生活方式，适当运动，增强免疫功能，才能更好地生活！

伺机而动的杀手

作者：唐铭、宫一凡医生

王先生，52岁，因"肝肾联合移植术后4个月、发现肺部阴影1周"入院。王先生在入院前4个月于广西壮族自治区某医院行肝肾联合移植术，术后恢复良好，动态监测血肌酐波动在200 μmol/L左右（虽然仍偏高，但基本稳定）。入院前1周于外院调整抗排异药物剂量时发现肺部阴影，考虑肺部感染，给予抗细菌、抗病毒联合抗感染治疗，后患者出现发热，体温最高38.2℃，给予对症治疗后好转。入院前1天复查胸部CT肺部阴影无好转，考虑不除外真菌感染，予以抗真菌联合抗感染治疗，但是患者出现明显胸痛，深呼吸后加重，为进一步诊治转至我科。

入院时患者神志清楚，体温37.2℃，生命体征稳定，查体：双肺呼吸音清，左肺闻及散在湿啰音，心脏、腹部及神经系统查体阴性。

完善化验，结果提示：白细胞7.16×10^9/L，血红蛋白93 g/L，血小板228×10^9/L，降钙素原0.11 ng/mL，血肌酐174 μmol/L，真菌D75 pg/mL，CMV-DNA、EB-DNA、肝功能、凝血、心肌酶等指标均正常。胸部CT（见图1）提示左肺下叶实变影，左侧叶间裂积液，右肺下叶内基底段斑片索条影。

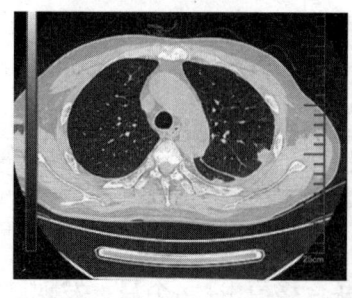

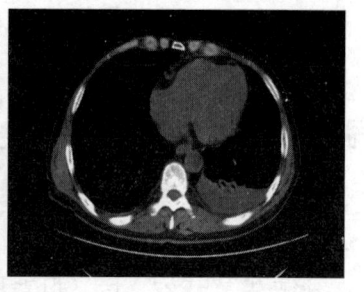

图1 入院时胸部CT

从以上化验检查我们可以看出：（1）炎症指标没有异常升高，白细胞及降钙素原均在正常范围内；（2）患者存在轻度贫血，血红蛋白偏低；（3）肾功能基本稳定，肌酐值无明显变化；（4）CMV/EB病毒未见异常；（5）真菌指标临界高限。患者目前移植后4个月，处于急性排斥期内，考虑到患者目前处于免疫抑制状态，结合肺内感染灶，尽管细菌及病毒指标未见明显异常，但抗微生物治疗仍需广泛覆盖致病原，于是入院后继续经验性抗细菌、抗病毒、抗真菌治疗；给予小剂量激素抗炎及调节免疫紊乱、抑制排异治疗；继续服用平素抗排异药物；因无抗凝禁忌，给予抗凝治疗。为明确病原，留取血标本行二代基因测序（NGS）检测，24小时后结果回报提示细菌、病毒及真菌均存在（见图4A）。

入院第2天，王先生再次出现发热，体温最高至38.6℃（见图3），结合NGS检测结果进行抗生素升级调整，治疗后体温降至正常。可是3天后体温再次升高，最高至38.4℃，考虑到移植后排异可能，加用托珠单抗抑制炎症反应，后体温降至正常。

入院第6天复查NGS检测（见图4B）后，发现细菌消失、CMV病毒拷贝数降低，而真菌——马尔尼菲篮状菌明显升高，根据培养结果继续进行调整治疗，同时将激素减量。

入院9天后复查胸部CT（见图2）提示左肺上叶胸膜下结节范围较前减少，周围磨玻璃灶较前吸收，胸腔积液较前吸收。考虑目前治疗有效，继续维持目前治疗。可是在入院后2周，王先生体温再次升高至39.2℃。

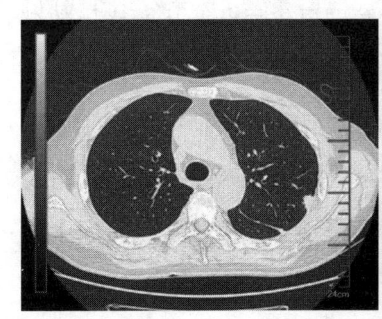

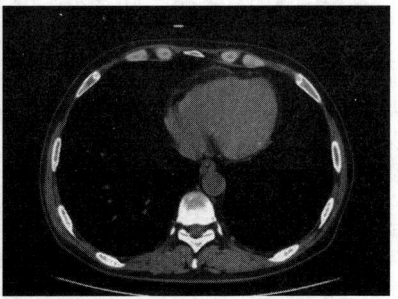

图2 复查胸部CT

我们不禁发出疑问，为什么患者会出现反复发热？是移植后排异反应所致还是单纯的肺部感染引起？如果是单纯的肺部感染，我们已经全面覆盖了一切可能的致病菌；如果是排异反应，我们也已经用了抗排异药物，并联合了生物制剂——托珠单抗强化抗排异反应。结合患者既往行肝肾联合移植术，长期口服免疫抑制剂，属于免疫功能低下人群，虽然白细胞、降钙素原等感染指标不高，但患者出现深呼吸后胸痛加重，加之影像学提示肺部阴影，考虑发热是由于移植后免疫功能低下导致肺部感染的可能性大。

前期治疗后，影像学表现示肺部斑片影及胸腔积液均有所吸收，NGS检测细菌同步消失，故推断前期以细菌感染为主。但免疫力低下的患者可以感染各种致病菌，也可以形成混合感染，虽然肺部影像学显示好转，但患者仍间断发热，动态监测提示马尔尼菲篮状菌序列数上升，因此推断此菌为引起发热的原因。至此，需再次复查NGS进一步明确该菌情况。

复查NGS检测（如图4C）后发现马尔尼菲篮状菌拷贝数继续上升，于是调整抗真菌治疗，后体温再次降至正常。调整治疗1周后复查NGS（如图4D），马尔尼菲篮状菌拷贝数明显下降，考虑治疗有效，继续维持治疗。患者临床状态平稳，住院近1个月后好转出院，出院后继续抗真菌治疗，随访3月余患者未再出现发热。

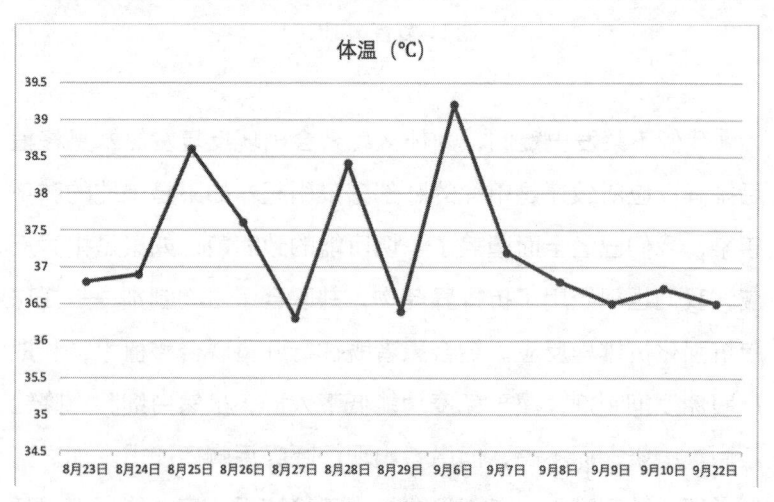

图3　体温变化趋势图

二 肺部病变没那么简单　79

名称	序列数	相对丰度%
肺炎克雷伯菌 *Klebsiella pneumoniae*	1	0.77
马尔尼菲篮状菌 *Talaromyces marneffei*	1	0.77
人疱疹病毒5型(CMV) *Human betaherpesvirus 5 (cytomegalovirus)*	8	6.11

图4A

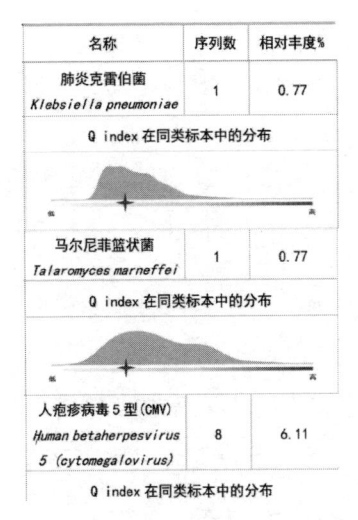

名称	序列数	相对丰度%
马尔尼菲篮状菌 *Talaromyces marneffei*	78	20.81
人疱疹病毒5型(CMV) *Human betaherpesvirus 5 (cytomegalovirus)*	6	1.61

图4B

名称	序列数	相对丰度%
马尔尼菲篮状菌 *Talaromyces marneffei*	177	63.45
人疱疹病毒5型(CMV) *Human betaherpesvirus 5 (cytomegalovirus)*	10	3.59

图4C

名称	序列数	相对丰度%
马尔尼菲篮状菌 *Talaromyces marneffei*	25	15.53
耶氏肺孢子菌 *Pneumocystis jirovecii*	3	1.87

图4D

病例相关小科普：

器官移植后感染已成为患者移植失败和死亡的主要原因

之一，感染患者病原体呈多样性，但以细菌、真菌和病毒为主。混合感染往往提示预后不良，近年来，真菌和病毒感染在移植后感染患者的诊疗中越来越受到重视。

马尔尼菲篮状菌是篮状菌属的真菌，被称为"十大恐怖真菌"之一，在自然界广泛存在，有亲土壤性，带菌竹鼠为其自然宿主，其中广西银星竹鼠的带菌率高达96%。最初，本菌以感染从事农业活动的男性为主，感染部位通常涉及肝脏、肺脏、脾脏以及全身淋巴结。感染后导致的疾病称为马尔尼菲篮状菌病，好发于免疫功能低下的患者，如HIV感染、器官移植后、自身免疫性疾病及恶性肿瘤等患者。在实体器官移植后，马尔尼菲篮状菌病常被认为是一种罕见的机会性感染，过度的免疫抑制是发病的危险因素。目前马尔尼菲篮状菌感染的发病率逐年升高，并且具有较高的病死率，如果不及时诊断并进行干预治疗，病死率可能会在50.6%~97.0%。

马尔尼菲篮状菌病的临床表现与患者的免疫力强弱密切相关，过度的免疫抑制是患病的关键因素。感染者通常会出现高热、呼吸困难、肝脾肿大以及皮肤损伤，偶见中枢神经系统感染。本病在非艾滋病感染者中的临床表现缺乏特异性，可以表现出较低程度的多器官功能障碍。马尔尼菲篮状菌感染可表现为局限型和播散型。局限型病变局限于入侵部位，表现为局部的皮下结节、脓肿以及淋巴结肿大。而播散型表现为全身症状，如反复发热、咳嗽、咳痰、消瘦、贫血等；消化系统受累表现为腹痛、腹泻或脓血便，多见于儿童；溶骨性破坏偶见于非HIV患者；皮肤损害是播散型马尔尼菲篮状菌病特征之一，常成为播散型病例首先引起注意的体征。

近些年，器官及骨髓移植的病人逐年增加，导致免疫功能低下的患者也呈逐年上升趋势。相关报道统计，近几年免疫功能低下的患者已占入住ICU患者总人数的三分之一。而ICU中病人病情复杂，耐药细菌、真菌、病毒混合感染的病人更是多见，致使免疫反应失调患者所面临的感染风险增加，治疗难上加难。精细化的病情分析结合动态NGS助力我们进行精准治疗，当然必须基于对NGS的正确解读。

那么，器官移植后的患者如何提高免疫功能呢？（1）调整饮食结构：应减少盐、糖、油的摄入，多食用蔬果杂粮，例如燕麦、苹果、胡萝卜、可溶性膳食纤维等。同时适当选择鱼、禽、蛋等优质动物蛋白，但是大豆、花生等植物蛋白会加重肾的代谢负担，因此不建议过多食用。必要时可咨询营养科医生。（2）适当补充多种维生素及矿物质：多吃胡萝卜、动物肝脏、菠菜、橘子等，也可口服维生素类药物。（3）养成良好的作息习惯：不熬夜，注意保暖，避免受凉等。（4）适度运动：选择散步、瑜伽、太极等强度不大的运动方式。（5）可遵医嘱口服提高免疫功能的药物。

对于免疫功能低下的人群，应严密监测自身状况，出现不适及时就医。

"白肺"后雪上加霜

作者：薛晓艳教授

新冠几年后，大家对病毒性肺炎、白肺都有了更多的了解。白肺不仅限于病毒性肺炎，有研究显示一些病毒性肺炎后可以继发真菌感染，形成真菌性肺炎。很多朋友看到我们前面逆转白肺的文章，患者好像恢复很顺利，还用了激素等免疫抑制剂，也没有继发真菌感染。这是如何做到的呢？

凡事预则立。我们的经验是：及早抗病毒治疗，及时足量糖皮质激素抗炎治疗，加上系统化、精细化的整体治疗方案，让患者尽快进入恢复期，从而避免继发真菌感染。如果治疗3周患者不能出ICU，或出现了真菌感染迹象，则应该及时采取抗真菌治疗。如果病人就诊延迟，病程拖延时间长，治疗不及时、不到位，则继发真菌感染的可能性极大。我们就曾遇到过这类患者。

老宋，男，64岁，入院前10天着凉后出现鼻塞、间断干咳，无发热，因为症状不重便未予重视；入院前5天咳嗽加重，出现发热、体温最高39.0℃，自觉畏寒、憋气。老宋到发热门诊就诊，化验C反应蛋白升高，血常规基本正常，流感筛查阴性，胸部CT提示双肺感染（见下图），考虑病毒性肺炎，于是收入老年病房救治。

二 肺部病变没那么简单 83

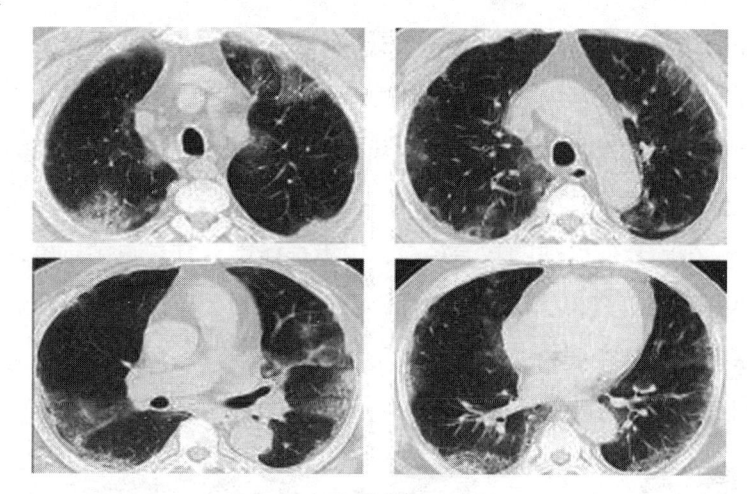

入院时胸部CT

接诊医院给予的治疗方案如下。

入院第1天：抗细菌+达菲抗病毒+小剂量激素，患者仍发热、憋气。

入院第2天：强化抗细菌+达菲联合广谱抗病毒+小剂量激素，高流量吸氧改善呼吸，患者症状仍无缓解。

入院第3天：患者喘憋明显加重，出现呼吸衰竭，请我会诊后转入我科。

接手后，我详细评估了病情、前期治疗及治疗反应，尽管应用了激素抗炎，但患者仍发热，C反应蛋白仍很高，淋巴细胞减少，氧合指数降低，病情进展，说明炎症风暴没有控制住。于是，我当机立断调整抗炎治疗方案：加大激素用量并联用免疫抑制剂——环磷酰胺治疗。

患者体温降至正常，氧合指数明显回升，C反应蛋白呈下降趋势，其他各项指标均呈现好转态势。1周后，患者症状明显好转，憋气基本消失，治疗强度在下调。于是复查胸部CT（见下图），却发现肺部感染吸收并不理想，部分似乎有成团样阴影——高度怀疑真菌感染。

按照我们以往的救治经验，患者很可能合并了真菌感染，根据既往研究，病毒性肺炎后容易继发曲霉菌感染，于是我们在完善真菌相关检查的同时加用抗曲霉菌治疗。后续检查结果回报，果然真菌阳性。

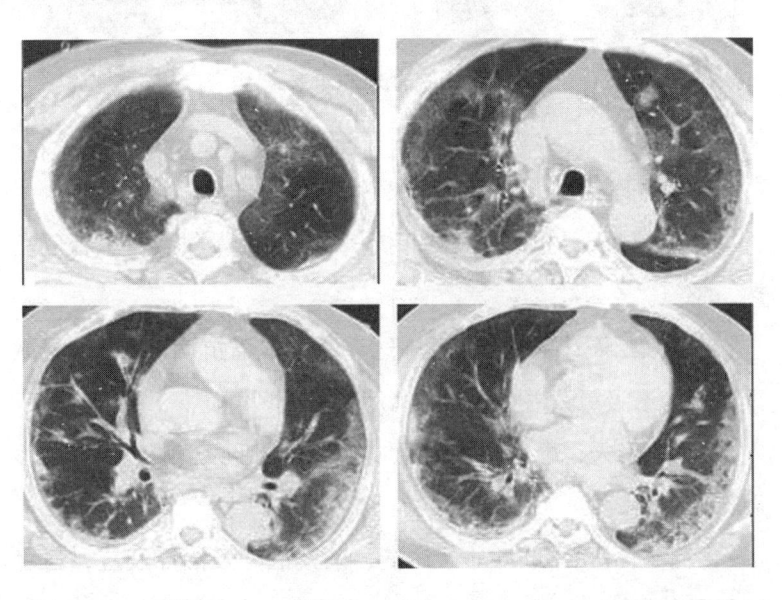

所幸我们及时采取了抗真菌治疗，且患者氧合指数已经升至安全范围，不用担心气管插管继发混合感染的问题！在治疗方案上，也适度覆盖各种细菌，激素逐渐减量，抗病毒到疗程停药，抗真菌治疗序贯到疗程。患者逐渐恢复、出院，随访状态很好！

这是一例比较典型的病毒性肺炎后继发真菌感染的病例，

前期针对病毒性肺炎治疗不是很到位，没有更好地遏制炎症风暴的发生，炎症风暴导致患者免疫功能受损、免疫紊乱，在免疫功能低下的状态下，极易合并其他致病菌的混合感染，比如真菌。在新冠期间，有很多新冠肺炎患者合并真菌感染的报道，这跟免疫功能低下密切相关。因此，对于炎症风暴和致病菌都需要管理到位，不能一手软、一手硬，炎症风暴管理不到位，炎症因子持续大量释放，何谈白肺逆转？对于致病菌的管理需要动态监测、观察，尽管现在的二代基因测序（NGS）可以让我们查到病原体然后给予精准治疗，但我们仍需要根据经验提前预判，抓住先机，才能让抗感染治疗效果更好。

病例相关小科普：

病毒感染会导致细胞免疫功能下调，淋巴细胞减少，为侵袭性真菌病创造了易感条件。目前临床上较为常见的真菌主要有念珠菌、隐球菌、曲霉、毛霉、肺孢子菌等，病毒感染继发的真菌感染一般是念珠菌、曲霉等。念珠菌感染发生率较高，但是大多为呼吸道的定植菌，一般不致病，只有少部分患者会出现念珠菌肺炎和念珠菌肺脓肿。肺部曲霉菌感染较易出现，当病毒性肺炎患者出现大片肺实变、急性呼吸衰竭时，细胞免疫功能会雪上加霜，为曲霉菌感染创造机会。

近年来，重型流感合并侵袭性肺曲霉病的报道增加，研究证实重型流感为侵袭性肺曲霉病的独立高危因素，重型流感患者的肺曲霉病发病率为19%，死亡率为51%。新冠肺炎暴发期间，合并侵袭性真菌感染的概率增加。细胞因子风暴是重症病毒性肺炎患者的重要特征。一切感染都与免疫相关，当病毒滴度升高，机体固有免疫和适应性被破坏，机体免疫功能降低，合并真菌感染的概率就会增加。

对于高度怀疑合并真菌感染的患者，应在诊断评价的同时及时启动经验性抗真菌治疗，因为病毒性肺炎本身就比较危重，合并真菌感染无疑是雪上加霜，不能因为等待病原学结果而延误治疗。重症患者可以考虑联合用药，还可根据患者的具体情况配合其他辅助治疗。肺部真菌感染具有反复性、持续性特点，抗真菌治疗一定要足疗程，防止死灰复燃、迁延不愈，或诱发其他疾病，如心肺疾病等。

除了病毒性肺炎，慢性阻塞性肺病患者也易合并真菌感染，因慢阻肺患者气道处于慢性炎症状态，纤毛清除病原体能力下降，较普通患者更容易发生真菌感染。此外抗生素使用时间≥14天，联合使用抗生素，静脉使用糖皮质激素，合并低蛋白血症、糖尿病、肺结核、Ⅱ型呼吸衰竭等均为慢阻肺患者继发肺部真菌感染的危险因素。因此，控制危险因素对慢阻肺患者的预后具有重要意义。

此外，手术后病人继发真菌感染的发生率也在不断增加。有文献报道，心脏术后真菌感染的病死率可高达21%。真菌感染增加了术后病死率，延长了ICU滞留时间，也增加了患者的经济负担。对手术患者围手术期进行全方位的管理具有重要意义，能有效改善患者预后。

因此，不论何种疾病，都应尽早进行针对性干预治疗，降低继发真菌感染的风险。

迁延的肺炎

作者：饶芝国、刘音医生

肺炎的临床表现多种多样，不同患者对治疗的反应也不尽相同，有的病程短、病情轻、见效快，有的病程长、病情重、见效慢。尤其是高龄、既往基础疾病较多、免疫功能比较差的患者，可能会出现病情迁延不愈的情况，治疗效果相对较差。此时我们要进行全方位的思考，找到更合适的治疗方案，比如进行中西医结合治疗，有时未尝不是一种好的选择。

丁爷爷，74岁，没有高血压、糖尿病及冠心病等，既往有房颤病史，药物控制较好。闲暇时常去公园散步，也进行其他比较轻度的运动，总体感觉身体还不错。

半年前丁爷爷开始出现喘憋症状，伴有发热，体温最高可达38℃，就诊于当地县医院，完善检查提示气胸、肺大疱，给予对症治疗并行胸腔闭式引流后喘憋好转，拔除胸腔引流管后出院。

但出院后丁爷爷仍间断出现喘憋症状，入院前2个月喘憋逐渐加重，日常活动受限，测体温37.4℃，再次就诊于当地县医院，并住院治疗。治疗一段时间后喘憋依然持续，未能缓解。

于是40天前，丁爷爷转诊至河北某医院住院治疗，并进行了全面细致的检查，胸部CT提示大片阴影及左侧大量胸水，新冠病毒核酸阳性，痰培养找到鲍曼不动杆菌及肺炎克雷伯杆菌。综合以上信息诊断：新冠肺炎、鲍曼不动杆菌肺炎及克雷伯杆菌肺炎。于是给予激素抗炎治疗，并针对致病菌进行抗感染治疗，同时留置左侧胸引管行胸水引流。

但是，治疗进行了一个月，丁爷爷的喘憋症状似乎没有明显好转，而且精神状态看起来越来越差，复检新冠病毒核酸仍呈阳性！

家属着急了，于是联系到北京亲戚、名老中医韩教授，希望能到北京诊治。

韩教授一看是新冠肺炎合并细菌感染，而且久治不愈，意识到问题很严重，马上联系薛主任，并将薛主任的公众号"航天医者薛博士"分享给家属，家属看后信心大增，于是转入航天中心医院重症医学科进一步治疗。

入我科时，患者神志清楚，但是看起来十分虚弱，生命体征尚稳定。结合外院痰培养为肺炎克雷伯杆菌及鲍曼不动杆菌感染，新冠病毒核酸持续阳性一月余，外院肺CT提示患者肺间质纤维化严重伴胸腔积液，血气分析提示pH为7.43、PCO_2为43 mmHg、PO_2为80 mmHg（吸氧浓度60%）。目前诊断：肺部感染、呼吸衰竭。我们考虑患者病程长，疾病迁延不愈，前期应用多种抗生素治疗效果均不佳，于是调整制订了综合的治疗方案：

（1）立即给予经鼻高流量吸氧，吸氧浓度90%，纠正缺氧状态；

（2）给予激素抗炎＋环磷酰胺逆转肺纤维化，并进一步改善氧合；

（3）强化抗感染治疗，全面覆盖耐药菌、病毒等相关致病原；

（4）因患者住院时间长、用过多种广谱抗生素，继发真菌感染的风险极大，于是给予经验性抗真菌治疗；

（5）患者长时间住院，活动减少，血栓风险高，予小剂量肝素持续泵入抗凝治疗，预防血栓形成、减轻血管内皮损伤；

经过上述全面治疗1周后，患者喘憋稍好转，血气分析提示氧合有所提升。但是复查胸部CT改观似乎不那么明显，而且因为转来时胸引管已拔除，患者再次出现中等量胸水。复查新冠核酸仍为阳性！

这个病人比以往我们救治的新冠重症病人恢复得要慢，患者病情迁延、恢复慢似乎可以理解，但是我们担心一再迁延会出现新的问题。

薛教授查房时分析：

目前我们的治疗方案已经应用1周，虽然有好转，但是见效慢，可能跟患者病程长、多种药物应用后免疫功能下降有关。但是我们必须好好思考一下，有没有更好的方案能让患者恢复得更快？除了我们的常规治疗，还有没有漏掉什么？新冠病毒感染后患者免疫功能会受损，治疗一个月新冠病毒核酸仍未转阴，且合并细菌感染，病程迁延不愈，不利于患者预后，且患者高龄，需随时警惕病情加重可能。因此，我们必须调整治疗方案。

于是在薛教授指导下，我们更有针对性地调整了治疗方案：

（1）针对新冠病毒，既然广谱抗病毒药物治疗效果慢，就更换为针对新冠病毒的药物，虽然患者病程比较长，已经从急性期转为慢性期，但是因为核酸仍为阳性，所以可以继续尝试应用；

（2）针对胸水，进行胸腔穿刺置管术引流胸水，并积极补充白蛋白，加强利尿，以期更快改善症状；

（3）采用中西医结合治疗，患者恢复慢的一个可能原因是高龄、免疫力低，而且很难再承受更多有创的治疗操作，可以尝试采用一些中医疗法改善患者的身体条件，提高免疫力，进而促进恢复！

韩教授是著名的老中医，也是患者亲戚。他来探视病人时，我们便与韩教授沟通了我们的想法，韩教授觉得非常不错，于是我们详细地对治疗方案进行了协商，韩教授除了开具中药，还为患者做了针灸治疗。

调整治疗1周后，患者喘憋症状明显好转，复查胸部CT也较前明显改善，双侧胸水都消失了！（见下图）

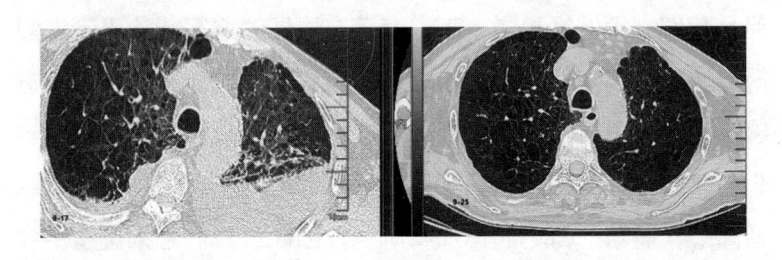

随后我们拔除了胸引管，撤除高流量吸氧，复查新冠病毒核酸转阴。患者转入普通病房，做出院准备。

后续患者逐渐康复，顺利出院。

老人以及免疫力低的患者感染新冠病毒后有可能发生混合感染而导致病程延长、迁延不愈。本患者是重症新冠肺炎，虽然前期采用多种药物治疗，但效果不理想，病情迁延数月。没想到，在适当时机引入中医治疗，采用中西医治疗相结合的方案，效果会如此之好！患者在没有过多有创操作的情况下，逆转了病情，顺利恢复出院。

拓宽临床思维，想方设法调整治疗，让患者在最短的时间内好转，减轻并发症及合并症，得到好的预后，是我们作为医生的出发点，也是期望的终点。

病例相关小科普：

中医是我国的传统医学，也被称为祖国医学。在对新冠肺炎患者的救治中，中医药发挥了很重要的作用，对于新冠疫情的防控做出了重要贡献。中国工程院院士张伯礼表示："在国家支持下，中药整个的科学基础夯实了很多，也有了大量的储备。所以出了疫情以后，通过现代的科学手段，第一时间制定了对症的方子。"

中医治病的逻辑是理法方药。在新的传染病发生后，中医首先要找证候。根据多方面收集的情况，特别是根据临床证候学调查，初步得出病毒在临床上的表现是以"湿毒疫"为主，这就在中医药治疗方面定了一个大的方向。

韩国大田大学、日本神户的东安医疗技术学院，以及意大利罗马医学院都曾致函，希望学习中医治疗新冠肺炎的经验，并请求援助中成药。"我们已经把相关中成药的使用经验以及临床观察报告翻成英文,和他们分享。中医药是中国的,更是世界的。我们愿意帮他们一起来抗疫救命。中医药愿意为世界人民的健康福祉贡献自己的力量。"张院士说。

本例患者新冠病毒感染,在西医治疗见效慢的情况下,我们果断尝试中西医结合治疗。中医名家韩教授认为:患者病程较长,久病肺气虚弱,无力排出久郁肺部的寒痰浊气,舌暗苔白,脉紧曲不流利。故仿《伤寒论》中的小青龙汤之意,补气宣肺,温肺散寒,祛痰化浊为治。方用生黄芪、党参、桔梗、枳壳、清半夏、浙贝母、干姜、桂枝、麻黄、五味子,每日一剂,水煎服。

事实证明,中西医结合治疗取得了不错的效果,对于久病不愈、虚弱无力的患者可尝试进行中医药调理,加之西医技术,相信对患者有益。

三 鬼门关前走一遭

鬼门关是中国神话传说中阴曹地府的一个关隘,民间传说中的阴世、阳间之交界处,只有人死后的灵魂才能进入。生活中的鬼门关有两层含义:一是非常凶险的地方,二是难以度过的时刻。在日常生活中,当人们遇到危及生命的事情却又平安脱险的时候,常常会说在"鬼门关"前走了一遭,意味着死里逃生。在我们重症医学科里,鬼门关前走一遭是指通过我们的救治使得游走在死亡边缘的生命重新活过,让生命之花重新绽放。

产后发热险象环生

作者：薛晓艳教授

千百年来，女性怀孕、生孩子似乎总是天经地义的，经常会听到有人说：不就是怀孕、不就是生个孩子吗？哪个女人不怀孕、不生孩子？！可是怀孕、生孩子真的就是在鬼门关走一遭，女性是用自己的生命冒险换来一个新生命的诞生。随着医疗技术的不断进步，孕产妇的死亡率已经显著下降，但是仍有部分孕产妇会面临生命危险。比如下面的病例，发生在我曾经工作的北大人民医院，这是一位产后的妈妈，真真实实在鬼门关走了一遭。

小李，24岁，既往身体健康，结婚没多久就怀孕了，而且是双胞胎，全家都十分高兴，小李也规律地进行产检，检查除发现有轻度贫血外，一切都很正常，就盼望着两个宝宝出生的那一天。终于，在保定某医院小李自然分娩足月1男婴1女婴，分娩过程顺利，大家开心得不得了。

可是，产后3天小李出现了持续发热，体温波动于38～39℃，并出现右下腹痛，且逐渐加重。当地医院说这得去综合性医院救治，于是在家属陪同下小李来到北京，就诊于北京某医院。完善检查后，考虑急性阑尾炎，遂行阑尾切除术，术后留置腹腔引流管，引流液为淡黄色液体，200～300 mL/天。但是术后患者仍然持续发热，虽然不断调整治疗，但效果不佳，于是治疗6天后,小李来到北大人民医院,就诊于急诊外科。

完善化验及腹部超声、CT等相应检查,提示右侧输尿管扩张、右侧肾积水。医生考虑存在输尿管梗阻因素,导致尿液排出受阻造成肾积水。而肾积水感染可能是导致发热、腹痛的原因,于是外科行右肾造瘘术,希望可以疏通肾积水,进而减轻感染。术后2天患者体温恢复正常,腹痛明显减轻。

但是,术后第3天,患者再次出现发热,体温38℃;术后第5天,患者突发胸闷、憋气,右侧胸痛,吸气时加重,体温最高39.5℃。

此后,患者喘憋逐渐加重,右侧胸痛也明显加重,高热不退,伴寒战,同时出现咳嗽、咳痰,痰中带血,不能平卧。此时患者病情危重,遂转入抢救区。

当时我负责抢救区患者,看到患者状态非常差,体温40℃,心率及呼吸都非常快,明显的呼吸困难及呼吸窘迫。

我详细询问病史,查看病例,患者发病至今,虽然高热,但是白细胞一直不高,而且不断调整抗感染治疗后效果不佳,与一直考虑的感染不太相符。尽管针对性手术(阑尾手术、肾造瘘术)后,体温及腹痛有所缓解,看似解决了问题,但患者再次发热,并伴有胸闷、憋气、胸痛等不断增多的症状,考虑目前的治疗并没能终止病情的进展。在这一切表象的背后一定有更深层次的原因,只是我们还没有发现,就像海中的冰山我们只看到了露在外面的一小块,而真正藏在海平面以下的需要我们去发掘。那么患者发病的原因及病情进展的原因到底是什么呢?围产期心肌病?肺栓塞?

面对如此严重的危重症，维持生命是首要且关键的目的。我们在寻找病因的同时绝不能耽搁治疗，治疗必须跟上：强心、利尿、扩血管、抗凝、抗感染、脏器支持治疗等。

面对如此凶险、复杂、棘手的病例，我们全科进行了疑难病例讨论。记得当时主任说：这个产妇怎么生了两个孩子就得了这么多病？应该查一查全身性问题，是不是免疫系统疾病导致的？

的确，年轻女性、持续发热、多系统受累（肺脏、心脏、肾脏、腹腔等）——高度怀疑免疫系统疾病！于是我们顺着这个思路进一步完善了免疫系统相关检查，并请风湿免疫科医生会诊。追问病史得知，小李有光过敏史，曾出现皮疹。结合目前尿蛋白阳性，初步考虑系统性红斑狼疮的可能性大。但是，因为检查结果不全、无法明确诊断，且患者刚刚做了手术，保留多个引流管，如果加用激素会有感染加重的风险。因此，风湿免疫科医生对于激素治疗存在顾虑。看着朝不保夕的病人，我特别着急，直接对那位医生说：您把感染的困难留给我们解决，您就说需要给多少激素吧！

我们一刻也不敢耽误，时间就是生命！按照会诊意见，我们当天就把激素紧急输进了患者体内。

这是我第一次体会激素立竿见影的效果：第二天患者体温从40℃降到正常，心率也同步恢复！同时腹腔引流液明显减少！复查各项指标也都在好转中。在抗感染治疗的保驾下，患者没有发生感染加重，腹部引流管、肾造瘘管很快拔除，所有的问题都迎刃而解。

小李真的是在鬼门关走了一遭，终于看起来不再像垂危病人了，精神状态一天比一天好！

狼疮5项检查结果回报后，小李确诊为系统性红斑狼疮，腹痛原因考虑狼疮性脂膜炎，阑尾术后每天都有很多引流液，其实是炎症渗出所致。同时狼疮的高凝状态会导致肺栓塞的发生，这也就解释了患者出现喘憋、咳嗽、咳血等症状的原因。

不久之后，我们的老主任说，他参加兄弟医院的死亡孕产妇评审，那个病例和我们这个病例很类似，尿蛋白阳性，多系统器官受累，逐渐加重，最终不治！因为没有明确诊断，只能考虑死于感染！我们听到那个病例都觉得特别遗憾和惋惜，同时，也为我们的准确诊疗让小李重新活过而欣慰！

无独有偶，10多年后，我们再次遇到了类似的病例。

小杨是一位20多岁的漂亮姑娘，家住内蒙古，有一个幸福和睦的家庭。因为自然受孕多次失败，于是选择人工受孕，经历了3次人工受孕后，终于成功怀孕，家人欣喜万分。小杨在预产期剖宫产诞下一名男婴，一家人沉浸在无尽的喜悦之中。

产后第3天小杨顺利出院，回家后顾不上生产的伤痛，一心一意照顾着小宝贝。产后第6天，小杨觉得不舒服——全身发冷，头晕脑胀，测体温38℃，赶紧去了附近的医院。

到医院后医生说，产后这个时期发热最常见的原因是乳腺炎，于是用了抗生素和退热药。可是效果并不理想，小杨的体温不仅不降，反而升到了40℃，头晕得更加厉害，一站起来就感觉脚踩棉花、天旋地转，甚至还晕倒了一次。

家里人都吓坏了，赶紧把小杨送去了当地的一家大医院。

经过全面的检查之后，考虑小杨的发热是感染性疾病所致，但是感染的来源和部位却不清楚。虽然使用了多种强效的抗菌药物，却没有见到病情的好转。在医生的建议下，小杨做了血、尿等样本的微生物宏基因组二代测序（NGS），希望能找到导致发热的致病微生物。

可是等检查结果出来，竟然什么致病微生物也没有找到！小杨的体温每天依旧徘徊在39～40℃，依旧头晕、全身无力！小杨究竟怎么了呢？

眼看她的身体每况愈下，当地医生也是焦急万分，于是通过远程医疗紧急请我进行会诊。我仔细了解了病史，查看了当地医院各项化验检查的结果，发现了一项异常的指标——抗核抗体，以及同时出现的大量尿蛋白。

这不禁让我想起10多年前那个患有狼疮的产妇——小李。小杨的情况跟小李有些类似，都是产后高热，但是小杨没有小李的病情重，也没有出现那么多脏器受累的情况。加上这10多年来我们团队对免疫性疾病的摸索和探讨，我初步判定小杨并不是因为感染而发热，而很有可能是自身免疫性疾病导致的发热。而围产期前后最易出现的自身免疫病就是系统性红斑狼疮！

于是我建议当地医院立刻给病人大剂量的激素冲击治疗，然后安排病人迅速转诊到航天中心医院。

经过一夜的长途转运，小杨到达了航天中心医院重症医学科。到我科后，神奇的一幕出现了，持续了1周的高热竟然退下去了，小杨的体温恢复到了正常。我们考虑这是转来前激素的功劳！

我们继续沿着这条线索找证据并对症治疗，治疗后小杨的情况越来越好。完善相关的免疫系统检查后，我们的推断得到了证实，小杨被确诊为：系统性红斑狼疮。

经过系统性的治疗，小杨再也没有出现发热，各项化验指标也逐渐恢复了正常。仅1周的时间，小杨顺利出院，回到了温馨的家里，安心照顾起了自己的小宝贝。

以上两个病例都属于产后系统性红斑狼疮，但是表现却不太一样，虽然都是发热起病，但是小李有光过敏史，小杨没有；小李累及的脏器更广泛、病情更严重，小杨的表现并没有那么典型；治疗上小李一波三折，小杨相对顺利。所以，一种疾病并不会像教科书所展现的那样都是典型的表现，每一个病人的临床表现都可能多种多样。夯实理论基础、扎根临床实践对于临床医生至关重要！

病例相关小科普：

自身免疫性疾病是指在某些遗传和环境因素等内因和外因的共同诱发下，机体自身免疫耐受状态被打破或自身免疫细胞调节出现异常，免疫系统对自身抗原产生持续的免疫应答，造成自身组织细胞损伤或功能异常，在临床上就会出现一系列症状。免疫系统在正常情况下会攻击和清除体内的外来入侵病原体，而对于自身抗原成分产生免疫耐受。当患者发生免疫性疾病时，免疫紊乱会导致免疫系统错误地攻击和破坏身体内部的健康器官、组织和细胞，通俗地讲就是病理状态下自己对自己发起攻击后引起脏器损伤，出现一系列临床症状。常见的自身免疫性疾病包括系统性红斑狼疮、类风湿关节炎、血管炎、多发性心肌炎、硬皮病、干燥综合征等。

自身免疫性疾病的高发人群包括：（1）育龄女性。育龄女性雌激素水平上升，减弱抑制性淋巴细胞功能，可能导致免疫细胞生成不正常抗体，其中一些对人体自身组织有破坏作用，可引起自身免疫性疾病。（2）有家族病史者。家庭成员中如有确诊患者，可能因遗传导致子女发病风险上升。（3）特殊职业从业者。特殊职业者因职业暴露风险，接触到辐射或某些有毒物质，如化工原料等，可能提高发病风险。

围产期是指怀孕28周到产后1周这一分娩前后的重要时期。因为体内激素水平的变化，围产期的孕产妇是自身免疫性疾病的显著高发人群。

系统性红斑狼疮（SLE）是围产期前后最易出现的自身免疫性疾病，以多系统器官损伤为主要表现。其临床表现复杂，从轻微的皮肤黏膜受损到多器官和严重的中枢神经系统受累都可能发生。SLE在中国的发病率约为30～37例/10万人，患者以女性居多，尤其是育龄女性，发病率呈逐年上升趋势。常见症状有皮疹、关节疼痛、疲劳、发热、光敏感、头痛等。危重患者可发生呼吸困难、抽搐、惊厥、神志不清等。并发症包括狼疮脑病、狼疮肾炎、肺部间质性病变、心包炎等。目前确切的病因不清楚，常见的危险因素包括：遗传、病毒感染、化学物质暴露、药物因素（如异烟肼、氯丙嗪）及环境因素等。同时吸烟有可能会诱发该病或加重病情。治疗主要以糖皮质激素为主，必要时可加用免疫抑制剂。治疗原则为早期、个体化治疗，最大程度延缓疾病进展，减少器官损害。

对于SLE，目前无明确的预防手段，只能尽量减少诱发因素。具体的做法有：（1）保持良好的生活习惯，避免过度疲劳和压力，心情放松，避免熬夜，警惕病毒感染；（2）多吃富含维生素的健康食物，有报道显示维生素D的缺乏与系统性红斑狼疮发病相关，因此可摄入牛奶、豆浆、绿色蔬菜、水果等，避免进食容易引起光过敏的食物，如香菜、芹菜、韭菜等；（3）进行适度运动、增强免疫力，但避免劳累；（4）注意个人及环境卫生，勤洗手，多通风；（5）避免接触危险的化学药物；（6）避免强光照射，外出做好防晒；（7）避免药物不良反应；（8）戒烟。以上都是减少危险因素发生、提升免疫力的有效方式。产后也要多注意休息、尽快恢复机体的免疫状态，才能更好地防止疾病的发生。

救治产妇的惊心动魄

作者：唐铭、杨可语医生

22岁的姑娘小贝，刚成为妈妈2周，却突然病倒，还住进了ICU，差点命丧黄泉。整个救治过程一波三折、惊心动魄，但好在最后有个好的结局。这让大家特别开心，我们的辛苦也很值得。

原来在2个月前，当时怀孕9个多月的小贝开始间断出现低热，体温最高不超过37.5℃，伴有轻度咳嗽，以为是"感冒"了，因为怀孕也就没有吃药，想着扛扛就过去了。后来病情没有加重，小贝也就没往心里去，每天依旧快乐地等待新生命的到来。

到了预产期，小贝顺利地诞下一名健康的婴儿，全家都特别开心，尤其小贝还沉浸在初为人母的喜悦中。可是在入院前2周，小贝却突然出现了病情加重，表现为高热，体温很快超过39.0℃，全身黄染，紧急被送进了医院。当地医院化验发现肝功能指标异常升高，而且全血细胞减少。医生断定小贝的病情十分严重，建议转诊，于是小贝就来到了航天中心医院重症医学科。

入院后小贝神志清楚，但是精神状态很差，体温39.5℃，心率偏快，血压尚可，氧合等生命体征尚在正常范围之内。我们对小贝进行了详细的病史采集和仔细的查体，发现小贝巩膜及全身黄染明显，双侧乳房发红发热伴有色素沉着（皮损）、乳腺腺体增生、双侧腋窝淋巴结明显肿大，完善了基础的腹部超声后还发现存在非结石性胆囊炎。

那么小贝的发热原因是乳腺炎、胆囊炎，还是其他问题？如果是乳腺炎，那么产前出现的发热怎么解释？如果是胆囊炎，为什么没有腹部相应的症状？而且是什么原因导致了明显的肝功能损害和淋巴结肿大，跟炎症相关还是全身免疫系统出现了问题？

小贝这么年轻，但病情却比较复杂，我们急忙向上级医生汇报病情。薛主任看过病人后提示主管医生：病人产后发热、有皮损、肝脏受累明显、淋巴结肿大，同时出现全血细胞减少，说明机体目前处于免疫抑制状态，病情很重，如果继续进展可能会导致免疫衰竭。但要明确是什么原因产生的免疫抑制，因此，要尽快查找病因，筛查感染、免疫以及肿瘤，需要注意的是目前病毒感染越来越多，一定要兼顾病毒感染。

后来我们完善了一系列检查，包括二代基因测序（NGS），检查结果当天就出来了，提示EB病毒感染。我们根据检查结果立刻调整了相应的治疗。EB病毒感染，病情可轻可重。有些人只表现疲劳感，有些人却会累及肝脏、脾脏、血液系统、神经系统等多系统，甚至会导致全身器官的受累，出现发热、咽炎、扁桃体炎、黄疸、脑炎等一系列错综复杂的表现，甚至出现严重的并发症或合并症进而危及生命。而小贝就是EB病毒感染后表现较重的那一类！

薛主任反复提醒我们：小贝持续发热、全血细胞减少、肝功能异常、铁蛋白明显升高、淋巴结肿大，这些都是EB病毒感染导致噬血细胞综合征的表现。噬血细胞综合征进展快，死亡率高，所以我们一定要高度重视，这两天可能是疾病进展的关键期，一定要严防死守！

正讨论着，护士突然跑来："快，小贝抽了！""抽"是指癫痫发作，就是大家通常讲的"羊癫疯"，如果抽搐持续的时间比较长或抽搐次数较多，就会对大脑造成不可逆的损害，好好的一个姑娘可能会变成智力障碍者……

我们立刻跑到小贝的床旁，镇静、止吐、控制抽搐等治疗急而不乱地进行着，小贝很快平静了下来，并睡了过去。我们守在床边时刻观察小贝的情况，发现小贝的神志出现了变化——从最初的清醒到目前的昏睡状态。从抽搐到出现昏睡，这是病情进展的一大标志，说明目前的治疗并没有遏制疾病的进展。我们知道小贝的病情太重了，恐怕凶多吉少！

我们找到守在门口的家属并告知："小贝目前情况非常严重，EB病毒导致了噬血细胞综合征的发生，现在又出现了癫痫发作，如果癫痫持续发作，可能会对大脑造成损害，留下严重的后遗症，如果疾病进一步进展，出现多个脏器功能衰竭的可能性极大。而且EB病毒感染会出现免疫系统功能紊乱，甚至会诱发免疫系统疾病，治疗起来十分复杂而且棘手。我们一定会尽全力救治，但是还要看治疗情况及治疗反应，如果能遏制住病情发展的趋势，就有恢复的可能，但是如果病情继续发展，可能会越来越差，预后不良。"

小贝的妈妈头发蓬乱、双眼通红、满脸泪水，声音颤抖但却坚定地说："医生，我们相信你们，相信你们一定会全力以赴，你们尽管去治，我们全力配合，我们会一直在这儿守着，有情况随时通知我们。"

不是我们非要说些重话来刺激家属，是因为小贝的病情相当重，对家属客观地交代病情也是我们的责任和义务，家属有权知道患者的真实病情及可能要面临的风险。只有医生和家属共同努力，才是对患者最大的支持。我们经常跟家属说，我们和你们的目标一致，医生和家属是一条战线上、并肩作战的战友，我们之间要相互信任，共同努力，才是对患者最好的治疗。

跟家属谈过后，我们立刻采取强化治疗，包括血液净化、血浆置换、激素、免疫抑制剂等免疫治疗，强力抗感染、抗病毒、抗癫痫、脏器支持、营养支持等综合治疗措施。虽然看上去简单，但是每一步的治疗我们都小心翼翼，治疗后我们都提心吊胆地观察，生怕有过敏或是其他不良反应发生，还要制订应对突发变化的方案。因为现在的小贝命悬一线，游走在生命的悬崖边，一不小心就会跌落万丈深渊。2天后，在我们的忐忑中，小贝的意识终于转清，各项指标也都在好转。

但是，有时候疾病就是一波三折、反复加重。后来，小贝又经历了几次癫痫发作，感染指标也起伏了好几次。每次交班、查房，小贝都是我们的重点关注对象，夜里主任也会经常打电话询问小贝的病情，每一班的医生都是详细交班，生怕漏掉什么，护士也是重点护理，还经常在不忙的时候对小贝进行心理疏导。兵来将挡、水来土掩，根据小贝的情况，我们不断调整着治疗。2周后,小贝的病情终于趋于平稳,大家紧绷的心终于能稍稍放松一下了。

小贝的妈妈和老公进来看她,隔着隔离衣和口罩,他们温柔地呼唤小贝的名字,而小贝也积极地回应着他们。他们激动地与小贝拥抱,小贝幸福的表情溢于言表。

到这里小贝的治疗并没有结束。正如我们担心的那样,EB病毒感染诱发了免疫系统疾病——系统性红斑狼疮。鉴于她的病情稳定,可以转出ICU,于是就转到风湿免疫科去接受专科的治疗了。

再次见到小贝是半年后,小贝去门诊复查。她面色红润、情绪开朗,整个人精神状态很好,与半年前相比判若两人!她不住地对我们表示感谢,她妈妈激动地留下眼泪,感谢我们从死神手里夺回她的生命,让她有机会享受自己的人生,陪伴孩子成长,陪伴妈妈老去,陪伴丈夫生活。我们也很欣慰,希望她能更加珍惜自己,珍爱身体,幸福快乐地生活下去!

病例相关小科普:

EB病毒(EBV)是一种仅感染人类的疱疹病毒,与人类共同进化了数百万年,在人群中广泛传播,与人体的免疫系统建立了匹配的共进化博弈机制,通常呈无症状的隐性感染,但在EB病毒感染者机体免疫异常时可出现多种疾患。EB病毒通过口腔传播,在咽喉部增殖,然后潜伏在淋巴细胞中。通常儿童感染无症状,年长后感染可以出现轻重程度不等的发热、咽痛、颈部淋巴结肿大、乏力等症状,也可以是无症状的隐性感染，而且各种指标也呈多样性，即不同个体的反应性不尽相同。而发热、淋巴结肿大和咽峡炎是典型的EB病毒感染表现。

人体感染EB病毒后，病毒首先在口腔上皮细胞内增殖，然后感染淋巴细胞，之后随着血液扩散至全身，可造成全身性感染，也可以长期潜伏在人体淋巴组织中。EB病毒感染可以是新发感染，也可以是体内长期潜伏的病毒复燃。在ICU患者中，病毒复燃的概率比较大，因为ICU患者中多数存在免疫功能低下，此时潜伏在体内的病毒就会重新被激活、复制。不论哪种方式，EB病毒都会干扰免疫功能，导致免疫功能紊乱，并诱导细胞增殖，抑制细胞分化及凋亡，从而对机体产生损害，诱发多种疾病发生。

EB病毒在人类许多疾病中均发挥着作用，有学者研究发现EB病毒与肿瘤关系密切，特别是胃癌。EB病毒还是人类多种自身免疫性疾病的确切相关因素。流行病学和血清学证据强烈支持了EB病毒与系统性红斑狼疮、多发性硬化和类风湿关节炎等多种慢性自身免疫综合征的相关性。

EB病毒感染的并发症主要为脑膜炎和周围神经炎，与EB病毒相关的疾病有传染性单核细胞增多症、噬血细胞综合征、慢性活动性EB病毒感染，X-连锁淋巴组织增生性疾病等。

对于确诊EB病毒感染的患者，应当给予积极对症治疗，同时预防交叉感染，避免病毒经过唾液等途径传播，尤其在婴幼儿喂养过程中需特别注意，避免亲吻。因为婴幼儿的免疫功能发育尚未健全，潜伏于成人体内的病毒一旦传染给婴幼儿，可能会导致严重的疾病发生。

那么，平时生活中我们如何预防病毒感染呢？首先保持规律作息，适当休息，避免劳累，并注意保暖，避免受凉引发感染等。其次可进行适当的运动，增强身体的免疫力。最后要注意个人卫生，勤洗手，打喷嚏时注意防护，并与感染者进行隔离、避免接触。出现可疑症状及时就医。

与死神赛跑——从鬼门关前抢回孕产妇

作者：薛晓艳教授

这是一段与死神赛跑的孕产妇抢救经历，"惊心动魄"这四个字已经不足以形容，整个过程争分夺秒却困难重重，好在我们成功了。直到10年后我依然记忆清晰，好像这场抢救就发生在昨天。

每天晚上睡觉前我都会看书，有时候是专业的，有时候是人文的。一天夜里10:30，我正打开一本书准备阅读，突然一阵急促的电话铃声响起，我刚拿起电话，那头就传来急迫的声音：薛主任，立即马上到医院手术室，有重大抢救！

我急匆匆地赶往医院，脑海里一直回响着"重大抢救"的字眼，因为电话紧急没有说明什么病人，但是我猜想多半是孕产妇，因为孕产妇一旦出现问题可能就是致命的。

当我赶到手术室门口时，门口已经围了一大堆的人，大家七嘴八舌、焦虑地张望着，不时有医护人员进进出出。有个年轻男子独自坐在角落里，瘫软在地上，看上去似乎已经陷入了绝望。

进入手术间，我看到很多医生、护士围在一个病人身边，手术床上的血液已经汇成一片汪洋，因为出血严重，产科主任亲自按压腹腔纱垫。看到我来了，参与抢救的医生急忙长话短说向我介绍病情：

产妇小郝，35岁，生完二胎5小时后出现大出血，已经行子宫全切术，术中又大量失血，出血严重，不能关腹，腹腔内纱垫压迫，仍渗血不止。

如果两个孩子没了妈妈，一个家可就毁了，必须想方设法救她！我在心里暗暗下决心。

我快速查阅病历及化验检查。

郝女士，35岁，定期产检，其间一切顺利，腹中胎儿已足月，本打算回当地生，结果一上车就出现了腹痛，于是放弃回当地，直接入我院产科待产。

产科检查后一切如常，并未发现其他问题，于入院第二天开始持续静点催产素进行催产。

17:50，产妇自然分娩一男婴，体重3600 g，产妇瞬时出血150 mL，色暗红。17:55，胎盘娩出。后续阴道持续出血，量较多，给予促子宫收缩药物，并缝合宫颈及会阴裂伤处，同时进行大量补液治疗，但出血未能改善，仍在持续。

截至21:20，出血量总计达到2000 mL！

产妇血压降至80/50 mmHg，心率升至136次/分，子宫收缩差，阴道活动性出血，呈暗红色不凝血，按摩子宫后宫腔持续不凝血液流出。

紧急完善化验检查，结果示血红蛋白64 g/L，凝血酶原时间（PT）>320 s，凝血酶时间（TT）>300 s，部分凝血活酶时间（APTT）>400 s，纤维蛋白降解产物（FDP）289.2 mg/L，凝血酶原活动度（PTA）、纤维蛋白原（FIB）和D-二聚体均测不出。凝血指标均达到危急值。床旁超声提示：宫腔无明显积血块，子宫下段有少量积血。进一步证实血液不凝，仍有大量血液渗出。

凝血是指人体的血液由液体状态转变成固体状态的过程。正常情况下，人体某个部位出血，血管会迅速收缩，损伤的血管壁会释放化学信号，吸引血小板聚集在损伤区域，促进血管收缩和血小板聚集，同时损伤的组织释放凝血因子，启动凝血级联反应。这个反应使得血液凝固，达到止血的目的。而当血小板减少或凝血功能障碍时，血液会呈现不凝固状态，持续出血，无法达到止血目的。产妇小郝目前就是处于血液不凝固状态而持续出血。

鉴于产妇病情，产科考虑：宫缩乏力性产后出血、弥漫性血管内凝血（DIC）、失血性休克。

产科立即组织抢救：加快输液速度，尽快给予成分输血——输红细胞、血浆及凝血因子，同时继续大量补液。但是仍不能减少出血，于是21：40决定行全子宫切除术。切除术中，产妇依然渗血严重，子宫切除后仍出血不止，术中又失血达3100 mL，腹腔内纱垫压迫仍渗血不止。此时患者出血极其严重，不能关腹。到23：00，患者的血红蛋白已降至32 g/L，血小板降至6×10^9/L，FIB为0.32 g/L，PT为29.7 s，APTT＞400 s，FDP为328.1 mg/L，D-二聚体测不出，而且出现严重酸中毒，血气分析pH降至7.03。能用的办法都用上了，不断输血，而且快速补液近10000 mL，但还是出血不止，血小板值越来越低，DIC越来越重！患者病情进一步加重，随时面临死亡。

我汇总了一下出血和输血数据：累计出血量6000 mL、输液量已达10000 mL。从腹腔渗血情况看，患者血液严重稀释，已经呈洗肉水样。

面对如此凶险的病情，我运用损伤控制性液体复苏策略，提出了抢救意见：

（1）马上停止所有晶体液输注；

（2）输注血制品，红细胞、血浆按照1∶1输注，持续补充纤维蛋白原，间断输注血小板、凝血酶原复合物、冷沉淀，防止凝血因子稀释；

（3）运用镇静剂和去甲肾上腺素，把血压控制在80~90/50~55 mmHg，降低出血动力；

（4）小剂量肝素终止DIC对凝血因子的消耗；

（5）考虑到持续出血的原因可能是存在羊水栓塞，应用中等量激素治疗；

（6）纠正酸中毒，动态监测酸碱变化。

我们马上进行调整治疗，半小时后，腹腔渗血逐渐减少。

约1小时后，产科主任兴奋地说：有凝血块啦！凝血功能有恢复！于是松开压纱垫的手，进行腹腔缝合。复查血红蛋白呈上升趋势（39 g/L），纤维蛋白原升至2 g/L，凝血酶原时间缩短至22 s，纤维蛋白原降解产物降至237 mg/L。

5小时后即生产第二天早6:20，患者意识恢复，对外界反应正常。复查血红蛋白升至60 g/L，APTT缩短至99.2 s，D-二聚体由数值过高无法测出逐渐降低至17080 ng/mL，凝血指标好转。但因DIC、失血性休克抢救时间较长，患者仍有酸中毒（LAC>10 mmol/L）、尿少（30 mL/h），心率仍快，仍然需要少量血管活性药维持血压。

我们继续按比例补充血制品、补液改善灌注、纠正酸中毒，继续呼吸机辅助呼吸（氧合指数>300 mmHg）。

15:30（抢救后15小时）患者尿量增至150 mL/h。复查血红蛋白63 g/L；凝血结果示PT为15 s，APTT为70 s，D-二聚体继续下降至10840 ng/mL。血乳酸降至5 mmol/L。患者情况进一步好转，血管活性药逐渐减量，于20:00停用。

第3天，患者血红蛋白75 g/L，血小板56×10^9/L，凝血指标恢复正常（FIB2.8 g/L、PT11.8 s、APTT38.8 s），乳酸2.5 mmol/L。Scr升高（276 μmol/L），转氨酶、胆红素均升高——考虑休克、DIC引起，指标较临床滞后。

病人状态越来越好，尿量恢复，生命体征稳定，后进行二次手术去除腹腔纱垫，患者凝血功能良好，术中无渗血，未再输血。

术后5天，复查全部指标正常。

经过全面的、精细化的治疗调整，1个月后患者全面康复，一家四口团聚了！复诊时，病人不断感谢医护人员的救命之恩，说幸好到了航天中心医院，遇到了我们！

病例相关小科普：

> 产后出血指胎儿娩出后24小时内，阴道分娩者出血量≥500 mL，剖宫产者≥1000 mL。产后出血主要包括3个时期：胎儿娩出后至胎盘娩出前，胎盘娩出至产后2小时，以及产后2小时至24小时。产后出血多发生在前两个时期。发病率

占分娩总数的4%～6%，死亡率约占全球孕产妇总死亡数的25%。

产后出血是分娩期严重的并发症，是产妇四大死亡原因之首，严重威胁着产妇的生命安全，一旦发生，预后极差。产后出血有四大原因：子宫收缩乏力、软产道撕裂、胎盘因素及凝血功能障碍。这些原因可共存、相互影响或互为因果。而子宫收缩乏力是产后出血最常见的原因。

产后出血的临床表现与失血量多少、出血速度、产妇的体质强弱和产程是否顺利有关。主要为阴道分娩者阴道流血，剖宫产者伤口出血，并出现头晕、面色苍白、烦躁、皮肤湿冷等低血压的症状。严重者出现失血性休克、DIC等威胁生命。并发症包括生殖道感染、席汉综合征及脏器功能损伤等。

出现产后出血的危险因素包括：胎盘异常、严重先兆子痫、宫内胎儿死亡、子宫过度膨胀、肥胖等。高危孕妇包括：（1）多孕、多产及曾有多次宫腔手术者；（2）高龄初产妇或低龄孕妇；（3）有子宫肌瘤剔除史者；（4）生殖器发育不全或畸形者；（5）妊高征者；（6）合并糖尿病、血液病等者；（7）宫缩乏力产程延长者；（8）行胎头吸引、产钳等助产手术助产，特别是并用宫缩剂者更需注意；（9）死胎产妇等。

如何预防产后出血：（1）做好孕前及孕期的保健工作，自早期开始进行规律产检，不宜妊娠者及时终止妊娠。（2）预防和治疗贫血，常规补充铁剂和叶酸。（3）如存在肝炎及胎盘早剥、死胎等能引起凝血机制障碍的疾病,应积极治疗。(4)定期产检,及时发现宫内异常情况。(5)心理疏导。孕妇常因体内激素的变化及孕期不适,而出现焦虑、不安、烦躁等心理,家属要多关心、安慰患者,缓解不良情绪。(6)营造舒适、安静、放松的生活环境,定期开窗通风,保持室内适宜的温湿度。(7)注意休息,避免劳累,保证充足睡眠,养成良好生活习惯。(8)适当进行小强度运动,增强体质,提高机体免疫力。(9)注意天气变化,及时添减衣物,预防感冒。(10)生产过程中全力配合医生,避免过度疲劳。(11)配合医生指导进行早期哺乳,可刺激子宫收缩,减少阴道出血量。(12)注意保持静脉通畅,并做好保暖。(13)有任何不适及时告知医生。

产后出血的防治以及救治水平的提高仍是降低产妇死亡率的关键。

孕妇杀手——妊娠期重症肺炎

作者：薛晓艳教授

"薛主任，刚刚收治了一个发热的孕妇，根据目前情况诊断是肺炎，现在血压也偏低，可能存在休克。"我中午吃过饭回到病房，主治医师就汇报了这个病例。孕妇、肺炎——我不仅联想起那起轰动全国的孕产妇死亡事件，我马上赶到患者床旁查看并仔细了解发病经过。

患者24岁，孕25周。入院前6天受凉后出现发热，体温波动于37.8~40℃，无畏寒、寒战。就诊于社区医院，考虑上呼吸道感染，给予头孢类抗感染治疗后效果不佳。入院前3天出现咳嗽、咳痰，初为白粘痰，后为黄痰，量较多，能咳出。今日就诊急诊，外周血氧偏低，SPO_2 90%，立即完善相关检查。血气分析提示pH 7.53，PO_2 51mmHg，PCO_2 28 mmHg；抗结核抗体阳性；胸片提示左侧肺炎。因患者病情重，收入我科。

入院时，患者神志清楚，但有明显的呼吸窘迫、呼吸费力。查体：体温39.0℃，心率105次/分，呼吸36次/分，血压89/49 mmHg。全身未触及淋巴结肿大，皮肤黏膜无出血点。双肺呼吸音粗，双下肺可及湿啰音，左肺呼吸音减低。心脏、腹部查体未见异常。双下肢无可凹性水肿。急查血常规：白细胞5.49×10^9/L，血红蛋白86.1 g/L，血小板133.9×10^9/L。血气分析（吸氧5 L/min）：pH 7.45，PO_2 74 mmHg，PCO_2 30 mmHg，

SPO$_2$ 95%。床旁胸片：左肺上野高密度影，大叶性肺炎可能性大。

目前患者肺炎诊断明确，并伴有呼吸窘迫、血压偏低，立即给予无创呼吸机辅助通气改善呼吸状态及氧合，虽然肺炎诊断明确，但是具体致病菌不明，治疗需全面覆盖可能病原菌，抗细菌联合抗病毒及其他非典型致病菌治疗，并留取培养，同时给予其他对症支持治疗。目前患者处于临界低血压状态，要考虑到休克前期，是病情危重的征象；若出现血压进一步下降，补液的同时可给予升压药物治疗。密切观察患者病情变化，及时调整治疗。

担心患者夜间会有病情变化，我就一直留守在科里观察。果然当晚患者体温再次升高，最高达39.4℃，心率波动于120~130次/分，呼吸30~40次/分，血压85~100/45~60 mmHg。常规降温药物无效，我们考虑存在炎症因子大量释放，为阻断炎症反应，给予了小剂量激素，后体温逐渐可下降至37.8℃，随着体温下降，心率及呼吸状态好转，血压有所回升。

次日晨起复查血气分析，氧合较前下降，低氧状态明显，凝血功能紊乱，于是调整呼吸机治疗，加大呼吸支持力度，并复查胸片明确肺部情况。我们分析：患者体温虽然较前下降，但氧合指数却呈恶化趋势，复查胸片较前加重，目前已经采取强效广谱抗感染治疗，覆盖G+菌、G-菌、病毒、结核杆菌以及其他非典型病原菌。但经过24小时治疗后，积极广谱强效的抗感染药物治疗效果不理想，考虑到目前患者处于妊娠期，体内各种激素水平的变化不利于机体对抗炎症反应，因此感染不易控制。于是我们发出多学科会诊，判断是否能尽早终止妊娠。

呼吸科、妇产科、麻醉科等科室积极讨论后，一致认为：（1）患者重症肺炎诊断明确，外院曾查抗结核抗体阳性，但这一检查特异性不高，还需要完善病原学检查，采用广谱抗生素结合抗病毒治疗的原则是正确的。（2）患者目前严重低氧血症，呼吸频数，为急性呼吸衰竭，如果病情恶化有可能发展为急性呼吸窘迫综合征（ARDS）。治疗上除抗感染外要注意液体管理以减少血管外肺水，并应用糖皮质激素以拮抗炎症反应，改善毛细血管通透性，减少肺间质水肿。病情允许时完善胸部CT。根据目前情况，内科治疗预后极差，应尽早终止妊娠。（3）目前患者病情危重，如不立即终止妊娠，病死率极高，早期娩出胎儿对患者恢复有利。（4）终止妊娠方式选择剖宫取胎术，因感染高热为引产禁忌证，手术方式选择腹部切口、子宫颈切开，如术中出现大出血且常规治疗无效时可考虑子宫次全切除，避免大出血及其DIC并发症。（5）麻醉方式宜行全身麻醉；气管插管以保证呼吸和氧供，并随时监测患者生命体征；提前配好血浆及红细胞备用，以防术中大出血；术后要保留气管插管；返回监护病房继续观察和治疗。

我们就会诊结果与家属充分沟通，在征得家属同意后于当晚在全麻下紧急行剖宫取胎术，并针对术中可能出现的出血等并发症制定了一系列应对措施。术中取出一未成熟死男婴，手术顺利，术后回监护病房。

继续呼吸机辅助通气，输注红细胞及血浆，并继续抗感染治疗。术后第2天复查床旁胸片提示左下肺野透亮度较前改善，左侧心缘影可见，考虑病变较前好转。复查血气分析，氧合较前改善。炎症指标及凝血指标均呈好转态势，我们乘胜追击，采取大力度的抗感染、抗炎、抗凝等对症治疗。

术后患者生命体征平稳，无发热，未出现手术并发症，恢复较好。患者术后第3天顺利脱机拔管，复查胸片病变逐渐吸收消散；术后4天停用激素；术后5~10天逐渐停用抗生素；至术后10天痊愈出院；术后1个月随访患者情况好，胸片阴影完全吸收。

由于妊娠期特殊的生理改变，妊娠期肺炎极其容易发展为重症，而且病死率高。正如2007年那个叫李丽云的产妇一样，因为受凉出现咳嗽，进而发展成重症肺炎、呼吸衰竭，病情十分危重。我们的患者处于妊娠中期，急性起病，病情不断进展，已经出现早期休克及DIC征象，虽然经积极抗感染，但病情仍不能遏制，如不及时行剖宫产手术终止妊娠，可能会变成第二个李丽云，还好家属充分相信医生，积极配合治疗，才避免了一场悲剧的发生。如果当时李丽云家属能够及时意识到问题的严重性，能够充分相信医生，能够信任所有的好心人，也许李丽云和孩子就能够幸福地生活在这个世界上。我们对患者及时终止妊娠后，不仅术后未出现任何并发症，而且经过全面积极的治疗，患者病情很快得到控制，进入快速恢复期，充分说明妊娠期重症肺炎适时终止妊娠是治疗中对疾病转归最关键的措施。我们一直对生命充满无限的尊重和热爱，对于李丽云事件我们更怀有无限的遗憾和惋惜，因此，我们尽全力抢救每一个生命，这名患者最后虽然孩子没有存活，但是她还很年轻，身体状况良好，未来依旧有机会迎接属于她的新生命！

病例相关小科普：

> 肺炎是一种严重的、可能致死的疾病，其高危人群包括孕妇。妊娠期间感染的肺炎叫妊娠期肺炎。在美国妊娠期患者中，肺炎是病死率最高的非产科的感染性疾病，而我国虽然妊娠合并肺炎发生率较低，但仍是非产科死亡的一个主要原因。妊娠期肺炎不仅要引起医生的重视，更要引起全社会对孕妇的重视，防胜于治。
>
> 引起妊娠期肺炎的因素有很多，比如贫血、哮喘、肺结核、既往肺炎史、妊高症、吸烟量每天超过10支、吸毒、人类免疫缺陷病毒（HIV）感染、病原体感染等。孕妇成为易感人群，发生原因主要包括：（1）妊娠期大量分泌雌、孕激素和肾上腺皮质激素等，均能抑制机体免疫反应，同时为了不与胎儿产生免疫排斥，孕妇的免疫系统处于受抑制的状态，导致妊娠期免疫功能降低，呼吸道黏膜增厚、充血、水肿，抵抗力降低。（2）妊娠期随着子宫增大、膈肌上升，肺的通气量增加，肺泡换气量增加，肺脏负担加重；加上妊娠期呼吸以胸式呼吸为主，导致很多有害颗粒和分子不断直接与肺组织相接触，易引起肺脏各部位的炎症。（3）孕期孕妇身体的大量能量供给腹中胎儿，易导致孕妇营养不良、贫血等。以上因素使得孕妇患肺炎的风险升高。
>
> 妊娠期肺炎是一种对孕妇和胎儿的健康都存在威胁的疾

病，必须引起重视，如果出现下列症状，要及时就医：腹痛、胸痛、呼吸困难、高热、呕吐持续12小时、晕厥、意识不清、第二和第三孕程时胎儿少动。同时，终止妊娠可能是治疗疾病及改变疾病转归的一个重要和关键措施。

如何预防妊娠期肺炎？（1）适当活动或轻度运动以提高机体的抗病能力。（2）室内经常通风，并注意环境卫生，保持一定湿度，但避免受凉，注意保暖。（3）经常清洗及晾晒被褥及枕头，利用日光消毒。（4）避免到人流密集的公共场所，减少感染机会。（5）杜绝与各种患者密切接触，尤其是流行性感冒患者。家里有流感患者时，应进行隔离，并进行室内消毒、杀菌。（6）出现上呼吸道感染症状，如咽痛、鼻塞及咳嗽等，要及时治疗，以防细菌向肺部侵犯，同时注意药品应用指征，不可自行用药。（7）孕妇最好备有专用碗筷、毛巾及被褥等，避免交叉感染。（8）不宜使用抗生素及其他药品预防肺炎，长期应用不仅造成菌群失调，也对胎儿生长发育不利。

高龄孕妇的打击

作者： 马韬、薛静医生

产前检查（简称产检）是指为妊娠期女性提供一系列的医疗和护理建议和措施，目的是通过对孕妇和胎儿的监护及早预防和发现并发症，减少其不良影响。产检所提供正确的检查手段和医学建议是降低孕产妇死亡率和围产儿死亡率的关键。

随着国家生育政策的调整，很多家庭选择了二胎甚至三胎，在这其中有一些经产妈妈会有一个想法：自己是过来人，生一胎或者二胎的时候已经产检过了，自己和胎儿均没有发现大问题，那么二胎或者三胎的时候就没有必要那么仔细地产检了。王女士就是一位有此想法的二胎高龄孕妇。

王女士，39岁，自打二胎妊娠后并没有在医院进行规律产检，目前怀孕24周了，虽然仍有间断恶心、呕吐症状，但以为是孕期正常反应，并没有太在意。直到4天前，王女士出现了间断腹痛，后又出现后背及腰部疼痛，偶尔还会感到头晕、头痛，这才意识到问题的严重性。她赶紧去了家附近的诊所，当时测血压232/130 mmHg。这么高的血压，诊所大夫不敢耽搁，立即让王女士转到当地医院。住院后医生给予对症解痉、降压等治疗，收缩压能够降至170 mmHg左右，但仍比较高，医生跟家属交代王女士病情比较重，胎儿极有可能保不住了。患者及家属万分焦急，为了寻求更好的治疗，托亲靠友、多方打听，得知一个朋友的母亲在病重时得到了薛教授团队的成功救治，朋友还介绍薛教授特别擅长孕产妇危重症的诊治，于是辗转来到航天中心医院重症医学科。

王女士入院后测血压230/140 mmHg，急查超声提示"胎死宫内"。化验提示血小板明显降低（52×10^9/L）、转氨酶升高、血红蛋白下降。考虑诊断：妊娠期高血压、重度子痫前期、HELLP综合征。当我们告知家属及患者胎死宫内的时候，家属非常悲痛，王女士更是深受打击，甚至一蹶不振，但是事实已成定局，目前如何有效地控制患者的病情是首要问题。

因王女士血压极高，易引发急性脑血管疾病，且血小板偏低，易导致出血，病情危重，薛主任紧急联系妇产科共同商议救治策略。因为在血压极高的情况下行引产手术风险极大，因此综合王女士的整个病情、平衡各种利害关系后，我们决定先解痉治疗、滴定式降压，同时针对HELLP综合征给予地塞米松促进血小板回升及肝功能恢复，纠正机体的免疫紊乱状态。

2天后王女士的血小板有所上升、转氨酶降至正常，但是血压仍不稳定，时高时低。既然胎儿已经失去生命体征，再不及时处理就会危及孕妇的生命安全，情况危急，于是我们再次联系妇产科进行治疗方案的调整。这时王女士的血压虽然仍高，但总体下降，进行引产手术的风险大大降低，同时去除死胎对孕妇血压以及各项指标的控制都会有帮助。于是我们与家属充分沟通后进行了引产手术，手术后血压控制良好，血小板快速恢复正常。

王女士很快全面恢复，顺利出院，但是后续可能还需要一段时间进行身体的康复及心理疗愈。

王女士的整个疾病诊疗过程相对比较简单，但是对于HELLP综合征的识别是关键，只有做到早期准确诊断才能进行有针对性的治疗。

病例相关小科普：

> 妊娠期高血压是产科常见疾病，在孕妇中的发病率为5%～10%，造成的孕产妇死亡占妊娠相关死亡总数的10%～16%，是孕产妇死亡的第二大原因。其主要症状有高血压、蛋白尿、水肿等。目前国内外对于妊娠期高血压疾病的分类及诊断已有明确的和被广泛接受的标准。根据发病基础、脏器损害程度不同，妊娠期高血压疾病被分为五类，即妊娠期高血压、子痫前期、子痫、慢性高血压伴子痫前期、慢性高血压。重度子痫前期是对妊娠期女性血压增高以及合并机体损害程度的一个分级。在子痫前期，妊娠期女性的高血压症状会对机体产生一定影响，造成轻度脏器损害。而在重度子痫前期，妊娠期女性会表现为血压持续升高、蛋白尿、血清肌酐升高、微血管病性溶血、血清转氨酶水平升高、持续头痛或其他大脑和视觉障碍症状、持续上腹部疼痛，容易导致流产。
>
> HELLP综合征是一种妊娠期子痫前期的严重并发症，对母婴危害极大，是孕产妇和围产期发病率和死亡率升高的重要原因之一。它是一种妊娠期罕见但严重的多系统疾病，以溶血、肝酶升高、血小板减少为特点，在妊娠期女性中的

发病率为0.1%~0.8%，在重度子痫前期患者中的发病率为10%~20%。母胎并发症导致围产期死亡率为6.7%~70%，产妇死亡率为1%~24%。因此，为改善母婴预后，HELLP综合征的早期识别和及时治疗很有必要。其临床表现多样，典型的临床表现为乏力、右上腹疼痛及恶心呕吐、体重骤增、脉压增宽，但少数患者高血压、蛋白尿临床表现不典型。可出现母胎严重并发症：孕妇可发生子痫、胎盘早期剥离、DIC、肾功能衰竭、急性肺水肿、严重腹水、脑水肿、视网膜脱离、伤口血肿感染甚至败血症等；胎儿可发生缺氧、早产、胎儿生长受限，甚至围产儿死亡。HELLP综合征一旦确诊，必须住院治疗，进行产科管理并联合各学科进行综合治疗以改善预后。一般治疗与重度子痫前期的治疗一致，包括解痉、降压、利尿、镇静、扩容等，同时需密切监测母体血流动力学情况。在此基础上还包括对症治疗，如应用糖皮质激素、血制品输注、终止妊娠等。

　　产检十分必要，不论是初产妇还是经产妇，通过产检能尽早发现问题并给予及时的干预措施，避免造成更为严重的损害。检测血压，尤其是年龄超过35岁、既往分娩2次或以上、既往曾有过先兆子痫或HELLP综合征病史者；积极治疗原发病，保持健康的生活方式等，均有利于控制高血压。减少自身的压力，减轻体重或保持体重正常，平时多吃蔬菜和水果，保证低脂奶制品的摄入，减少饱和脂肪酸和总脂肪的摄入，规律活动，控制饮酒，这样能够降低再次妊娠时发病的风险。

你以为的小手术却"不小"

作者：薛晓艳教授

ICU除了收治内科危重症患者，还收治术后风险性比较大的病人。特别是对于一些高龄、有基础疾病者，或者手术创面比较大、手术时间比较长者，都需要进行术后的观察和高强度的护理。因为手术造成的应激会加重原有疾病或引起其他疾病的发生。

程女士，46岁，入院前2天因"子宫肌瘤、子宫内膜息肉、宫颈息肉"于外院行手术治疗，术程顺利。但是术后4小时却出现了发热，体温38.2℃，自觉乏力、头痛，伴血压下降，最低至70/50 mmHg，心率快，外周血氧偏低。

复查血常规提示白细胞、血红蛋白及血小板均明显下降，炎症指标升高，考虑不能除外过敏性休克及感染性休克，给予激素抗过敏，抗生素抗感染，以及补液、血管活性药物维持血压等治疗。复测血常规提示白细胞有所升高，但是血红蛋白和血小板仍在继续下降，患者依然持续发热，体温高达39.3℃，将抗生素升级加强抗感染治疗后，患者体温高峰未见明显下降，最高达39.6℃，仍需较大剂量血管活性药物升压治疗。

第二天再次复查血常规，提示白细胞、血红蛋白和血小板继续恶化，凝血功能严重受损。考虑手术损伤引起了炎症因子大量释放，患者病情危重，需进行监护治疗，于是外院主治医生联系到我，转来我科进一步强化治疗。为保证转运途中安全，我特别叮嘱他们转院前给予大剂量激素冲击控制过度的炎症反应（炎症风暴），以免途中血压继续下降造成意外。我考虑患者有如此严重的炎症风暴，可能是前期激素剂量不足导致病情持续进展。

患者转入后神志清楚，但精神状态极差。体温39.5℃，血压80/50 mmHg（升压药维持），心率130次/分，呼吸32次/分，外周血氧饱和度97%。化验提示白细胞、血红蛋白、血小板三系减少，凝血功能严重紊乱，低蛋白血症。

程女士行子宫肌瘤手术，手术过程很顺利，为什么在围手术期出现这么严重的病情变化，始动因素是什么？还是她有什么基础病，在手术应激状态下导致了术后的暴发？

我们仔细询问了家属病史及诊疗经过，发现程女士既往身体不错，没有任何基础疾病。此次子宫肌瘤似乎也不是那么严重，而且整个住院过程、包括手术都十分顺利。

针对程女士的情况，我们分析：子宫肌瘤手术虽然创伤小，但是还是对腹腔造成了一定程度的损伤和刺激，加上个人体质因素，导致肠屏障功能破坏，肠道细菌、毒素大量入血引起休克，同时引发炎症风暴——炎症损伤导致弥散性血管内凝血。炎症风暴损伤是全身性的，还可以引起毛细血管渗漏、肺水肿等，后面患者可能会出现肺水肿的表现及氧合下降情况，需要提前预防！

根据分析，我们制订如下治疗方案：

（1）稳定血压：继续血管活性药物维持血压，经过大剂量激素冲击后，血压明显回升，血管活性药较前减量，待血压平稳后激素可停用；

（2）抗感染：肠道菌主要是阴性杆菌，以覆盖阴性杆菌为主；

（3）抗炎：大剂量激素冲击3天后减半量，依次递减；

（4）抗凝：肝素泵入纠正凝血紊乱；

（5）抑酸、保护胃黏膜等治疗；

（6）补液、输血、脏器支持、营养支持等综合治疗。

入院第2天患者出现血氧下降（我们前面提过炎症损伤会导致肺水肿，也在意料之中），于是进行无创呼吸机支持治疗，后每日复查床旁胸片，入院第3天肺水肿较前加重，于是提升无创呼吸机支持力度。第5天开始肺水肿逐渐好转（见下图），无创呼吸机支持条件逐步下调。患者好转是迅速的也是全方位的：血管活性药逐渐停用，体温正常，炎症指标下降，血小板逐步回升至正常，凝血紊乱纠正。1周后患者好转出院。

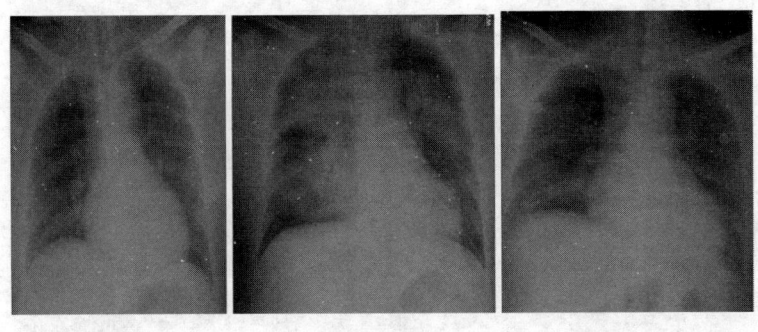

入院第1天　　　　入院第3天　　　　入院第5天

尽管这是一个小手术，但却引发了严重的炎症风暴，并在短时间内持续进展。不过，只要找对方向，进行针对性的治疗，打破恶性循环链，遏制疾病进展，好转也是迅速的。我们经常说一个小感冒可能就会要命，可见人体是多么复杂，而且各个器官是相互关联的，就像多米诺骨牌一样，一张牌倒了，其他牌也会顺势而倒，这种相互关联、相互影响的作用就会形成恶性循环链。因此，不可轻视、忽视每一个致病因素，一个小小的诱因可能就会引发危及生命的事件。

病例相关小科普：

子宫肌瘤的全称是子宫平滑肌瘤，这是一种常见的良性肿瘤，常见于30～50岁女性，20岁以下少见。病因目前仍不十分清楚，但是大量临床观察和实验结果表明子宫肌瘤是一种激素依赖性肿瘤，与雌激素、生长激素甚至催乳素相关。此外卵巢功能、激素代谢均受高级神经中枢的控制调节，所以神经中枢活动对子宫肌瘤的发病也可能起重要作用。子宫肌瘤多见于育龄、丧偶及性生活不协调的女性，长期性生活失调引起盆腔慢性充血也可能是诱发子宫肌瘤的原因之一。此外还有遗传因素，总之，子宫肌瘤的发生发展可能是多因素共同作用的结果。

多数患者无自觉症状，而是通过体检发现有子宫肌瘤；部分患者可表现出症状，与肌瘤生长部位、速度、有无变性及有无并发症关系密切，而与肌瘤大小、数目多少关系相对较弱。子宫出血是最主要的症状，见于半数以上的患者，可表现为月经量增多、经期延长或周期缩短，也可表现为不规则的阴道流血。此外，还可表现为腹部包块及压迫症状，疼痛，白带增多，不孕及流产，贫血等。

无症状性肌瘤一般不需要治疗，特别是对于近绝经期女性，因为没有雌激素的刺激，肌瘤一般很少继续进展，但是仍需观察变化，若出现以上症状及时就医。治疗方法也很成熟，包括药物和手术治疗，治疗必须根据患者年龄、生育要求、症状、肌瘤的大小及生长部位等全面考虑，对于手术的选择还要考虑患者的基础状态、医疗技术条件等因素。虽然手术技术比较成熟，但是手术对于腹腔内的反复牵拉等操作可能会引发肠道菌群移位，肠屏障功能破坏，肠道细菌、毒素大量入血，刺激机体释放大量炎症因子，严重时可引发炎症风暴，这些情况的发生也与个人体质有关，有时会出现大问题。任何手术或操作都存在一定的风险，能无创绝不有创，能微创绝不进行开腹或开胸的传统手术，尽量减少有创操作损伤。这就是医学界倡导的损伤控制理念，也是我们一直提倡的。

那么子宫肌瘤如何预防呢？（1）保持良好的生活习惯；（2）合理饮食，避免肥胖；（3）保持正常的性生活，尽量避免晚孕晚育；（4）育龄女性或有家族史的人群应定期体检，及时了解自己的身体状况；（5）谨慎服用激素类药物，如雌激素、生长激素等均与肿瘤发病相关。另外，如果医生建议手术可做可不做，尽量避免手术打击，这就避免了术后损伤可能引发的一系列问题。

潜伏的重症杀手——疱疹病毒

作者：薛晓艳教授

一提到疱疹病毒，大家可能首先想到的是水痘-带状疱疹病毒，因为这个病毒似乎在我们生活中更为常见。随着病毒致病的概率越来越高，大家对其也越来越重视，如目前临床上比较常见的巨细胞病毒（CMV）、EB病毒（EBV）都是潜伏的重症杀手！

之所以说"潜伏"，是因为疱疹病毒可以长期滞留在人体内，平时可能不会致病，但是当免疫力下降的时候，病毒就会被再次激活，即病毒复燃，从而导致病毒载量急剧升高，发生病毒感染。比如水痘-带状疱疹病毒，小时候感染此病毒会得水痘，痊愈之后该病毒继续滞留在体内，一旦遇到机体免疫力低的时候，病毒就可能再次被激活，导致带状疱疹，也就是我们常说的"缠腰龙"。

如果是住在ICU的危重病人，疱疹病毒复燃可以加重病情，导致预后变差，包括增加机械通气时间、延长ICU住院时间及增加病死率。据统计，病毒复燃多发生在病人入院后的第3天至第7天。ICU住院时间超过5天的患者病毒复燃率明显增加。面对如此严重的病毒复燃，有很多研究使用小剂量的抗病毒药物进行预防，结果证明可使患者的病毒再激活率降低。

在多年危重症救治过程中，我发现很多患者病情加重与病毒感染或病毒再激活密切相关，所以我曾经给我的研究生选的课题就是ICU患者的病毒筛查。研究结果表明ICU危重患者中可以查到疱疹病毒的比例为30%左右。我们的结论是：ICU脓毒症患者EBV、CMV检测阳性患者有较长的平均住院时间、较高的SOFA评分（序贯器官衰竭评分）及死亡率。所以我们重症医学科非常重视抗病毒治疗。

下面这个病例就是患者术后出现病毒感染，导致了危重症的发生。

刘先生，46岁，患有先天性心脏病——法洛四联症，30年前做过修补手术，术后恢复情况良好。

半年前，刘先生出现二尖瓣脱垂伴重度关闭不全、主动脉瓣关闭不全，于是在北京某心血管病医院行二尖瓣置换+主动脉瓣置换+室间隔缺损修补术，手术后顺利脱机拔管，从ICU转回普通病房。

可是，术后第6天刘先生无明显诱因出现发热伴喘憋，体温最高达40℃，考虑可能存在术后感染，经验性给予抗生素治疗，因血气分析提示呼吸衰竭，于是再次行气管插管、机械通气治疗。

术后感染的问题向来比较棘手，会影响整个手术恢复进程，因此主管医生很着急，努力寻找病原体，完善了血培养、导管培养（对于危重病人要留置深静脉置管，方便进行病情监测及作为输液通路）以及痰液培养等。

术后第11天颈静脉导管尖端培养发现：约氏不动杆菌；血培养为革兰氏阳性球菌生长；痰培养为耐甲氧西林葡萄球菌。

根据培养结果，加用新药达托霉素抗感染治疗。但患者仍间断发热，体温高峰也未见明显下降，而炎症指标如降钙素原较前明显升高，并出现了感染性休克，需要升压药维持血压。因为患者病情危重，短时间内无法脱离呼吸机、拔除气管插管，于是对病人行气管切开术，方便护理及气道管理。

眼看病人情况越来越重，主管医生又担心又着急，可是没有找到更好的治疗方法，于是建议家属将患者转到航天中心医院重症医学科进行进一步诊治。

转入我科后，患者神志呈嗜睡状态，体温38.1℃，血压102/54 mmHg（升压药维持），心率114次/分，呼吸25次/分，血氧饱和度95%。考虑诊断：呼吸衰竭、肺部感染、气管切开术后、血管导管相关性感染、肾功能不全、心功能不全、二尖瓣机械瓣置换状态、主动脉瓣机械瓣置换状态、室间隔缺损修补术后、法洛四联症根治术后、中度贫血。

继续给予机械通气维持呼吸及氧合，小剂量血管活性药物维持血压，并强化抗感染、改善心功能、容量管理及营养支持等综合治疗。

上述治疗1天后，患者仍然间断发热，心率持续偏快（>110次/分），病情未见明显好转，整体情况非常糟糕，患者表现也呈极度虚弱的状态，我们很担心他随时会猝死。入我科后肺CT如下图所示。

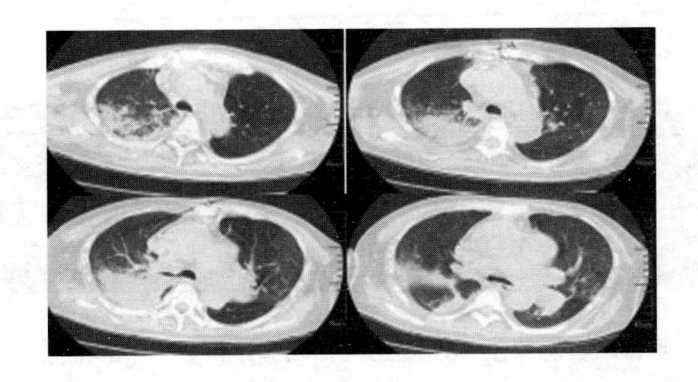

患者在术后出现这样的情况，究竟是什么原因呢？我们进行了仔细的分析：根据患者发热、炎症指标升高来看，可以明确存在感染，但既然是按照培养结果进行的针对性的治疗，而且前期抗生素应用也很强，为什么治疗效果不好呢？是不是除了细菌感染还合并了其他感染呢，比如真菌、病毒？于是我们继续完善了真菌和病毒的筛查，同时根据我们多年针对病毒的治疗经验，考虑合并病毒感染的可能性比较大，于是重点筛查病毒，并小心防止真菌趁虚而入。

病毒及真菌筛查结果发现：巨细胞病毒载量升高，真菌阴性。至此明确巨细胞病毒感染，于是联合抗病毒治疗。治疗后最早让我们欣慰的变化是患者体温恢复正常，心率从110～120次/分降到80～90次/分。1周后复查巨细胞病毒载量下降，2周后病毒载量转阴。

变化明显的还有肺CT（见下图），看到CT结果，我第一时间想的是：恢复这么快，果然是病毒感染，虽然不是典型的病毒性肺炎的影像学表现。导致影像学表现不典型的原因可能与患者的免疫状态不同有关，不同的患者病毒感染影像学表现形式可以多种多样，因而影像诊断必须结合临床才更有意义！

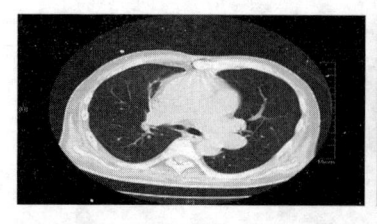

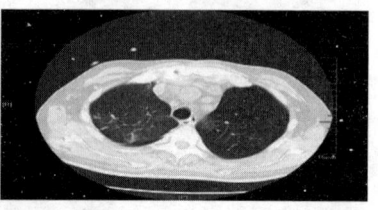

随着患者感染指标恢复正常，病情逐渐好转，我们把抗生素逐渐降级，患者顺利脱离呼吸机、拔除气管切开套管、封闭气切气道，最后顺利出院。

从这个病例我们能看出，病毒感染或潜伏在体内的病毒复燃成为疾病发展的主要矛盾，救治中抓住了主要矛盾，所有困难都会迎刃而解。尽管前期有细菌学培养阳性结果，但给予针对性治疗却不见效果，应该考虑为混合感染或定植菌（有时候细菌是定植在体内的，不会致病）。治疗时需要考虑菌种覆盖，拓宽临床思维，才有可能化解矛盾，起到治疗效果。

病例相关小科普：

疱疹病毒是一群有包膜的DNA病毒，生物学特性相似，归类为疱疹病毒科。目前总共发现了100多种，能感染人的疱疹病毒有8种，最常见的是单纯疱疹病毒、巨细胞病毒和EB病毒。疱疹病毒主要侵犯皮肤、黏膜和神经组织，感染部位和引起的疾病多种多样，并有潜伏感染的趋向，严重威胁人类健康。

患者和健康携带者是主要的传染源，人感染疱疹病毒非常普遍，感染率可达90%，但疱疹病毒多数是以潜伏状态持续存在的，与机体处于相对平衡状态，不引发临床症状。但当机体出现受凉、情绪紧张、创伤、手术打击、某些细菌感染等情况时，潜伏的病毒可被激活增殖，引发疾病。

影响心脏术后感染的因素有很多，比如年龄、手术时间、手术方式、呼吸机使用时间、体外循环时间等。手术从根本上讲也是一次损伤、一次打击，特别对于年龄比较大、基础疾病比较多的患者来说，出现手术后应激的概率会大大增加。手术时间、体外循环时间越长导致的心肌缺血时间、创面暴露时间也越长，造成术后感染的机会也会增加。而且围手术期内各个脏器功能储备下降，全身免疫防御功能降低，加之失血、营养不良等，免疫抑制可能增加感染风险。这种感染不仅包括细菌感染，也包括病毒、真菌等感染，有些患者甚至会有混合感染发生。因此，做好围手术期的管理至关重要！

那么如何能够预防感染的发生呢？（1）在手术前应完善相关感染检查，特别是病毒指标检查，因很多潜伏病毒并不表现出症状；（2）围手术期加强营养支持，改善全身营养状态，增强免疫功能；（3）早期监测，及时了解病情变化；（4）注意伤口情况，及时换药，并严格无菌操作；（5）围手术期保持心情愉悦，消除紧张、焦虑心理，积极面对疾病；（6）配合医生治疗，坚定信心；（7）要避免受凉，阻断感染发生。

凶险的急症——肾上腺危象

作者：饶芝国、贺小旭医生

"一会儿从外院转来一个食管癌术后发热的病人，需要仔细排查一下原因。"

"好的，主任。"

我答应着，心想这又是一个什么样的病人。因为我们重症医学科经常会收治从外院转诊过来的术后病人，比如心脏手术后的、肿瘤手术后的，等等。

1个小时后，病人被推进病房，带右侧胸腔引流管1根，神志清楚，极度消瘦，明显的恶病质状态，我们立即安排吸氧及心电监护，提示：心率120次/分，呼吸24次/分，血压92/56 mmHg，外周血氧饱和度98%，体温38.0℃。我们马上给予退热、补液、升压等对症治疗，并找家属了解病史。

患者男，49岁，既往身体健康，6个月前因出现进食哽咽就诊发现食管恶性肿瘤，经过4次化疗及应用PD1抑制剂等药物治疗后，肿瘤明显缩小，具备了手术条件，在3周前于北京某大型肿瘤医院进行手术治疗，术后初始恢复良好，但是在2周前患者出现呼吸窘迫，胸部CT提示间质性肺炎，于是入住ICU行气管插管机械通气治疗，曾应用大剂量甲强龙。后患者病情好转，撤离呼吸机并转出ICU，巩固治疗后于入我院前1日出院。

但在入我院前6小时，患者出现发热，体温最高达39℃，伴畏寒、寒战，查血常规白细胞17.17×10^9/L，考虑存在感染，入我院进一步诊疗。

入院后完善化验，血常规：白细胞19.15×10^9/L，C反应蛋白125.47 mg/L；胸部CT：食管癌术后，胸腔胃，右侧胸腔引流管置入，右侧液气胸伴右肺膨胀不全，双侧胸腔积液伴双肺下叶膨胀不全。

化验检查提示患者有明确感染，但为何会出现液气胸？胸外科会诊后考虑存在吻合口瘘的可能性大，患者高热可能与纵隔、胸腔感染有关。根据外科意见我们升级抗生素，并行胸腔穿刺引流积气、积液。因原引流管是术中留置，引流不畅，故拔除旧引流管。但患者仍有间断高热，体温达40℃，白细胞波动于$20\times10^9\sim30\times10^9$/L，降钙素原$1\sim3$ ng/mL，血压$80\sim90/40\sim50$ mmHg。考虑患者术后不能除外真菌感染，遂再次强化抗生素治疗并经验性联合抗真菌治疗。同时完善CT造影及电子胃镜检查，证实了确实存在吻合口纵隔瘘。

经上述调整治疗后，患者白细胞逐渐降至正常，降钙素原下降，伴随的低钠、低蛋白、贫血等问题得到纠正或减轻。复查CT，肺部感染好转。胃镜见吻合口瘘逐渐闭合。

但患者仍有间断高热，体温可骤升至$38\sim40$℃，发热无明显规律，有时持续1天，有时连续发热$3\sim4$天，发热时伴血压下降、贫血、低钠、食欲不振等问题，发热间期体温可完全持续正常$2\sim6$天不等。多次血培养无阳性发现。尽管没有明显的真菌感染证据，但是我们觉得持续发热仍不能除外真菌感染，于是将抗真菌药物进行了调整——采用两性霉素B。调整治疗后患者体温恢复正常，血压稳定，病情明显好转。因此，从临床结果上我们考虑真菌感染，持续应用3周均无发热。

因患者病情好转，遂停用两性霉素B，但停用2天后体温再次升至38℃，应用退热药物治疗不佳，再次应用两性霉素B亦未见明显效果。发热持续3天，血常规提示嗜酸粒细胞比例明显升高，达13.4%。

我们不断在思考患者的病因究竟是什么，直到嗜酸性粒细胞升高后，终于眼前一亮：皮质功能不全、肾上腺危象，考虑可能与化疗、手术等原因导致的暂时性皮质功能不全有关。于是给予激素治疗，患者体温很快正常，激素逐渐减量，我们本想再查一查有没有其他问题会导致肾上腺危象，但是病人好转坚决要求出院。

但在出院后2个月内，患者逐渐出现乏力、精神萎靡、间断发热，出院后3个月不能下床、吞咽困难、腹泻。因患者居于国外，有语言障碍，未在当地诊治，自服"感冒药物"。直到4个月前回国后再次入院，当时测体温正常，血压70/40 mmHg，胸腹盆增强CT未见转移证据，胃镜下亦无复发证据，可见吻合口狭窄。我们完善了肾上腺的相关检查，皮质醇8点结果偏低，查促肾上腺皮质激素（ACTH）明显偏低，给予强的松补充后症状明显好转，考虑为继发性肾上腺皮质功能不全；进一步完善头颅MRI未见明确垂体病变，结合手术前期曾应用PD1抑制剂，至此明确诊断：免疫治疗相关垂体炎，进而导致肾上腺危象。

我们回顾整个治疗经过，感染虽参与发热的形成，但并非主要原因。每次发热，应用赖氨匹林退热效果不佳，初始应用两性霉素B后获得3周的无热期，可能并非是两性霉素B的抗真菌作用，而是当时为了减轻两性霉素B的不良反应，每日应用了2 mg的地塞米松。直至血常规出现嗜酸粒细胞异常升高，结合高热、低血压、低钠血症等临床表现，才考虑到该病，最终得出了正确的诊断。

至此，一段故事终于告一段落。我们嘱患者规律服用激素，不减量，如发热则剂量加倍。患者体力恢复，随访3年，生活自理，无异于常人，未再发热，亦无垂体受损的其他神经及内分泌症状。

病例相关小科普：

肾上腺危象（adrenal crisis，AC）又称急性肾上腺皮质功能不全，是指在原发或继发肾上腺皮质功能减退的情况下，由于感染、手术、激素撤退、创伤应激等诱因引起肾上腺激素严重分泌不足进而导致的一组症候群。该病是在肾上腺皮质功能不全的基础上发生的威胁生命的危急重症，并不常见，且临床表现不特异，常涉及多个系统，尤其在合并其他疾病情况下，极易漏诊、误诊、误治。

肾上腺危象病情凶险，进展急剧，如不及时救治可致休克、昏迷、死亡，是严重的内科急症之一。其常见诱发因素为感染或激素撤退。PD1抑制剂是免疫检查点抑制剂药物，在杀伤肿瘤的同时也可能导致机体产生自身免疫损伤，即免疫相关不良反应，这是内分泌不良反应中最为常见的不良反应之一，主要涉及垂体、甲状腺、胰腺、肾上腺等内分泌腺体，引起相应的内分泌功能紊乱。免疫治疗相关垂体炎的发生机制尚未明确。

无论是原发性还是继发性肾上腺危象，临床表现均不特异，一般常见临床症状为：（1）疲乏无力、消瘦；（2）食欲不振、恶心、呕吐、腹痛、腹泻、脱水；（3）低血压、体位性低血压、低血容量性休克；（4）高热，体温可达40℃；（5）神志不清、嗜睡、昏迷；（6）背部和腿部的肌肉痉挛；（7）皮肤改变，原发性肾上腺皮质功能不全一般出现广泛的皮肤色素沉着，特别是在易受摩擦的区域（掌纹、乳晕、疤痕、口腔黏膜内面）；继发性肾上腺功能不全一般为雪花石膏样的皮肤苍白改变。皮肤黏膜的色素变化是区分二者的重要临床线索。

对于有下列表现的急症患者应考虑肾上腺危象的可能：所患疾病并不严重而出现明显的循环衰竭以及不明原因的低血糖；难以解释的恶心、呕吐；体检发现皮肤、黏膜有色素沉着、体毛稀少、生殖器官发育差；继往体质较差以及休克，经补充血容量和纠正酸碱平衡等常规抗休克治疗无效者。临床上怀疑急性肾上腺皮质功能减退时，应立即抢救，不要等待实验室检查结果。本症病情危急，一旦确诊应及时抢救、治疗。原则为补充肾上腺皮质激素，纠正水电解质紊乱和酸碱平衡，并给予抗休克、抗感染等对症支持治疗，此外尚需治疗原发疾病。

对于有肾上腺皮质功能不全基础的人来说，预防肾上腺危象比治疗更重要。高危人群在日常生活中，可以通过改变行为及生活方式起到预防作用。(1)注意保暖，避免感染发生；(2)注意休息，避免劳累及过度运动；(3)注意饮食卫生，避免出现严重呕吐、腹泻等情况；(4)遵医嘱用药，不可随便停药，特别是激素类药物；(5)提高自身免疫力，改善免疫功能。

四 真的只是常见病吗？

疾病是指在一定病因作用下机体某一器官或某一系统发生的器质性病变，从而表现出各种不同的不适症状及相应的体征。我们平时说的常见病是指在临床上出现的比较常见的疾病，有很多种类，此外还包括一些常见的症状，比如胸痛、腹痛等。但是有时看似常见的问题背后可能有不常见的原因，这就需要我们抽丝剥茧、一层一层地剥开表象，才能发现最内核的部分。

拨开胸痛的"迷雾"

作者：唐铭、杨可语医生

出现胸痛，我们很自然地会想到是心脏疾病所致，特别是对于老年人。相信很多家庭会自备硝酸甘油或速效救心丸，因为我们通过很多渠道了解到出现胸痛应赶紧含服此类药物，并紧急去医院。是的，大多数胸痛的确是心源性的，但是除了心源性的因素，还要警惕非心源性胸痛，所以最后一句紧急去医院是真理。

丁奶奶，78岁，1周前开始出现左胸阵痛，没有明显的胸闷、呼吸困难等其他症状。开始的时候持续时间比较短，10分钟左右便能自行缓解。因为疼痛不严重、范围不大，也没有其他症状，丁奶奶并未特别在意。直到3天后左胸疼痛明显加重了，而且疼痛扩散到了脖子和后背，疼痛的时候伴随满头大汗、全身湿冷，缓解时间也较前明显延长了。家人给丁奶奶吃了家里常备的阿司匹林和硝酸甘油，上述症状可以逐渐缓解。家里人意识到这是心脏病的表现，随后赶忙将丁奶奶送到了医院。

门诊医生立即安排了心脏方面的相关检查。心电图未见心梗的表现，心肌酶指标正常，心脏超声见心脏的结构也基本正常，但冠状动脉CT血管造影（冠脉CTA）提示右冠状动脉重度狭窄。根据丁奶奶的症状和相关检查，医生首先考虑不除外

"不稳定性心绞痛",这种程度的血管病变是有放置支架指征的,建议丁奶奶先到心内科住院放置支架,这样以后发生胸痛的事件就会大大减少。

由于丁奶奶年纪偏大,既往有高血压、糖尿病等基础疾病,加上胸痛症状发生的频率比较高,于是心内科医生建议丁奶奶先住到重症医学科,ICU的医护人员经验丰富,监护、抢救设备完善,万一丁奶奶再发病,能在第一时间得到最及时、专业的救治。当然,冠脉造影也已经提上了日程,只要做了冠脉造影,就能更精准地看到心脏血管的情况,进而给予针对性的治疗。家属十分积极地同意了,只要对丁奶奶好,他们一百个愿意!

转入我科后,我们为丁奶奶完善了相关的术前检查,一是为手术做好充分的准备;二是重症患者可能随时会出现各种各样的意外事件,或者一些平常没有明显症状的疾病此时也可能会发病,进而加重现有病情;三是手术后可能会出现应激状态,造成各个器官的功能损害,需要明确疾病进展情况;四是完善常规的检查可以让医生更了解患者的基本情况,全面判断,必要时及时调整治疗。

这一查还真查出了问题。

腹部超声提示左肝管可见团块状阴影。医生在第一时间追加了腹部的增强CT,CT提示这是一个富有血供的团块,说明恶性肿瘤的可能性极大!同时,化验提示肝酶及胆红素均明显升高,肿瘤标记物中的CA199也达到了正常上限的7倍以上……综合以上结果,高度怀疑:胆管癌。

我们立即联系心内科、肝胆外科及相关科室进行多学科会诊（MDT）。目前患者存在治疗矛盾：因为患者胸痛明显，冠脉CTA提示血管重度狭窄，心脏的介入治疗是非常必要而且重要的；但是胆管癌一样很危险，随时面临病情加重的风险。如果先进行心血管介入治疗，术后的抗血小板、抗凝治疗至少要持续1年以上，不能轻易停用，那么胆管癌的手术治疗必定会延后很久，到时候进展到什么程度谁都无法预料，生存时间可能会被极大地缩短。但是如果先进行胆管癌的手术治疗，因为目前处于胸痛急性期、手术风险会很大。一是麻醉后可能出现血压不稳、血流动力学波动的情况；二是可能出现术中出血过多的情况。无论哪一种情况发生都可能直接影响冠脉血供，进而加剧胸痛，甚至出现血管狭窄加重或者血管痉挛，严重可危及生命。

怎么选择是个艰难的决定。大家一起找到丁奶奶的女儿沟通，说明了现在的整体病情和目前面临的治疗矛盾，家属思虑再三，最后说："医生，太专业的东西我们不是很懂，但是我们看得出来现在选择很难，我们相信医生、相信医生做的每一个治疗决定，不管什么决定都是对老人最好的选择，你们放心大胆地去做，一切后果由我们承担！"

因此，医生请相关科室进行了第二次MDT，并进行了更为详细的评估。再次与家属充分沟通后，ICU薛主任拍板："还是先做胆管癌吧！麻醉和手术要更为精细、更小心，避免出现出血、低血压等情况，最终的预后可能会比先做心内介入要好！相信我们的麻醉团队和外科团队！"

终于到了手术的这一天，丁奶奶和家属看起来都很紧张也很担心，其实我们也一样担心，因为每一个决定都会面临相应的风险和挑战。经过外科医生的精心手术、麻醉医生的精细看护、外科及麻醉医生的默契配合，手术全程中丁奶奶的生命体征始终保持稳定，病灶被顺利切除，出血也很少，总体情况非常理想。我们特别高兴，也长长地舒了一口气。

术后丁奶奶再次被推回了重症监护室。几个小时后，随着麻醉药的代谢，丁奶奶渐渐苏醒，并成功脱机拔除气管插管。5天后，丁奶奶恢复良好，从重症监护室转到了普通病房。又过了1周，丁奶奶拔掉了腹部所有的引流管，顺利出院了。

神奇的是，自从做完胆管癌的手术后，丁奶奶再也没有出现过胸痛。原来当时的胸痛并非心脏缺血所致，而是癌症所引起的癌痛，这样一来，当时的正常心电图和心肌酶就都有了合理的解释。但是因为丁奶奶冠脉血管有重度狭窄，仍要警惕心脏问题，待身体完全康复后可择期行冠脉造影，必要时放置支架。

丁奶奶的女儿后来说："幸亏医生给我妈妈完善了基础的检查，要不然还不知道什么时候才能发现这个潜在的、甚至是致命的病呢！"所以，临床中完善相关检查是重要的，也是必要的。

病例相关小科普：

胆管癌是起源于胆管的一种恶性肿瘤，相对来说比较少见，好发年龄在50~70岁，男性略多于女性。引发胆管癌的具体病因尚不明确，目前认为与肝炎、肝硬化、结石或炎症相关，如甲型肝炎、乙型肝炎、胆管结石、原发性硬化性胆管炎等，另外也与不良的生活习惯有关，如吸烟、酗酒等。

患者早期通常没有明显的症状，但是随着病情的发展，会出现腹痛、黄疸、上腹肿块、发热以及消化道症状等，严重时可出现呕血、昏迷，危及生命。癌症还会转移波及肝脏、胆囊、静脉系统及肾脏等多个器官或系统，引发肝衰竭、消化道出血、肾功能不全等。

胆管癌这种疾病虽然发病率不高但比较可怕，日常生活中要加强预防，提高对它的警觉，养成良好的饮食习惯，保持营养均衡，适当锻炼身体，戒烟限酒，提高免疫力。如出现腹部不适、疼痛、黄疸、发热等症状应及时就医，尽早明确病因，进行针对性治疗以免延误最佳治疗时间。

胸痛是临床上常见的症状，因为胸部和心脏相连，所以一旦出现胸痛症状，许多人会特别紧张，担心自己的心脏出现了问题。引起胸痛的原因有很多，虽然急性冠脉综合征在胸痛患者中发病率较高，但是其他原因所导致的胸痛仍不能忽略，比如主动脉夹层、肺栓塞、气胸、心包炎、心包填塞等疾病。笼统地讲，胸壁病变、气管及支气管病变、肺与胸膜病变、心血管病变、纵隔与食道病变等均可引起胸痛。

胸痛可能预示着有危及生命的疾病存在，因此不能忽视。发生胸痛后，患者应停止活动，卧床休息，有心脏病史的患者，可含服一些常备急救药物如硝酸甘油或速效救心丸等，如果家里有血压计，可先测量血压，明确血压情况。若胸痛症状持续不缓解或加重,出现放射性疼痛、大汗、呼吸困难等新发症状,应及时拨打急救电话,静待救护车接诊,不能自己开车就医。

胆结石的"兴风作浪"

作者：薛静医生

胆结石是很常见的疾病，治疗方法也比较简单，似乎跟危重症毫无关系，但是下面的两个病例却带我们认识了不一样的胆结石，原来胆结石"兴风作浪"时也会变得非常可怕！

病例1：

李先生，55岁，既往身体状况较差，慢性胆囊炎病史10余年，高血压及糖尿病史5年，2年前因为冠心病放置支架一枚，1年前因"胆囊结石、急性胆囊炎"做了经内镜逆行胰胆管取石治疗。

最近1个月，李先生发现吃点油腻食物就会感觉腹痛，自服消炎、利胆的药物后腹痛可以缓解，就没有在意。入院前1周与家人聚餐吃了涮羊肉后再次出现腹痛，与以往不同的是这次腹痛伴有发热，体温最高达38.2℃，并出现恶心、呕吐，自服消炎药后体温可降至正常，但腹痛却明显加重。

李先生就诊于某医院急诊后，医生考虑"慢性胆囊炎急性发作"，予以消炎治疗3天后，症状未见明显好转。入我院前2天，患者除了上述症状，还出现了明显的腹胀，没有排气、排便，考虑"肠梗阻"，遂转入航天中心医院重症医学科。

转入我科后李先生一般情况较差，无发热，生命体征暂无波动,但腹痛、腹胀明显。化验提示炎症指标明显升高,心肌酶升高,完善腹部CT检查提示:胆肠瘘,肠梗阻。

患者为什么会出现肠梗阻,胆肠瘘又是从何而来?从化验指标看患者存在感染问题以及心肌损伤,那感染源是什么,又是什么原因导致了心肌损伤呢?

薛主任分析并梳理病情:因为患者既往有胆结石病史,虽然做了取石手术,也不能除外再发胆结石可能。即使从腹部CT上未看到明确的结石存在,但也可能是因为结石比较小,或者平扫CT不是特别清楚而没有发现,可择期行腹部增强CT进一步明确。患者炎症指标升高,而常见的感染灶包括肺部、泌尿系统、血液系统等均未发现明显异常,结合患者既往胆囊炎病史,考虑可能存在胆囊或胆管感染。由于病程已有1个月,在胆囊和十二指肠之间已经形成窦道,胆结石沿着胆囊十二指肠瘘穿行到肠道引发肠梗阻,因而肠梗阻的原因考虑是胆石性肠梗阻。而肠梗阻的发生又诱发了心功能不全,导致心肌酶升高。因为目前患者无弥漫性腹膜炎体征,外科认为目前没有急诊行胆囊及肠道手术的指征,继续内科保守治疗,观察病情变化。

我们采取了禁食水、抗感染、抑酸补液、扩冠、抗凝、营养支持等综合治疗,同时对症解痉处理,患者腹痛有所缓解,但仍有间断腹痛。3天后我们查体发现:腹肌张力较前下降,无明显压痛,叩诊鼓音,肠鸣音弱。我们担心可能会有穿孔问题,便立即完善了腹盆腔的增强CT检查,结果提示:胆囊穿孔、胆肠瘘,腹腔积液及渗出,胆石性低位小肠梗阻,局部小肠肠壁炎性改变；腹膜后多发淋巴结。

这与我们之前的判断是吻合的，我们立即申请了MDT，包括普外科、肝胆外科、消化科、心内科、麻醉科等多科室，最终决定就两种方案与家属沟通：（1）放置肠梗阻减压管。目前明确胆结石性肠梗阻，有放置肠梗阻减压管指征，但患者既往冠脉支架术后，行内镜下置管有加重心脏疾病的风险。（2）暂继续观察、内科保守治疗。结合腹部CT，患者已发生小肠炎性改变，考虑结石已逐渐随肠管下移，可观察看结石能否自行通过回盲瓣后排出，如果症状加重或结石不能自行排出，可随时放置肠梗阻减压管进行治疗。关于胆肠瘘，因目前无明确的可导致疾病加重的因素，可暂不干预。家属决定采取方案"2"，在治疗肠梗阻的同时，我们积极兼顾心功能及其他脏器功能情况，并对症止痛，调节肠道功能。

经过我们的治疗，患者入院第3天结石自行排出了，李先生终于"舒畅了"！上述症状也随之消失。但是此时薛主任却提醒我们：因为胆结石对肠道造成了一定程度的损伤，需警惕后续发生肠源性感染的可能。

果然一波刚平，一波又起……

由于李先生的结石在肠道内移行，导致胆肠瘘发生，对肠黏膜造成了非常严重的损伤，肠内营养恢复得十分缓慢。一天夜里李先生突然出现高热，体温39.5℃，伴有寒战。考虑可能存在菌群入血情况，立即抽取血培养。血培养很快报警：白色念珠菌——真菌血症！真菌感染考虑是肠黏膜损伤后消化道黏膜屏障功能恶化，进而真菌入血所致。于是我们立即调整治疗方案，加强抗真菌治疗后，患者体温明显下降，病情好转。

住院20天后患者恢复清淡饮食，出院回家，继续服药，并待身体恢复后择期进行胆囊手术。

病例2：

王奶奶，80岁，既往高血压、脑出血后遗症10余年，20年前发现胆囊结石，因为没有任何症状，未予以处理。

入院前10天王奶奶进食后出现腹痛，为绞痛，间断发作，伴有恶心、呕吐，自觉停止排气、排便。入院前4天就诊于外院，查感染指标明显升高，肌酐升高至正常值的3倍以上，腹部CT提示胆囊结石并穿孔、肠梗阻，为进一步治疗转入我科。

转入我科后，王奶奶一般情况较差，但是心率、血压、血氧、呼吸等生命体征尚且稳定。因感染指标及肌酐升高，考虑重症感染存在，并伴有急性肾功能损害。加之患者高龄、既往存在基础疾病，因此有病情加重风险。我们给予肠梗阻常规治疗：禁食水、胃肠减压、强效抗感染、抑酸、补液等。同时复查腹盆CT，提示"胆囊十二指肠穿孔、胆石性不全小肠梗阻"，于是第一时间请肝胆外科会诊，外科认为：患者胆囊穿孔，胆结石进入小肠，胆石性肠梗阻诊断明确，影像学提示结石体积较大，结合患者高龄、基础状态差，考虑自行排出困难，且目前肠梗阻已经导致了全身炎症反应及脏器功能不全，建议立即手术进行取石治疗。

与家属充分沟通后，家属表示理解病情并积极配合手术。于是急诊在全麻下行"肠管切开异物取出术"，手术过程顺利，术后继续抗感染、调整脏器功能，术后第3天患者转普通病房，术后第9天顺利出院。

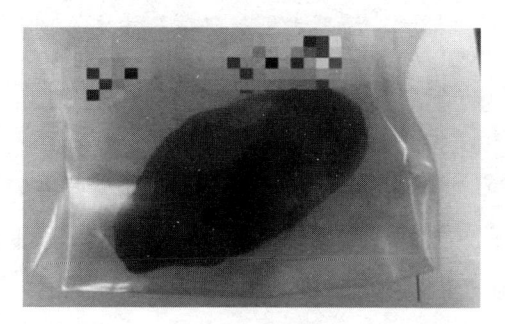

术中取出的结石

以上两个病例虽然都是胆结石并引起肠梗阻，但是发病年龄不同，发病时间不同，基础疾病不同，所以采取的治疗方式也不同。病例1患者年纪轻，但是心脏基础差，长期服用阿司匹林，手术风险高，结合结石体积不大，入院时结石已随肠道下移，因此采取保守治疗方案。但是因为近期频繁发作，消化系统屏障功能差，导致菌群移位，发生感染。病例2患者高龄，病程较长，慢性病程急性发作，结石体积比较大，并引起全身炎症反应及脏器受损，虽然高龄、手术风险较大，但仍需采取手术治疗，尽早获益。所以我们看到，尽管是小小的胆结石，有时也会致命，因此任何疾病都不容小觑！

病例相关小科普：

胆结石又称胆石症，是指胆道系统包括胆囊和胆管内发生结石，是一种常见病。本病的发病率平均在5.6%，且随着年龄的增长呈进行性上升趋势，女性明显高于男性。

胆结石的成分为胆固醇或以胆固醇为主的混合性结石和胆色素结石。胆结石的形成机制目前尚未完全阐明，一般认为胆汁中的胆固醇、胆红素过多或胆囊无法正常排空，都可造成胆结石。年龄超过40岁、女性、胆结石家族史、超重、快速减重或节食减重后体重再次增加、不吃早餐、高脂肪高胆固醇饮食、妊娠、服用雌激素、久坐少运动、肝脏疾病等均是发生胆结石的高危因素。

胆结石早期常无明显症状，有时伴轻微不适，易被误认为是胃病而没有及时确诊。个别在体检时偶然发现，被称为无症状性胆结石。胆囊内的小结石可嵌顿于胆囊颈部，引起临床症状，尤其在进食油腻食物后胆囊收缩，或睡眠时由于体位改变，使症状加剧。胆石嵌于胆囊颈部时可造成急性梗阻，导致胆囊内压增高，胆汁不能通过胆囊颈、胆囊管推出而引起临床症状。胆绞痛是其典型的首发症状，痛在右上腹，持续痛伴阵发加剧，向右肩背放射，常伴有恶心、呕吐；临床症状也可在几小时后自行缓解。如胆囊结石嵌顿不缓解，则胆囊增大、积液，合并感染时可发展为急性化脓性胆囊炎或胆囊坏疽。如胆囊结石较小，可通过胆囊管排入胆总管，胆绞痛症状暂时缓解。

那么怎么预防胆结石呢？（1）维持健康体重。健康体重可以降低胆结石的患病风险，切勿盲目、快速减肥。（2）规律饮食、营养均衡。避免不吃早饭，适当地摄入脂肪有助于预防胆结石发生，但要限制饱和脂肪酸和胆固醇的摄入，多吃杂粮、纤维素和新鲜蔬菜，忌暴饮暴食，戒烟限酒。（3）规律运动。运动也可降低胆结石风险，并利于降低血脂。（4）慎用雌激素。雌激素可增加女性患胆结石的风险。（5）不推荐一般人群应用药物预防胆石病。

罕见的腹痛

作者：薛晓艳教授

腹痛就是我们平常说的肚子痛，它不是一种疾病的诊断，而是一种常见的症状。腹痛多因腹腔内器官病变所致，也可因胸部疾病及全身性疾病引起。腹痛可分为急性腹痛和慢性腹痛。急性腹痛发病急、病程短；慢性腹痛起病缓、病程长。腹痛虽然常见，但是有时病因会比较复杂，除了常见的急性胃肠炎、消化性溃疡、胆囊炎、胰腺炎、阑尾炎、盆腔炎、子宫内膜异位症、炎症性肠病等，甚至急性心梗也可以腹痛发病，还有一些腹痛情况是由于罕见疾病导致的。所以临床上对腹痛原因的准确判定也是医生功底和实力的体现。

王女士，30岁，公司职员，平时工作繁忙，压力也比较大，经常加班、熬夜。

最近1个月，王女士总是感觉肚子胀痛，尤其在饭后表现更为明显，但是持续几分钟后可自行缓解，大便没有发现异常，身上偶尔会出一些荨麻疹，没有其他症状。因为症状不重且可缓解，所以王女士并没特别在意。

然而，最近1周，王女士的肚子胀痛较前明显加重，且呈持续性疼痛，1周以来没有任何缓解，伴随大便次数的减少。她自己意识到可能会有其他问题，赶紧去医院就诊。腹部CT提示：腹腔积液、十二指肠壁、横结肠、降结肠壁弥漫性增厚，炎性病变？化验提示感染指标明显升高。

接诊医生考虑：由于不洁饮食引起的肠炎？

可是王女士没有不洁饮食史，而且一般肠炎不会出现腹腔积液、肠壁弥漫性增厚。随着化验结果的进一步呈现，接诊医生感到更加困惑了，嗜酸粒细胞数是正常值的4倍！这更加不符合常见的肠胃炎表现啊！医生建议继续完善相关检查，进一步明确病因。

于是，王女士转诊到航天中心医院，收入重症医学科。

入院时，王女士的精神状态很差，整个人极度虚弱，生命体征尚稳定，无发热。查体腹部膨隆，全腹肌紧张，上腹部有轻压痛、反跳痛，肠鸣音弱。

患者为青年女性，主要症状表现为腹胀、腹痛，伴随大便次数的改变，但是大便性状无明显变化。化验提示感染指标升高、嗜酸细胞数明显升高。腹部CT提示腹腔积液、肠壁弥漫性增厚、肠道炎症改变。这些综合在一起是什么疾病呢？

我认为患者不是单纯的胃肠炎，平时我们见到的胃肠炎大多有不洁饮食史，常常起病急，表现为腹痛、腹泻、恶心、呕吐等，严重者可出现发热，腹部CT一般没有弥漫性病变，化验提示炎症指标升高，但嗜酸性粒细胞一般不会升高。而王女士腹部不适时间较长，无发热，无腹泻、恶心、呕吐，而且病变累及肠道的范围比较广，这需要警惕系统性疾病！

我们进一步完善了腹部增强CT，结果提示：腹腔积液，横结肠病变，考虑溃疡性结肠炎可能性大，腹膜炎性改变。对于这个结果我持怀疑态度，溃疡性结肠炎的诊断真的能够成立吗？我们一般主张用"一元论"来解释病人的所有问题，"一元论"本来是个哲学问题，认为世界只有一种本元，放在医学领域，不论病人出现什么症状或表现，引起所有症状或表现的根源只有一个，即病因有且只有一个。人体是一个动态平衡的统一体，各个器官既是相互独立又是相互协调的。那么我们真的可以用溃疡性结肠炎这个"一元"来解释王女士的所有问题吗？

溃疡性结肠炎是一种原因不明的慢性结肠炎。其病变主要限于结肠黏膜，且以溃疡为主，多累及直肠和远端结肠，但可向近端扩展，乃至遍及整个结肠。本病可发生于任何年龄，但以青壮年最为多见，男性略多于女性。常见的症状有腹痛、腹泻、黏液脓血便、恶心、发热、贫血等。大多数患者白细胞计数正常，腹部CT提示：（1）肠壁轻度增厚；（2）增厚的肠壁内可显示有溃疡；（3）增厚的结肠壁内外层之间呈环状密度改变，似"花结"或"靶征"；（4）可显示慢性非特异性溃疡性结肠炎的并发症，如肠瘘、肛周脓肿。结肠镜检查是诊断慢性非特异性溃疡性结肠炎最重要的手段之一。

综合以上分析，首先，王女士没有溃疡性结肠炎的典型症状；其次，该病一般不会导致腹腔积液、嗜酸粒细胞增多。所以我认为不能用溃疡性结肠炎来解释王女士疾病的全貌。

那么王女士的腹痛究竟是什么问题呢？

我们继续寻找线索，完善了胃肠镜检查，并针对腹腔积液予以诊断性穿刺留取标本进行病理化验。

真凶终于显露——嗜酸细胞性胃肠炎！

因该病对糖皮质激素治疗反应良好，于是我们马上采取针对性治疗。治疗方案调整后，化验指标好转、腹水消退，病人病情明显好转，很快病愈出院！

这个病例看上去是常见的腹痛，背后却是罕见的疾病。当常规诊疗手段效果不理想时，我们一定要多从病因角度思考，只有病因诊断正确，治疗才会立竿见影。病情是最真实的指标，实践引导我们不断学习和进步。

病例相关小科普：

嗜酸细胞性胃肠炎是一种以周围血嗜酸性粒细胞增多为特征的胃肠道疾病，胃和小肠有不同程度的嗜酸性粒细胞浸润，是发生在消化道的一种少见慢性病。病因不明确，导致这种疾病的潜在机制与机体炎症反应、过敏反应或免疫功能障碍有关。常见的致敏食物为牛奶、大豆、鸡蛋、小麦、花生等。有研究认为，幽门螺杆菌感染是本病的一种诱因。该病可发生于任何年龄，以20~50岁发病最多。病变可侵犯自食管至结肠的全消化道黏膜。因浸润的部位和深度不同，临床表现多样。

该病主要表现为慢性的、没有明显特点的胃肠道症状，常见症状包括腹痛、恶心、呕吐、腹泻、体重减轻等，如果出现并发症，还可能表现出便秘、发热、腹胀、面色苍白、消瘦等。如果治疗不及时，可并发胃肠道梗阻、胃肠穿孔、胆管炎、胰腺炎、阑尾炎、十二指肠溃疡等。

该病属于少见病，自1937年首次报道，至今文献中不到

300例；主要发生在20~30岁的年轻人中，但儿童和老年人也可发病；男性发病率约为女性的2倍；其人群发病率很难确定，据有限的资料显示，每10万例住院病人中仅有1例。本病根据临床分型不同，表现也不尽相同，因此易出现误诊或漏诊，虽然经积极治疗后可好转，但仍需持续随访，警惕复发、多器官浸润及续发恶性肿瘤的可能。

在日常中如何进行预防？（1）注意饮食：对于会引起过敏的食物，应严格避免摄入。（2）戒烟、限酒：吸烟及大量饮酒会增加发病风险。（3）有过敏性疾病的人群，多加警惕，定期体检，比如过敏性鼻炎等。（4）调整饮食结构：据研究，亚洲地区发病率会增加，可能与饮食多以蔬菜为主有关。（5）适度运动，增强免疫力。

差点要命的腹内疝

作者：薛晓艳教授

"主任，您看一下昨天刚收的'肠系膜动脉血栓形成'的患者，刚入院时有休克，我们给予升压、抗凝等治疗，但是今天血红蛋白在下降，我们考虑可能有其他问题。"听到后，我急忙赶到床边查看患者，并详细听取了病情汇报。

陈女士，43岁，入院前1天出现腹部疼痛，伴腹胀、恶心呕吐数次，辗转就诊于北京两家三甲医院，急查腹部CT结果考虑：肠系膜动脉血栓形成。但是患者经两家医院治疗后症状仍存在，于是转诊到航天中心医院重症医学科。

入院后患者神志清楚，但是血压偏低，立即给予补液、血管活性药维持血压在正常范围；因明确诊断肠系膜动脉血栓形成，因此第一时间给予抗凝治疗，希望快速缓解症状。因患者腹胀严重，故紧急在内窥镜直视下，进行肠梗阻导管减压（插至十二指肠水平部）。同时禁食、积极抗凝、营养支持治疗。

完善相关检查后提示，凝血指标明显异常：纤维蛋白原下降、D-二聚体升高；蛋白水平明显下降；白细胞升高、血红蛋白下降（84 g/L）；超声检查提示：肝周、脾周、肠间隙可见游离液性区，最深5.9 cm，考虑腹腔积液；胸片提示双侧胸腔积液；胃镜显示：胃体及胃底黏膜肿胀，十二指肠球部及降部多量绿褐色肠液潴留。

今晨血红蛋白从84 g/L下降至62 g/L，且腹痛无缓解、腹压进行性升高。

患者面色苍白，精神虚弱，血压在升压药作用下可维持在正常范围内。我查体时发现，患者腹部膨隆，自述腹胀明显，显然病人病情加重，随时有生命危险。病情不会说谎，诊断可能不仅限于此，我们的诊疗思路也不能局限，需要进行重新评估。

于是，我们紧急召集外科、影像科、消化科等专家进行多学科会诊，大家一起讨论：患者目前的情况是否完全能用肠系膜动脉血栓形成来解释？是否存在其他我们尚未发现的诊断？目前内科保守治疗效果欠佳，是不是可以进行外科干预？

会诊后专家一致认为，患者腹部平扫CT可见肠管扩张，肠壁增厚，可见肠系膜上、下静脉均有狭窄，但显示不甚清楚，虽然可以考虑血栓栓塞后改变，但需进一步复查腹盆增强CT，以明确是否为动脉血栓形成，是否存在栓塞后肠管缺血坏死。若存在肠管坏死现象则必须尽快行手术治疗。

很快腹部增强CT提示：回肠扭转并肠梗阻、腹腔积液。紧急行腹腔穿刺检查，穿刺出大量血性腹腔积液，说明已经发生了肠管坏死，于是立即安排手术治疗。

四 真的只是常见病吗？ 167

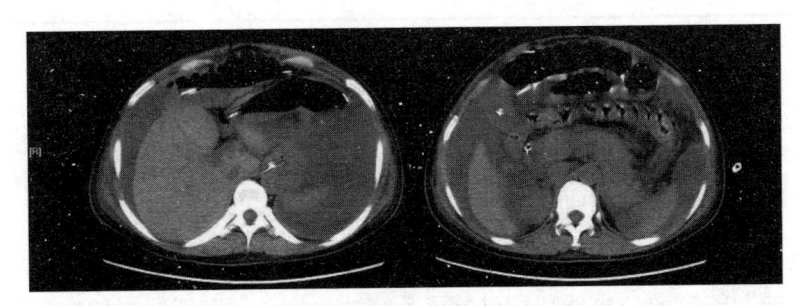

腹部增强CT

手术过程中，腹腔内引出大量血性腹水，约4500 mL，可见小肠广泛扩张、变黑、广泛粘连，分离粘连后距曲氏韧带约1.5 m处发现腹内疝，局部肠管及血运受到卡压（所以影像学示血流阻断、类似血栓形成），近端肠管水肿、渗出，远端肠管变黑，血运阻断；远端距回盲部50 cm处韧带卡压，血运阻断，以远肠管充血水肿，以近肠管完全变黑坏死（见下图）。

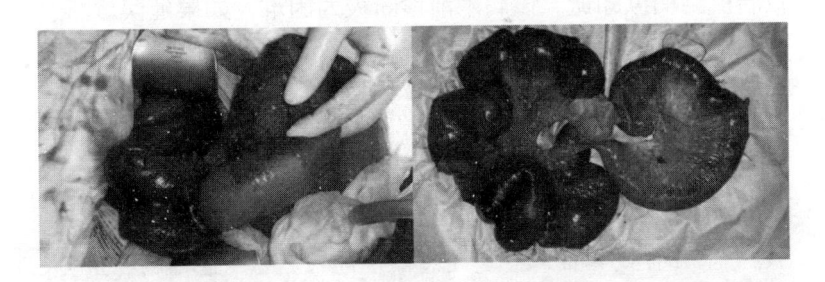

术中诊断：腹内疝（小肠内疝），缺血性小肠坏死，决定进行小肠部分切除术+肠粘连松解。术中松解双侧粘连卡压的韧带，切除发黑坏死小肠长约3 m（一般正常人的小肠长度为5~7 m）。

手术后，患者终于进入恢复状态！眼看着这么难治的患者终于缓解了之前的所有症状，一天比一天好，大家都松了一口气！

从本病例我们认识到，影像学上虽然表现为肠系膜动脉血栓形成，但背后可能存在其他病因，比如腹内疝形成。该患者因疝环压迫，引起血流不通导致出现类似"肠系膜动脉血栓形成"的影像。虽然我们进行了系统性治疗，但发现针对性抗凝治疗不起作用，患者主要症状——腹胀腹痛不能缓解，而且1周后出现血性腹水，说明存在其他问题。我们及时安排多学科会诊（MDT），考虑发生肠管坏死，于是当机立断行手术治疗，术中发现患者是极为罕见的腹内疝，据此立即调整手术方案，挽救了病人生命！因此，在救治病人的过程中，除了需要积极治疗，还要密切观察病情；如果治疗效果不好，必须及时调整诊疗方向，才能发现最根本的病因。危重患者病情发展极快，救治机会稍纵即逝。该病术前诊断极为困难，如果延误诊断、不能及时手术则死亡率很高。

病例相关小科普：

腹内疝，是指腹腔内脏器离开其原来的位置，经过腹腔内一个正常或异常的孔道或裂隙，进入另一个腔隙内，进而形成腹内疝。疝内容物主要是胃和肠管。

该病发病率小于1%，为疝源性肠梗阻的主要原因，约占肠梗阻原因的5.8%。腹内疝没有明确的特异性临床特征，可表现为间断性或轻度腹痛，也可表现为急性肠梗阻；若出现闭袢性肠梗阻，易发生绞窄，甚至肠缺血坏死，后果严重，致死率超过75%；同时，腹内疝可致肠道菌群移位，继发感染，出现腹膜炎表现。该病发病急骤、病程进展快、病情险恶，且早期临床表现不典型，故早期诊断较难，易延误治疗，造成严重后果，甚至死亡。

按照病因不同，腹内疝可分为先天性和后天性，前者多在胚胎发育期间发病，后者主要由创伤、炎症等原因所致。腹盆腔手术后患者、腹膜炎患者及妊娠患者均是高发人群。诊断明确后，应及时进行手术探查。但是腹内疝在术前较难诊断。腹内疝必须手术治疗，目前还没有特别有效的药物。

手术后患者需积极配合医生，避免长时间卧床，应尽早下地活动，防止肠道粘连，短时间内严禁暴饮暴食和负重；对于存在炎症等基础病患者，应积极治疗原发病；以上方法对避免腹内疝的形成有重要作用。如果出现问题，还是应该尽早就医，防止病情加重。该病因临床症状无特异性、术前诊断相当困难，往往因肠梗阻剖腹探查后才能明确诊断。对于医生来说，应加强对腹内疝的认识及其警觉性，熟悉其症状体征，遇到有手术史、经常腹痛或肠梗阻表现者，应高度警惕腹内疝的可能。

深静脉导管的偏移

作者：薛晓艳教授

"主任，8床的深静脉置管到纵隔里了。"

"怎么回事，穿刺的时候不顺利吗？"

"非常顺利啊，一针就进去了！而且前两天还好好的，输液、测压都没有问题，今天患者感觉憋气，就查了胸部CT，一看导管尖端在纵隔里，这是怎么回事啊？"

这可吓坏了管床大夫，他一下子就蒙了，以为自己穿刺做错了，其他几个大夫一听说，都感觉出事了，所以赶紧找我报告情况。

深静脉导管偏移了？看到大家慌乱的样子，我的大脑快速运转起来——不合常理啊！我们经皮深静脉穿刺置管一般不会偏移，特别是偏移到纵隔里，就是故意想进纵隔都不可能，因为没有到纵隔的通路，这到底是怎么回事呢？我立即安慰管床和穿刺大夫，先弄清楚状况。

8床患者老李，男，76岁，平素身体不太好，基础疾病较多。这天晚饭吃了几个元宵后，老李感觉腹胀、腹痛，还出现恶心、呕吐。到医院就诊后医生诊断为肠梗阻，收入普通病房进行治疗。但是给予常规治疗3天后，老李的病情却不见好转，腹部症状持续存在，考虑其高龄、基础疾病多，于是转入重症医学科强化治疗，因为那里技术更全面。到了重症医学科后，因为老李外周血管条件不好，为方便输液及保护皮肤，医生便进行了深静脉穿刺置管。在重症医学科治疗两天后，病情依然不见好转，并感觉憋气。医生这次完善了胸部CT检查，结果就出现了上面的问题！

深静脉置管在ICU中非常常见，指的是通过位置比较表浅的静脉，向深部的大静脉或中心静脉置入导管的一种治疗方法。深静脉置管一般用于测量中心静脉压、术中大量而快速的静脉输液、长期的肠外营养、血液透析的管道、肿瘤的化疗、重症患者建立输液的通路等。它选择的静脉有颈内静脉、锁骨下静脉、股静脉。深静脉置管能够减少静脉注射器穿刺静脉的次数，有利于保护患者的皮肤，而且能够减少药物对血管的刺激，有利于药物的吸收，非常适合需要长期输液或者病情比较严重的患者。

深静脉置管的并发症主要包括以下两种。（1）出血或血肿：反复穿刺或穿刺不成功而损伤血管。（2）感染：主要是导管相关性血流感染，特别是在留置时间较长的情况下，出现感染的概率会增加。

深静脉置管是我们ICU的常规操作，这么多年我们还没有见过导管进入纵隔的情况。我反复询问穿刺大夫，整个穿刺过程并没有问题，当时还有护士在床边，一致回答非常顺利。如果导管不是人为原因到了纵隔，就一定要寻找患者本身的原因。血管壁出现问题的原因极大，比如有炎症，附壁的导管不断刺激导致血管壁溃疡甚至破裂，导管尖端通过裂孔进入纵隔内。所以接下来需要排查患者是不是有血管炎、有没有自身免疫性疾病，我们立即完善了相关检查。

经过我们的详细观察，果然，患者胳膊上细针穿刺的地方会有脓疱样改变，这是针刺反应阳性的表现。再仔细询问病史，患者虽然没有典型的口腔溃疡，但是一直有肛周溃疡。检查提示患者抗磷脂抗体阳性！结合这些，我们初步判定为贝赫切特综合征！

于是我们立即拔除深静脉导管，然后给予激素等对症治疗。很快，患者胸闷症状消失，肠梗阻也随之缓解了。

真凶显露了，所有症状都和贝赫切特综合征有关，激素治疗后患者顺利恢复！

在ICU经常会遇到各种不合常理的事情，需要我们仔细甄别才能明确原因。这个病例提示我们，病情发展异乎寻常时，很可能有我们不知道的底层病因。因此，找到真正的病因，并给予有针对性的治疗，所有的问题才能迎刃而解！

病例相关小科普：

贝赫切特综合征是一种全身性免疫系统疾病，属于血管炎的一种。炎症可使得血管壁增厚、变脆弱、变窄或形成瘢痕。患者全身各处血管，包括动脉和静脉都可发生这些改变，从而出现不同症状。一旦有异物刺激容易发生血栓，也容易破裂出血。比如本患者，深静脉导管破壁，不可思议地出现在纵隔区域。该病可侵害人体多个器官，主要表现为口腔和会阴部反复溃疡、皮疹、下肢结节红斑、眼部虹膜炎、食管溃疡、小肠或结肠溃疡及关节肿痛等。针刺反应阳性可以作为辅助诊断。贝赫切特综合征累及胃肠道时又称肠型贝赫切特综合征，可影响肠道功能。

目前该病的发病原因不完全清楚，可能与遗传（如HLA-B51基因）、感染（部分病人可能与结核感染相关）、生活环境有关。该病好发于古代"丝绸之路"沿线的国家和地区，包括中国、土耳其等；在我国可见于各类人群，无论性别和年龄都可患病，中青年更多见。

目前尚无任何实验室检查或特异性抗体可以确诊本病，因此诊断都需基于临床表现。常用的诊断标准为在反复发作的口腔溃疡基础之上，合并以下任意两条：反复生殖器溃疡、皮肤损害、眼部受累、针刺反应阳性。目前尚无治愈方法，治疗的目的在于控制现有症状，保护脏器功能，减缓疾病进展。以药物治疗为主，持续服药时间长短不一，多数病人需要较长期服药，主要是免疫调节药或免疫抑制剂。

诊断贝赫切特综合征后，要注意观察自身情况，当出现新发症状或原有症状加重时，应及时就诊，并定期体检，评估病情以便及时调整治疗。按医嘱服药，不能自行减停，以免引起病情反跳。目前没有很好的预防方法或药物，日常中注意合理安排饮食，均衡营养，进食易消化的食物，忌辛辣油腻等刺激性食物，适当吃新鲜蔬菜水果，保证每日供能；戒烟戒酒；避免过度劳累、精神紧张，保持良好的心态，避免情绪剧烈波动；预防感染，慢性有氧运动有利于提高自身免疫功能；一旦出现症状及时就医。

身上的"疙瘩"从何而来

作者：饶芝国、贺小旭医生

我们重症医学科除了救治疑难危重病患者，还会救治一部分罕见病患者。到我们科进修的医生经常会感叹：在你们科能学的真多，有这么多平常见不到的疾病。的确，我们科与其他医院ICU的不同点之一就是会接收很多罕见病患者，比如下面的病例，我也是第一次见到。

王大妈，60多岁，家住河北农村，前半生比较坎坷，幼年丧父，中年丧夫，有一个儿子和她相依为命。她把全部希望都寄托在了儿子身上，让她感到欣慰的是，儿子学习成绩不错，考上了省里的一所重点大学，两人过着清贫而又幸福的生活。

可是，病魔却在不经意间悄无声息地降临到了他们头上。

过完春节，王大妈感到疲乏无力且日渐加重，觉得可能是干活累着了，也不想给儿子增加负担，所以就没特别在意，想着过些日子就能好。可是病情却在逐渐地发展，王大妈渐渐什么活儿也干不了了，甚至起床都变得很困难，而且出现了发热，甚至不能进食，话也说不清楚了。王大妈意识到问题的严重性，才不得不打扰儿子，勉强给儿子打了电话。

儿子赶紧请假回家，陪妈妈去了市里的医院。

医生为王大妈进行了身体检查及化验检查，发现王大妈全身长了很多"疙瘩"——肿大的淋巴结。化验结果提示白细胞、血红蛋白、血小板都显著减少，而且营养状况非常差！结合发热、全身无力症状以及淋巴结肿大，医生怀疑是"淋巴瘤"，于是建议王大妈到北京就诊。

听医生说可能是淋巴瘤，儿子向医生详细地进行了咨询，还特意上网查找这个病，发现这个病很严重。王大妈虽然不太懂，但是从医生和儿子的交谈中能感到问题的严重性，考虑到自己的家庭状况，她主动要求放弃治疗。

儿子不忍心，但是家里实在无力承担去北京的费用，只好去求助亲戚帮忙。亲戚们经过商议，达成了一致意见：这个病现在还没诊断清楚，到北京去做个全面检查，如果真是恶性病，也死个明白。

于是他们抱着最坏的打算来到了北京。

来到北京后，母子二人辗转了几家大医院都人满为患、无法收治，最终来到了航天中心医院重症医学科。

接诊的医生仔细地询问病史，看了带来的外院资料，初步考虑淋巴瘤的可能性大。入院后查血红蛋白只有40 g/L，血小板$57×10^9$/L，由于血红蛋白和血小板很低，我们先积极地联系输血提升血红蛋白及血小板，并给予相应的对症治疗，同时邀请血液科医生前来会诊。血液科医生认为应该做骨髓穿刺进行细致的化验才能明确诊断，向家属说明情况后，家属因为骨髓穿刺的昂贵费用而犹豫不决。

第二天，薛主任查房，管床医生详细地汇报了这个病例。薛主任分析：根据王大妈的病史、体征以及化验检查，的确不能排除淋巴瘤的可能。但是还有一种罕见病——巨大淋巴结病，其临床表现与王大妈的症状也很相似，虽然是罕见病，但也不能忽略。我们需要更多的证据。

薛主任继续分析：骨髓穿刺固然好，可以进行淋巴瘤的鉴别诊断，但是费用昂贵，如果改做淋巴结活检可以节省80%的费用，淋巴结活检不但可以鉴别淋巴瘤，还可以鉴别巨大淋巴结病。如果确定是淋巴瘤，需要进一步治疗，再做骨髓穿刺也不迟。

我们详细地跟家属讲明了要完善淋巴结活检的事情，因为费用较低，活检的风险也没那么大，所以家属很快同意了。薛主任一边安排病理活检，一边做出治疗指示：目前患者三系（白细胞、血红蛋白、血小板）减少比较严重，需要立即进行干预治疗。无论是淋巴瘤还是巨大淋巴结病，在治疗上都有一定的相似性，可以先以糖皮质激素进行冲击治疗，无论最终是哪种疾病，患者都会从中获益。

入院第3天，请普外科进行了淋巴结活检；入院第4天，王大妈体温恢复了正常，说话也清楚多了，乏力症状明显减轻，可以自己吃饭，还可以下床活动。各项化验指标也都有了好转，血小板、白细胞、血红蛋白都有了显著的回升，肿大的淋巴结也明显缩小了！

很快病理结果出来了，确定诊断：巨大淋巴结病！

此病是可以做到临床治愈的，目前诊断明确，治疗效果显著，待病情稳定后，王大妈就带口服药回家了，定期药物减量、复诊。

经过几个星期的药物治疗后，我们随访，王大妈身上的

"疙瘩"——肿大的淋巴结都已经消失了，血常规也恢复了正常，王大妈又恢复了正常的生活。

在重症治疗中，我们不仅要考虑常见病和多发病，还要注意不能遗漏罕见病，如果我们不能有效识别和救治，看似简单的罕见病也可能会成为"绝症"。因此我们要拓宽临床思维，与时俱进，跟进了解这些罕见病症，提高综合救治能力和水平。

病例相关小科普：

> 巨大淋巴结病（Castleman病）又称血管滤泡性淋巴结增生症，是一种较为少见的淋巴增生性疾病，突出的临床特点为无痛性淋巴结肿大。该病的病因尚未完全明确，但目前公认的发病机制主要包括病毒感染及HIV感染，免疫调节异常可能是其始发因素。
>
> 巨大淋巴结病是一种易误诊的罕见病，常表现为原因不明的淋巴结肿大，主要侵犯胸腔，以纵隔最多，也可侵犯肺门及肺内。其他受侵部位有颈部、腹膜后、盆腔、腋窝以及软组织，常易被误诊为胸腺瘤、浆细胞瘤、恶性淋巴瘤等。根据肿大淋巴结分布和器官受累的情况不同，本病可分为单中心型和多中心型。前者往往仅累及单个淋巴结区域，相关症状较轻，外科治疗效果良好；后者则累及多个淋巴结区域，有较为明显的全身症状，多伴随慢性炎症或者自身免疫异常等全身症状。病人可表现为发热、乏力、消瘦、贫血、感染等全身症状。

治疗应根据临床分型、患者年龄等一般状况，患者意愿以及合并疾病，病情严重程度等因素综合决策。通过积极治疗后，多数患者可获得临床治愈，不影响正常生活。

我们普通人在日常生活中要注意自身调理，养成良好的生活习惯，提高整体免疫力。保持良好心态、心情舒畅、切忌暴怒易怒和思虑过度，并保持健康饮食习惯，适当进行户外运动等。生活中注意观察身体变化，进行颈部、腋窝、腹股沟等处的淋巴结自检，如有包块应予以重视，及时就医。

神秘的TAFRO综合征

作者：薛晓艳教授

一天晚上10点多，我接到一个朋友的紧急电话。她的同乡韩女士，40岁，现在我院急诊室里，症状是血小板减少、大量腹水，医生考虑不能除外恶性肿瘤转移，因病情太重也诊断不明，普通病房不敢收，问我是否有空床收治。

我们重症医学人向来都是急病人所急，于是我当机立断联系值班医生协调床位，并叮嘱马上收治，根据朋友描述给出大致的检查和治疗方向。

很快，病人收入我科，值班医生详细询问病史及治疗经过，并汇报给我。

患者病史不长，入院前5天开始出现发热，体温最高38.9℃，无畏寒、寒战，自觉头晕，活动后加重。曾就诊于附近诊所，测血压偏低（70/40 mmHg），诊所给予抗感染、升压等药物对症治疗。第二天患者体温下降，头晕症状好转，但逐渐出现腹痛、腹胀，后腹胀进行性加重以致无法端坐及进食，入院前2天就诊于当地县中医医院，查血常规提示血小板减少、轻度贫血，腹部超声提示腹盆腔积液。医生认为病情复杂、腹水来源不明，不能除外是恶性病，建议转北京治疗。

患者家属曾听我朋友说起过，航天中心医院重症医学科收治各种疑难危重病，就直奔我院而来，于是便出现了本文开头的一幕。最终，患者因"血小板减少"被收入我科。

入我科后查体：血压95/43 mmHg，呼吸20次/分，心率92次/分，外周动脉血氧饱和度100%，患者神志清楚，双肺呼吸音粗，未闻及明显干湿啰音，心律齐，无杂音，腹部膨隆，中上腹轻压痛，无明显反跳痛，移动性浊音阳性。既往甲状腺功能亢进病史2年，口服甲巯咪唑控制症状。外院血常规示：白细胞11.11×10^9/L；血红蛋白91 g/L；血小板31×10^9/L。腹部超声示：腹盆腔积液。

进一步完善相关检查发现：转氨酶及胆红素均升高，白蛋白降低。颈胸部CT示：双侧甲状腺饱满、双侧胸腔积液伴肺组织膨胀不全、双肺小叶间隔增厚、心包少量积液。腹部CT示：肝大、脾大、腹腔多发积液及渗出改变，腹壁皮下水肿。

入院诊断：血小板减少、肝功能损伤、胸腔积液、腹腔积液、肝大、脾大、低蛋白血症、贫血。

患者病情十分危重，从发热到大量腹水、肝功能损害、血小板减少只有5天，进展迅速并累及多系统，的确不能除外恶性肿瘤。家属也几乎接受最大可能是恶性肿瘤了！

我曾经治疗过类似症状但更为严重的患者，所以我知道患者不一定是恶性肿瘤，而很有可能是某种自身免疫性疾病或者全身炎症性疾病。虽然就目前的证据看并不完全符合诊断标准，但是患者发热后短期内多脏器受累，首先考虑免疫损伤（炎症损伤），给予糖皮质激素终止免疫损伤继续进展是有其治疗指征的，不能任其继续发展！于是，包括中等剂量激素在内的全面系统的抗炎、抗感染、保肝的治疗方案马上实施，一边治疗一边完善检查并观察各项指标变化！

完善免疫、病毒及肿瘤相关筛查后，没有发现明确的、有诊断意义的异常。但经过3天治疗后，患者转氨酶、胆红素同步下降，血小板缓慢回升，随后激素减量，同时给予小剂量肝素抗凝，纠正凝血功能异常。就在这样的治疗过程中，患者的肝功能快速好转，转氨酶、胆红素逐步下降至正常，血小板也逐渐恢复正常。复查超声提示肝大、脾大的情况也明显好转，腹腔积液、胸腔积液完全吸收。

住院一周后韩女士出院了。出院后激素继续逐渐减量，复诊时韩女士已然完全恢复到了生病之前的状态，我都快认不出这就是当初那个游走在生死线上的病人了。目前韩女士还在复诊过程中，几个月来整体状况一直稳定。下图为转氨酶、胆红素及血小板的变化趋势。

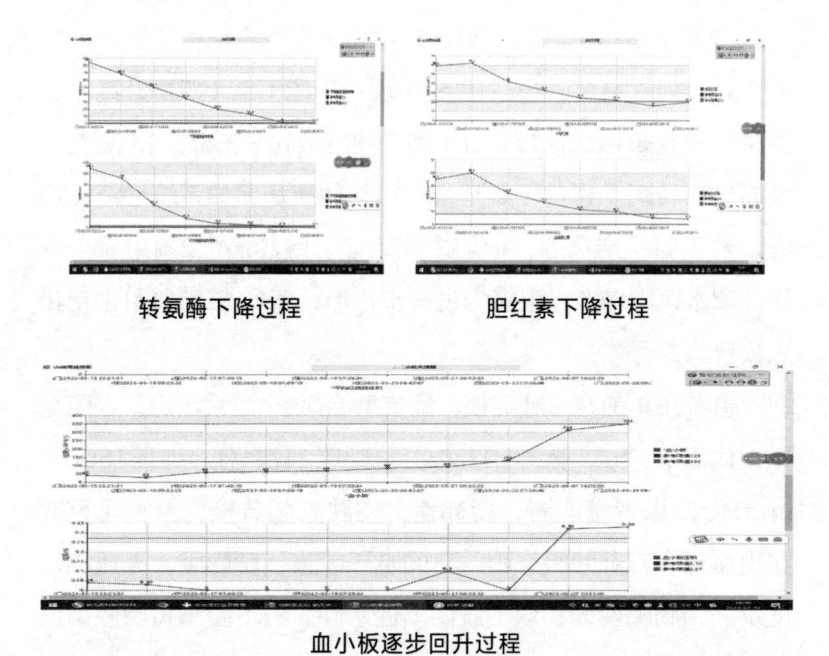

转氨酶下降过程　　　　胆红素下降过程

血小板逐步回升过程

尽管没有查到特殊抗体，但是通过治疗实践及效果，我们依然考虑是自身免疫性疾病。

这个病例让我想起8年前我们曾经救治过的类似病人，巧的是那个病人也姓韩，39岁，小韩比大韩的疾病程度要重，治疗时间要长，经过40多天、辗转多家医院后最终在我们这里得到诊治并康复。

2015年国庆小韩女士自觉着凉后出现发热，体温最高39.5℃，当地医院考虑上呼吸道感染，给予抗感染治疗，但小韩仍间断发热。随后就诊于多家医院，给予多种抗生素进行抗感染治疗，但是发热仍无好转，并渐感腹胀。

2015年11月初，小韩就诊于山西某三甲医院，检查发现大量腹水、贫血、血小板减少、转氨酶升高、抗核抗体阳性（1∶320）、抗SSA抗体阳性，考虑干燥综合征可能性大。给予腹腔穿刺放腹水，2天后患者出现肾功能不全（肌酐升高）、少尿，于是行血滤治疗。住院期间曾查到EB病毒DNA阳性，经治疗后转阴。也曾怀疑是否存在其他疾病，如系统性红斑狼疮、淋巴瘤、结核等，但均未能确诊。继续治疗2周患者仍发热，腹水再次增多。患者为进一步诊治，于2015年11月中旬转入我科。

患者15年前曾患肺结核，经抗痨治疗9个月后治愈。入院查体：体温36.6℃，脉搏103次/分，呼吸21次/分，血压159/95 mmHg。患者意识清，精神差，皮肤巩膜黄染，全身可见散在出血点，双肺呼吸音粗，可闻及干啰音，腹膨隆，无压痛及反跳痛，肠鸣音弱，双下肢凹陷性水肿。右下腹留置腹腔引流管，引出血性腹腔积液；右侧腹股沟处留置股静脉穿刺管（曾血滤）。完善检查后，发现患者血小板减少、转氨酶及胆红素升高、肌酐升高、血红蛋白下降。超声提示：腹腔积液、胸腔积液、肝大、脾大。

入院诊断：干燥综合征？系统性红斑狼疮？血小板减少、肝功能损伤、肾功能不全、贫血、腹腔积液、胸腔积液、低蛋白血症、肝大、脾大。

治疗上：（1）加强脏器功能支持，给予输血、纠正贫血，根据尿量情况进行肾脏替代治疗；（2）调节免疫状态，中等剂量激素静脉滴注，连用3天后减量；（3）考虑到病人既往结核病史，此次大量腹水，使用激素时间较长，不能除外合并结核感染，联合抗结核治疗。后复查腹水TB-spot，结果回报阴性，考虑无结核活动，停用抗结核药物。

经上述治疗后，患者肝肾功能好转，腹胀减轻，但激素减量后患者病情却恢复缓慢，不管是主观感觉还是客观化验检查似乎都停滞不前。于是在激素减量的过程中我们序贯应用免疫抑制剂——环磷酰胺及人免疫球蛋白进一步强化免疫调节治疗，调整治疗后患者病情较前好转，腹水进一步减少，患者可以下床活动了。

不过，虽然其他指标好转，患者的血小板计数及血红蛋白却无明显回升。于是我们结合多种指南、共识的推荐，在前期用过的免疫调节剂之外选定长春新碱，希望对这类免疫性血小板减少有益。应用长春新碱治疗后，果然如我们所愿，患者血小板及血红蛋白较前稳定上升，肝肾功能指标也继续好转。在激素逐渐减量的过程中，我们加用环孢素A，以便为出院做准备。病程中监测环孢素A药峰浓度结果满意，患者于2016年元旦带药出院，在当地医院继续监测环孢素A血药浓度。

但是出院4个月后，患者因再发腹胀、血小板减少来我科治疗，症状与上次住院基本相同，化验血常规白细胞：5.17×10^9/L；血红蛋白71 g/L；血小板68×10^9/L。考虑患者病情反复，给予激素口服，免疫球蛋白连用5天。因环孢素A药峰浓度不满意，考虑环孢素A耐药，换用吗替麦考酚酯分散片继续治疗。

经上述治疗后，患者血红蛋白及血小板稳步上升，精神恢复，腹胀减轻，腹腔积液减少，下肢水肿减轻。复查血常规：血红蛋白82 g/L；血小板182×10^9/L。后带药出院，随访至今病情稳定，生活自理。下图为两次入院肌酐变化。

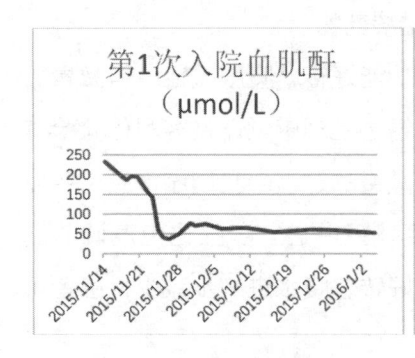

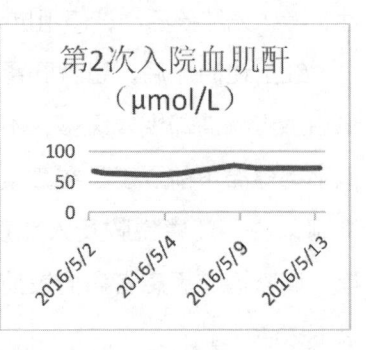

通过这个患者的两次入院经历，我们在思考患者真正的疾病到底是什么？尽管从症状和自身抗体角度可以考虑诊断干燥综合征，但患者起病时，缺乏眼、泪腺、口腔外分泌唾液腺等部位的局部干燥症状，而是表现为多系统性损伤，且在一个半月的病程中，病情发展迅速，短期内出现大量腹水、血红蛋白

及血小板下降、低蛋白血症、肝肾功能损伤等。我们一直在寻找是否有一个疾病可以概括小韩病情的全貌，经过多方检索、查阅相关文献，终于发现了一种罕见病：TAFRO综合征。

我们前面讲的王大妈的病例，诊断是巨大淋巴结病（Castleman病），而TAFRO综合征是Castleman病的一种特殊亚型，于2010年在日本被描述为一种特有的、具有侵袭性病程的多中心型Castleman病，属于罕见病，目前全球报告不足100例。

TAFRO综合征目前的诊断标准是Masski标准，包括3项主要标准和4项次要标准。主要标准为：（1）水肿（包括胸、腹腔积液和全身性水肿）；（2）血小板减少；（3）系统性炎症（不明原因发热、体温超过37.5℃和/或CRP＞20 mg/L）。次要标准为：（1）Castleman病样淋巴结病理表现；（2）骨髓网状纤维化和/或骨髓巨核细胞计数增多；（3）轻度器官肿大（包括肝、脾、淋巴结）；（4）进行性肾功能异常。患者符合全部3项主要标准和4项次要标准中的至少2项，并排除恶性肿瘤、自身免疫性疾病、感染等，则可诊断为此综合征。

虽然我们没有进行病理及骨髓穿刺检查，但是根据诊断标准，小韩符合全部3项主要标准和4项次要标准中的2项，因此可以诊断为TAFRO综合征。反观今年诊治的大韩病例，也符合全部3项主要标准，但是4项次要标准中只有1项符合。我们推断可能是由于大韩的病程比较短，又得到了及时的诊断和激素抗炎治疗，因而能迅速恢复。疾病在没有发展到那么严重、表现没有那么全面的时候，就被我们截住了！如果因为差一条标准就不诊断、不治疗、不用激素，则会延误病情，使得疾病越来越重。小韩在45天不系统的治疗中，病情迅速发展就是最好的例证，而且复发时及时复诊，没有再次出现肾损伤，我们以同样的治疗思路进行治疗后患者再次恢复！

TAFRO综合征作为一类刚被揭开面纱的疾病，正在逐渐引起临床医生的关注。谁能想到，发热、胸腹腔积液、血小板减少、肝脾肿大这些看上去关系不甚紧密的症状实际上却有着微妙的联系与根本的渊源。TAFRO综合征的多器官累及特征一方面给出临床医生多条线索，另一方面也的确会让临床医生感觉比较混乱、理不清思绪。可以说，TAFRO综合征对于大部分医生仍是一个谜题，而这时千万不要忽略每一个细节，不要忘记谜底就藏在冰山之下，正静静地等待着人们的发现。

病例相关小科普：

TARFO综合征是一种原因不明的全身性炎症性疾病，其发病机制和病因尚不完全清楚，有文献报道其可能的机制包括：（1）强烈的细胞因子风暴；（2）免疫功能异常；（3）感染因素，这可能是TAFRO综合征发病的驱动因素。总体来看，本病的发病机理有待进一步研究，其特征是血小板减少（T）、弥漫性水肿（A）（全身水肿、胸腔积液和腹水）、发热（F）、网状纤维化（R）和器官肿大（O）（肝脾肿大或淋巴结病）。

TAFRO综合征临床罕见，好发于中老年群体，中位发病年龄为50～59岁，亦可见于其他年龄阶段人群甚至青少年和儿童；男性和女性群体的发病率相当；患者主要为黄种人，大部分文献报告的病例来自日本和其他亚洲国家，但是也有来自欧洲国家和美国的病例。

TAFRO综合征病程常呈急性或亚急性。全身水肿和非感染性发热是两个重要的临床特征。此外大量胸腔积液和（或）腹水也很常见。肝脾肿大和淋巴结轻度肿大是常见的体征，部分病人起病时也可有腹痛主诉。少部分TAFRO综合征病人可合并急性肾衰竭。

TAFRO综合征目前尚无标准的治疗方法，处于临床摸索阶段，主要治疗手段包括激素、免疫抑制剂（环孢素A）、利妥昔单抗，其中早期大剂量激素使用较为关键。日本学者提出的TAFRO综合征治疗策略中，糖皮质激素是TAFRO综合征患者的一线治疗措施。

目前，由于TAFRO综合征发病率低，临床上较罕见，临床医师缺乏对该病的认识。早期发现，准确诊断，及时采取有效的治疗措施，有利于提高TAFRO综合征患者的存活率。患者需要及时就医，保持积极乐观的心态，积极治疗。

疾病也会"套娃"

作者：薛晓艳教授

"俄罗斯套娃"一般由多个一样图案的空心木娃娃一个套一个组成，最多可达十多个，通常为圆柱形，底部平坦可以直立。我们都见过这种套娃，也很喜欢玩。在临床工作中，我们发现疾病也会出现"套娃"现象，特别是我们认识不足的罕见病。

张女士，50岁，2年前查出糖尿病。

1年前，张女士出现全身疼痛、口眼干燥症状，在当地医院就诊，诊断为干燥综合征，经治疗后上述症状好转，尽管需要每天口服激素维持，但日常生活尚可，精神状态也比较好。

半年前，张女士自觉双侧腮腺肿胀，逐渐出现疼痛、乏力症状，并逐日加重。到医院检查后发现肝功能损伤，转氨酶升高，铁蛋白升高，抗干燥综合征抗体均阳性，医生考虑干燥综合征复发，遂予以住院治疗，给予激素加量治疗后，腮腺肿胀好转，疼痛、乏力症状减轻，化验提示肝损缓解。

入院前1周，张女士出现发热，体温最高达39℃，再次就诊于当地医院，化验提示：血沉升高，白细胞减少，血小板也下降。医生考虑不能除外干燥综合征进展，于是将激素加量，但是病情并未出现好转，转氨酶在继续升高。当地医生建议转院，于是，张女士慕名转诊来到航天中心医院重症医学科。

因为张女士既往明确诊断干燥综合征，于是入院后重点筛查免疫指标，发现很多免疫指标均表现异常，突出的是铁蛋白>30000.00 μg/L、D-二聚体57956 μg/L极度异常。同时出现血脂升高，腹部CT提示肝脾增大，免疫功能严重异常（下图为淋巴细胞亚群）。

CD3	总T细胞百分比(CD3)	54.5	低	56-86	%
CD4	辅助T细胞百分比(CD4)	21.6	低	33-58	%
CD8	抑制T细胞百分比(CD8)	33.2	正常	13-39	%
CD4/8	CD4/CD8	0.65	低	0.71-2.78	
BLB	B淋巴细胞百分比(CD19)	27.4	高	5-22	%
NKXB	NK细胞百分比(CD16+56)	14.6	正常	5-26	%
ZTJS	总T淋巴细胞计数	168	低	723-2737	/uL
FZTJS	辅助T淋巴细胞计数	67	低	404-1612	/uL
YZTJS	抑制T淋巴细胞计数	103	低	220-1129	/uL
BLBJS	B淋巴细胞计数	84	正常	80-616	/uL
NKJS	NK细胞计数	45	低	84-724	/uL

看到这么多异常严重的指标，我马上判断：张女士在干燥综合征的基础上发生了噬血细胞综合征。根据2004年国际修订标准，符合以下指标中的5项者可诊断为噬血细胞综合征：（1）发热；（2）脾肿大；（3）两系或三系血细胞减少（血红蛋白<90 g/L，血小板<100×10^9/L，中性粒细胞绝对值<1.0×10^9/L）；（4）血清甘油三酯升高 [≥3 mmol/L和（或）纤维蛋白原下降≤1.5 g/L]；（5）血清铁蛋白升高（≥500 μg/L）；（6）NK细胞活性下降或缺乏；（7）血浆可溶性CD25（可溶性IL-2受体）升高（>2.4×10^6 IU/L）；（8）骨髓、脾、脑脊液或淋巴结发现噬血细胞现象。

从现有检查结果看，张女士已经符合6项，因此可以明确诊断噬血细胞综合征！

但是导致噬血细胞综合征的诱因是什么呢？需要继续筛查，尤其是病毒指标，因为有比较多的噬血细胞综合征是病毒感染诱发的。病毒化验结果回报，发现多项病毒抗体升高，包括EBV衣壳抗原IgG、EBV衣壳抗原IgA、EBV核心抗原IgG、RUV-IgG、CMV-IgG，以及HSV-1-IgG。

因此可以明确，张女士是病毒感染诱发了噬血细胞综合征。我们立即给予针对性的治疗，治疗后体温降至正常，肝功好转，极度异常的上述所有指标也逐渐趋于正常。

在准备出院的时候，我去查房看她，她说其他症状都好了，就是感觉手脚麻木，跟带了手套袜套一样，因为现在着急出院，所以就没跟医生说，想等以后来复查时再说了。

我立即意识到这个是新问题，似乎不能用噬血细胞综合征来解释，结合她原有的糖尿病和肝脾大，我脑海中闪现了一个罕见病——POEMS综合征，难道这种罕见病出现在了她身上？于是我没有让她出院，继续查找线索。

我再详细问她是否还有其他不适，于是她诉说了多汗、血压偏低、手指发绀、杵状指以及视物模糊等问题。看来她的问题还真是很多，但是因为着急回家，这些症状都没有向医生提过。完善眼科检查后发现张女士存在视乳头水肿，这就解释了视物模糊的情况。综合张女士以上的情况，我们判定，目前她至少具备POEMS综合征的三条症状：（1）多发性周围神经病变（手脚麻木，袜套样感觉）；（2）脏器肿大（肝脾大多见）；（3）内分泌系统疾病（糖尿病、甲亢等）。因此，基本符合POEMS综合征诊断！

在激素联合环磷酰胺治疗3天后，她很形象地说手脚麻木范围在缩小，就像手套袜子往下脱的感觉！

原来，罕见病的治疗也可以这么快见效！

不过，按照之前的救治经验，我告诉她这个病的治疗将是一个漫长而复杂的过程，但只要找对了病因，治疗就是时间快慢的问题了。

通过这个病例，我们看到疾病也会出现"套娃"现象，我们都被她既往所患的干燥综合征迷惑了，原来在里面还有一个疾病等着我们发现。

病例相关小科普：

POEMS综合征是一种罕见的由浆细胞瘤或浆细胞增生导致多系统损害的副瘤综合症，以多发性周围神经病变（P）、脏器肿大（O）、内分泌病变（E）、单克隆浆细胞紊乱或者M蛋白（M）和皮肤损害（S）为主要特征。

目前，POEMS综合征的发病机制尚不清楚，可能与浆细胞分泌的毒性物质对周围神经系统、内分泌腺、网状内皮系统和造血系统的毒性作用有关。血清中血管内皮生长因子水平的升高被认为是POEMS综合征的主要发病机制。促炎症因子的过度分泌也被认为在POEMS综合征的发病机制中起到一定作用。也有人认为该病是一种自身免疫性多器官性疾病。

本病的临床表现为进行性多发性周围神经病、肝脾肿大、内分泌紊乱、M蛋白增高和皮肤色素沉着，并可出现全身凹陷性水肿、胸腹水、杵状指和心力衰竭等症状。诊断条件：慢性进行性周围神经病，M蛋白血症，皮肤改变，全身性水肿，内分泌功能紊乱，脏器肿大，视盘水肿、脑脊液球蛋白增高；其他如低热、多汗等。只要具备前2项，再加其他几项中的一项，即可诊断为POEMS综合症。

目前，对POEMS综合征的治疗仍然较为困难，尚无特殊疗法，主要为对症处理。近年来多采用干细胞移植、免疫调节剂、烷化剂、单克隆抗体等治疗。该病缓慢进展，预后不良，患者中位生存期为5~7年，主要死亡原因为周围神经病、心衰和恶病质，但也有些患者能长期存活。

POEMS综合征患者日常生活中应该避免过度劳累，预防感染，定期复查；有明显水肿、大量蛋白尿、肉眼血尿、严重高血压、心力衰竭或一般情况差的患者均应卧床休息，不能过度增加活动量。保持室内空气清洁，温湿度适宜，避免受凉和交叉感染，及时排痰。身体条件允许时坚持锻炼，养成良好的生活习惯，提高身体免疫力。POEMS综合征无有效的防护措施，早发现早治疗是最好的预防手段。

17岁的他为何出现"大象腿"

作者：薛晓艳教授

一天晚上，航天中心医院重症医学科迎来了一位外院转诊来的疑难患者。之所以说是疑难，一是因为年纪轻，只有17岁；二是因为双下肢严重水肿，大概10余天，两条腿肿得跟大象腿一样；三是因为伴发胸腔、腹腔等多浆膜腔积液；四是外院已经除外肝炎，且患者没有饮酒史和用药史，目前诊断不清。

我在接到值班医生的汇报后迅速赶到病区，对患者进行了详细的查体：患者神志清楚，精神状态可，呼吸稍有费力，生命体征稳定，双下肢重度水肿，我们测了一下腿围，差不多有2/3腰围了，而且整个皮肤有点发硬，张力偏高。外院化验检查提示多浆膜腔积液，CT显示肝脏已经明显缩小，说明存在肝硬化。我们完善的检查提示：白蛋白极低，凝血严重紊乱，出现轻度的贫血和显著的血小板降低，肝酶轻微升高而胆红素明显增高。

我第一感觉，这个患者如此年轻却出现这么多问题，一定不简单，或许是遇到了我们不太常见的疾病。

患者年轻，虽然下肢水肿病程比较短，但是已经出现严重的肝损、凝血功能紊乱，并表现出贫血和血小板下降，且白蛋白极低，说明患者已经处于消耗状态，而这种消耗是一个长期的、慢性的过程,但是表现出症状却只有10余天。既然外院已经排除病毒性肝炎以及酗酒引起的肝硬化,那么目前应该考虑是否存在自身免疫性或遗传性的肝脏疾病。虽然目前患者没有自身免疫相关的其他症状,但我们仍需进一步完善自身免疫相关检查,对于遗传性肝病,以肝豆状核变性居多,立即排查血清铜蓝蛋白、肝豆状核变性相关基因,并请眼科会诊查验是否存在K-F环[①]。

第二天,我们针对这个年轻的患者进行了全科病例讨论。

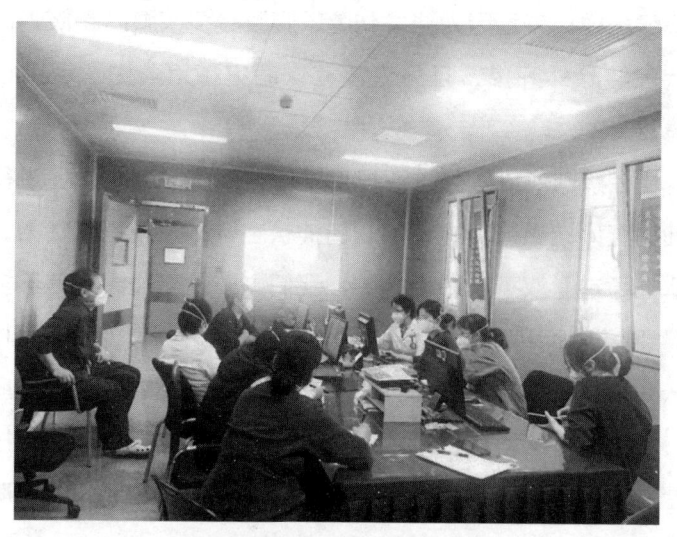

薛教授带领全科进行病例讨论

---

① K-F环,为铜沉积于角膜缘后弹力层引起的无症状性金色–棕色色素带,是肝豆状核变性的重要体征。多见于双眼,个别见于单眼,裂隙灯下检查可发现。

相关化验检查很快有了结果，自身免疫性肝病相关化验均为阴性，而眼科会诊后看到了明显的K-F环，可初步诊断：肝豆状核变性，只等基因检测结果进一步明确。

此时小伙子入院仅1天，治疗同步展开，输白蛋白、血浆，并进行驱铜治疗，预防性抗感染等治疗。经过治疗后，患者的双下肢水肿明显好转，呼吸费力症状消失，复查超声显示多浆膜腔积液较前明显减少。化验提示肝功能、胆红素等指标也显著好转。小伙子已经可以正常下地活动了！

3天后，铜蓝蛋白和肝豆状核变性相关基因检测也出了结果，完全支持肝豆状核变性的诊断。

经过准确的诊断和治疗，小伙子病情好转顺利出院！

该病例中的小伙子是一个以低蛋白血症、水肿（肝脏受累）起病的肝豆状核变性患者，目前尚未出现神经精神相关症状，说明中枢尚未受累，属于发现较早的肝豆状核变性。我们尽早给予治疗，阻止了病情进一步发展，只要后续持续治疗，该患者以后的生活质量可以得到极大的保障，寿命也可以接近正常人！

我们重症医学人就是要与时俱进，不仅能抢救危重病人，还能识别疑难病例、罕见病例，发挥疑难病诊治优势，使一次就诊成为全生命周期的医疗服务，切实解决疑难、罕见病患者问题！

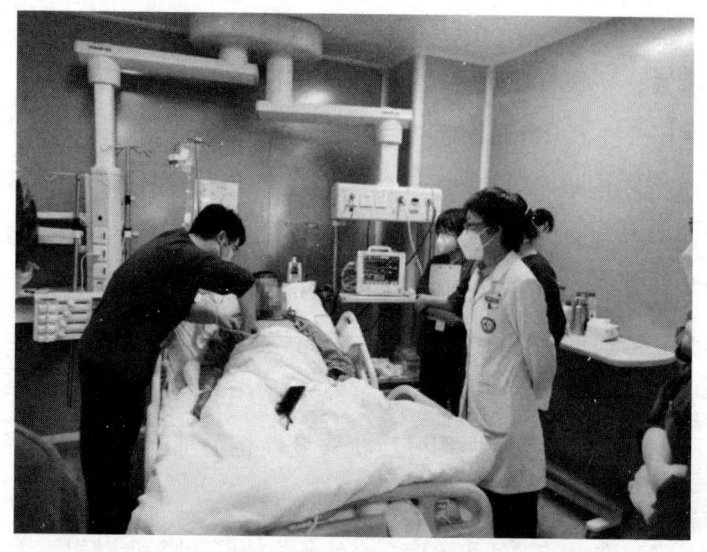

薛教授进行三级医师查房

病例相关小科普：

肝豆状核变性又称为威尔逊病（Wilson disease），是一种常染色体隐性遗传的铜代谢障碍性疾病，以铜代谢障碍引起的肝硬化、基底节损害为主的脑变性疾病为特点。该病在世界范围内的发病率为1/30000～1/100000，致病基因携带者约为1/90；在中国较多见，根据2022年的专家共识，目前该病在中国的发病率为0.587/10000，属于罕见病。患者可于任何年龄发病，以5～35岁多发，尤其好发于青少年，男性比女性稍多。该病也是至今少数几种可治的神经遗传病之一，但如果治疗不当将会致残甚至致死。因此治疗的关键是早发现、早诊断、早治疗。

肝豆状核变性虽然为常染色体隐性遗传性疾病，但是绝大多数限于同胞一代发病或隔代遗传，罕见连续两代发病。病情通常发展缓慢，可有阶段性缓解或加重，亦有进展迅速者。该病主要分为四种类型：肝型、脑型、其他类型以及混合型。患者可出现肝脏症状、神经精神症状、眼部症状和溶血症状等。角膜色素环（K-F环）是本病的重要体征，出现率达95%以上，是铜在角膜后弹力层沉积而成。肾脏受损时可出现肾功能改变如肾性糖尿、微量蛋白尿和氨基酸尿。钙、磷代谢异常易引起骨折、骨质疏松。铜在皮下的沉积可致皮肤色素沉着、变黑。

本病若早发现早诊断早治疗，患者生存率与一般人群相似，可正常生活和工作，一般较少影响生活质量和生存期。晚期治疗基本无效，少数病情进展迅速或未经治疗出现严重肝脏和神经系统损害者预后不良，会致残甚至短期内死亡。肝豆状核变性患者的主要死因是肝衰竭、自杀和肿瘤。尽管20年来早期诊断和治疗水平有了较大的进步，但肝豆状核变性患者的死亡率还是较高，且预后不佳。

有家族遗传史的人群，应进行基因检测，做好产前遗传咨询，并定期体检。合理安排饮食：（1）控制饮水中铜的含量，可饮用净化水、纯净水。（2）避免进食含铜量高的食物，如小米、荞麦面、糙米、豆类、坚果类、薯类、菠菜、茄子、南瓜、菌类、藻类、干菜类、干果类、软体动物（贝类、螺类）、虾蟹类、动物的肝和血、巧克力、可可。避免服用某些中药，如龙骨、牡蛎、蜈蚣、全蝎等。适宜的低铜食物有精白米、精面、新鲜青菜、苹果、桃子、梨、鱼类、猪牛肉、鸡鸭鹅肉、牛奶等。(3)高氨基酸或高蛋白饮食。(4)勿用铜制的食具及用具。有研究发现抑郁症在该病患者中比较常见,已有的调查发现30%~60%的患者存在抑郁情况,因此要加强患者心理疏导,避免紧张、焦虑,让患者以乐观积极的心态面对疾病。

五 治疗如何选择

医生在面对疾病的时候，需要根据患者的病情选择适合患者的治疗方案。这对ICU医生来说更是如此，因为ICU病人疾病种类相对较多、病情相对较重、治疗相对较复杂，治疗过程甚至会出现自相矛盾的地方。这时候往往需要医生更加谨慎、权衡利弊，并充分与家属沟通，征得家属的同意和理解，最终选择一种让患者获益最大的治疗方案。有时候会出现比较好的、预期的结局，有时候却是一波三折、沟沟坎坎，甚至会导致预后不良。因此，对于治疗如何选择的问题，就像走在十字路口，医生需要慎之又慎，尽力为患者取得一个好的预后。

甲型流感病毒的较量

作者：唐铭、薛静医生

人们刚刚从新冠病毒感染中恢复，甲型流感病毒（简称甲流）又来势汹汹！各地区医院的门急诊发热患者不断增多。以前甲流给我们的印象似乎很柔和，症状顶多也就比感冒重些，治疗起来也比较简单。但此次甲流感染后，有人说"感染甲流后症状比想象中还严重"，也有人说"甲流似乎比新冠还厉害"。没错，甲流也有它"狰狞"的一面，但是对于甲流如何进行治疗？甲流抗原阴性就一定不是甲流吗，就不能按照甲流治疗吗？

李先生，65岁，是一位退休职工。长期吸烟，既往有高血压、心律失常病史。

甲流暴发后，李先生很庆幸自己没有被感染。就在入院前2天，他约朋友一起聚餐，在饭后回家的路上，他感觉胸闷、气短，回到家后出现咳嗽、咳痰。他想起前几天有个朋友得了甲流，便有些担心，因为自测体温正常，也就没特别在意。入院前1天晚饭后，李先生感觉四肢酸痛、胸闷、气短以及咳嗽症状较前加重，于是女儿紧急送李先生去了医院。

到医院后抽血化验，提示白细胞升高，胸部CT提示：右肺片状渗出影，右侧胸腔积液。于是诊断：肺部感染。给予常规抗感染治疗。但是几个小时后，李先生的喘憋症状越来越重，外周血氧饱和度逐渐下降，神志从清醒到模糊，最后演变成了昏迷。

医生与家属沟通病情后进行了气管插管、呼吸机辅助通气，并继续积极的抗感染治疗，第二天李先生神志好转。因为李先生的病情进展很快，家属十分担心，于是为进一步治疗转至航天中心医院重症医学科。

李先生入院后神志清楚，精神欠佳，气管插管接呼吸机辅助呼吸。呼吸频率偏快（30次/分），血压、心率尚在正常范围内。化验结果提示炎症指标升高，代表心功能的BNP指标也明显升高，血气分析提示低氧血症（氧合指数118 mmHg）。

李先生病情进展很快，2天时间从肺部感染发展到呼吸衰竭状态，并且在呼吸机支持下氧合改善仍然不理想。既然肺部感染是源头，那么为什么抗生素治疗效果不好？难道不是常见的细菌感染，是病毒、真菌，或其他非条件致病菌？心功能不全又是从何而来呢？

我们继续完善检查，筛查致病源，根据李先生有流感患者接触史，结合发病过程、化验检查及影像学资料，我们高度怀疑李先生是甲型流感病毒性感染、混合细菌性感染，并且感染诱发了急性心功能不全。当天我们果断经验性应用奥司他韦（抗甲流病毒药物）、广谱抗生素进行覆盖病毒及细菌的治疗，同时采取积极改善心功能等综合治疗措施。

但是快速检测流感病毒抗原居然是阴性的！

根据临床表现我们高度怀疑甲流，但为什么甲流抗原会是阴性？既然抗原阴性，还需不需要继续应用抗病毒治疗呢？在讨论这个病例时，薛主任做了详细分析：近期甲流猖獗，门诊有好多发热病人，虽然大部分病人流感抗原都是阴性的，但是用了奥司他韦经验性治疗后，体温很快降至正常，伴随症状改善，因此仍考虑是甲流感染。病原学有时会出现假阴性；或者病人曾自服相关药物后，病毒载量有所下降，没有达到病原学检测水平而显示阴性。该病人有甲流接触史，结合病史及影像学等相关资料，仍然考虑为甲型流感病毒感染。有时候，临床表现及临床经验的治疗比检测更为重要，因为检测技术的不同、药物的干扰都会使得检测结果出现不准确的情况。另外，我们还可以通过治疗效果来评估我们的判断，如果针对甲流的治疗有效，那也就说明是甲流感染。

我们继续维持抗病毒，经过积极治疗后，李先生精神状态好转，呼吸频率下降，呼吸平稳；血气分析提示氧合指数逐渐升高，从入院时的118 mmHg到第2天的218 mmHg，再到第3天300 mmHg，氧合情况明显改善。同时感染指标逐渐下降，心功能改善……总体病情得到控制并不断好转。

入院第3天晨起成功拔除了气管插管，没有经过无创呼吸机、高流量吸氧，直接过渡为鼻导管吸氧，并转到了普通病房继续巩固治疗。第4天复查胸部CT，正如我们预料的那样，之前的病灶基本完全吸收。薛主任说："这就是病毒感染的一个特点，细菌感染很少能吸收得这么快！"所以准确判断病情，找到致病源，并给予针对性的治疗是多么关键，如果当时按照化验的结果，没有给予针对甲流的治疗，病人预后难以想象！

治疗1周后李先生顺利出院了，说自己真是捡了条命，非常感激我们对他的及时救治。我们看到病人这么快康复也非常开心！

以下为治疗前后胸部CT对比图（左为治疗前，右为治疗后）。

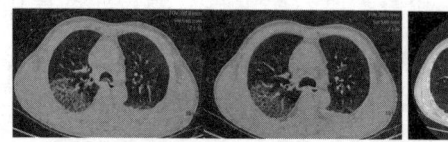

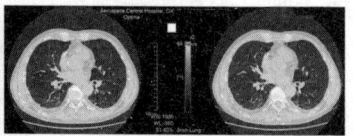

病例相关小科普：

> 甲型流感病毒是一种常见的流感病毒。病情严重程度与个体免疫状况有关。一般说来，仅约50%的感染病人会发展出典型的流感临床症状。流感典型症状包括突然发热、头晕头痛、肌痛，同时可伴有咽痛和咳嗽、鼻塞、流涕、胸痛、眼痛、畏光等。发热体温可达39～40℃，一般持续2～3天后渐退。多数患者全身症状较重而呼吸道症状并不严重，最常见的并发症是肺炎。重症患者可出现急性呼吸窘迫综合征的表现。
>
> 甲流病毒的表面抗原经常会发生细小变异，这种变异被称为"飘变"。"飘变"就是病毒通过细小的变化伪装自己，从而达到躲避人体免疫系统识别的目的。甲流病毒"飘变"的结果是每年引发流感的毒株都有可能不同，人们每年都需要重新接种流感疫苗进行预防。还有一种现象叫"移变"。"移变"指的是甲型流感病毒发生突变，导致一种新

的病毒"亚型"出现。因为人体内几乎没有抵御这种新生病毒的抗体，所以"移变"的结果往往会导致流感的全球性大暴发。

既往甲流引起的危重症数量似乎没有那么多，可是自新冠病毒感染后便多了起来，我们考虑原因可能跟新冠后人体免疫功能还没有恢复到正常水平有关，不少人处于低度炎症状态，这时又迎来甲流，相当于身体遭受了第二次打击，因此危重症会增多。

我们建议，如果处于疾病的高峰期，应尽量少去拥挤的公共场所，尤其是儿童，更容易受到交叉感染。要保证丰富的食物和充足的睡眠，保持室内通风，勤洗手，养成良好的个人卫生习惯。如果突然发烧或出现其他症状，为了避免家庭感染，应及时隔离，严重者可住院治疗。

流感病毒传播速度快，可通过呼吸道、血液和其他途径进行传播。需要及时预防、尽早治疗。在日常生活中，养成良好的作息习惯及饮食习惯，适度进行体育锻炼，有助于抵抗病毒。总而言之，提升自己的免疫力是重中之重！

狙击致死性哮喘

作者：薛晓艳教授

10多年前，我参加过一次病例讨论会，听到了一个令人遗憾的哮喘病例。一对恋人出去爬山，姑娘在爬山后出现了严重的哮喘，送医院治疗后，病情没有好转，最终不幸去世。一个年轻的生命就此戛然而止，我感到无限的遗憾和惋惜，之后每每看到哮喘患者，我的脑海中都会情不自禁地浮现出这个病例。我常常想，如果我遇到致死性哮喘的患者，我会怎么救治？

多年后，我真的遇到了致死性哮喘的患者。这向我发出了挑战。

一天中午，我刚开完会急匆匆地赶往食堂，电话响起，我一看是科内电话，猜想一定有事，于是边接电话边掉转方向回科，贺医生说刚收了一个心肺复苏术后的患者，目前喘憋明显，有严重的呼吸衰竭，多次调整呼吸机治疗效果不理想。

我到科里的时候，贺医生正在床旁不断地调整着呼吸机治疗参数，并时刻观察患者的病情变化。看到我，贺医生边忙着手里的活，边向我简单介绍目前情况。患者是中年女性，气管插管接呼吸机辅助呼吸，心电监护显示：心率120次/分，呼吸32次/分，血压120/70 mmHg（多巴胺维持血压）。体温不高，因患者喘憋明显、出现人机对抗，遂予以小剂量药物镇静，但患者的呼吸频率仍快，周身广泛皮下气肿，胸式呼吸为主，双肺呼吸音粗，可闻及哮鸣音，未闻及胸膜摩擦音，心律齐，腹平软，肠鸣音消失，双下肢无水肿。

我立刻查看相关化验检查。血气分析：PH为7.15，PCO_2为91 mmHg，PO_2为95 mmHg，BE为2.9 mmol/L，HCO_3^-为31 mmol/L。生化结果示：谷丙转氨酶为50.6 IU/L，谷草转氨酶为48 IU/L，白蛋白为33.9 g/L，肌钙蛋白I为0.233 ng/mL，B型钠尿肽为456 pg/mL。胸片（见下图）显示：两肺感染？右肺尖少量气胸，纵隔气肿，皮下积气，肺过度充气状态。

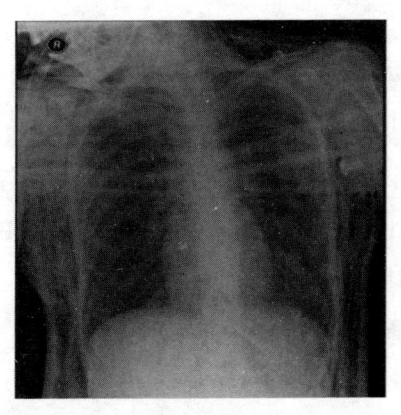

（入院时胸片）

化验检查提示患者目前处于严重二氧化碳潴留状态，酸中毒明显，肝损害，肺部感染，气胸。因为患者已经形成了严重的气压伤，呼吸机调整很受限，所以为降低气道压力，调整机械通气为压力控制，维持峰压在正常高限以下。这时潮气量只能达到80～150 mL（正常成人潮气量为8～10 mL/kg），分钟通气量（潮气量×呼吸频率）只有3 L左右，这些数据表明患者目前存在严重的通气不足。很明显，这种通气不足是哮喘、气道处于痉挛状态所致！必须尽快解除气道痉挛，否则酸中毒会越来越重、性命堪忧！

我们一刻不停地守在病人床边，不断调整着治疗：大剂量激素、镇静、肌松、硫酸镁解痉治疗，半小时后没见到明显效果！情急之下，我们连好久不用的老办法都用上了——氨茶碱250 mg缓慢静推十分钟。因为曾有报道这样有引发心脏骤停的风险，所以我们紧紧地盯着监护、观察患者，以便万一出现问题随时抢救！

半小时后，我们终于见到了效果：患者的潮气量终于从100 mL左右上升到200 mL左右，1小时后潮气量升到了300 mL左右；二氧化碳分压从90 mmHg降至70 mmHg，然后下降到60 mmHg。随着氧合和二氧化碳潴留的好转，酸中毒也逐渐得到了纠正！

我们长长地舒了一口气，欣喜于患者的每一点好转。这时贺医生才跟我详细讲述了患者的整个发病过程。

患者韩女士，43岁，自幼患支气管哮喘，病史40年，间断使用沙丁胺醇喷雾剂控制症状。

入院前5天，患者在"感冒"后出现呼吸困难、气短，应用沙丁胺醇气雾剂后症状暂时缓解，但反复发作。入院前3天呼吸困难加重，就诊于附近医院急诊，给予平喘药物对症治疗无效，外周血氧饱和度甚至下降至60%左右，心率减慢至30次/分，伴呼吸停止。于是紧急予心肺复苏、气管插管、呼吸机辅助呼吸等抢救治疗措施。后患者生命体征恢复。入院前1天，韩女士出现周身皮下气肿、纵隔气肿，而且喘憋严重、呼吸频数，血气分析提示二氧化碳潴留明显（PCO_2 90 mmHg），为求进一步救治转来我院。

入院诊断：哮喘持续状态（致死性哮喘）、呼吸衰竭、呼吸性酸中毒、皮下气肿、纵隔气肿、肺部感染、肝功能损伤、气压伤。

随后我们制订了详细的后续治疗方案。因为任何一种疾病的治疗都是全面的，也是系统的：抗感染、抗凝、液体管理、维持生命体征、保证尿量、保证脏器功能……寥寥几行字看起来很容易，可是真的在临床上实施，就需要不断观察，根据患者情况不断进行调整。因为哮喘患者气道失水会很严重，所以我要求补液的速度大于200 mL/h（患者心功能尚可，未有心衰表现）。

随着血气分析的改善，我们逐渐停用肌松药物，调整呼吸频率和吸呼比。在保证分钟通气量的情况下逐渐降低压力支持，以便皮下气肿能尽快吸收。同时积极雾化吸入，防止气道痰栓、黏液栓形成。

功夫不负"苦"心人，患者第2天气道痉挛状态完全缓解，二氧化碳分压降至正常，酸中毒纠正，神志清楚！治疗5天后，患者纵隔气肿、皮下气肿明显吸收，并且成功脱离呼吸机！

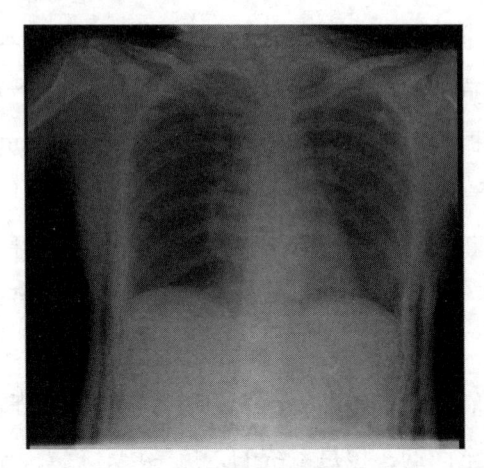

（治疗后胸片）

可是一波刚平、一波又起。拔除气管插管后，韩女士却出现了精神萎靡，看起来一副生无可恋的样子。经查发现她出现了严重的低钠血症。抢救成功后的病人尿多、达到负平衡（出量大于入量）本来是好事，可是韩女士的尿量越来越多，尽管每天都在追液体，可还是天天负平衡，这种血容量不足导致了血压下降，并且需要用升压药维持血压！

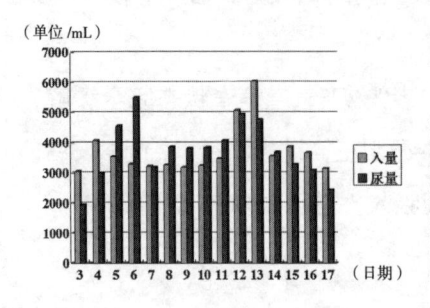

	10月12日	10月15日	10月18日	10月19日
24小时尿量/mL	3850	2050	2340	4470
24小时尿Na/（mmol·24h^{-1}）	427	355	467	505
参考值/（mmol·24h^{-1}）	130~260	130~260	130~260	130~260

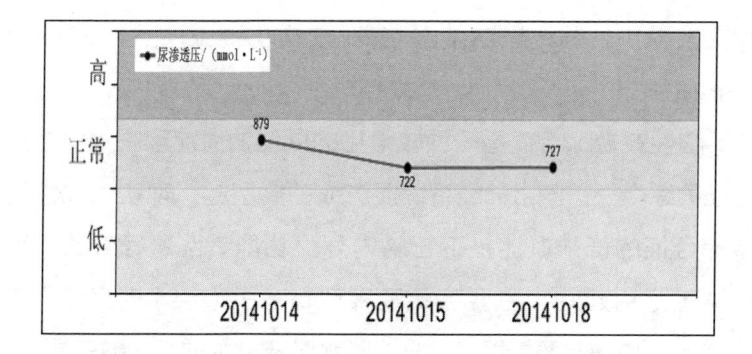

接下来该如何治疗？继续追液体？补钠纠正低钠血症？可是液体补充得越多，钠就会越低，补充的钠跟不上丢失的速度。这就像在一个蓄水池中一边开水龙头注水、一边放水一样，注入的水远远不及放掉的水，所以池中永远不会有存水。这种治疗不但效果不理想，而且解决不了根本问题，所以必须找到低钠血症及尿量增多的根本原因。

我们深入寻找患者低钠、多尿的原因时，发现其尿钠升高，这说明是排钠增加导致的低钠、多尿。于是，我们尝试给予醋酸去氨加压素治疗，患者的尿量得到了有效的控制。

我们很好奇也有些困惑，为什么哮喘治好了，反而出现了多尿及低钠血症？这种情况是否与下丘脑功能紊乱相关？

我们反复查阅文献，终于找到了比较合理的解释：病人哮喘后缺氧、昏迷时间长，并曾接受镇静剂治疗，加上肺过度充气和气压伤等均会影响颅内压。头颅核磁确实也发现了异常改变，因此考虑脑损伤、血脑屏障受到破坏后导致不适当的钠尿肽分泌，引起多尿、低钠；此外，急性脑损伤时还会产生一种内源性钠钾泵抑制因子，它会作用于肾小管上的钠钾泵，使钠钾交换减少，导致尿钠排出增多，这种现象即是脑性耗盐综合征。

脑性耗盐综合征是一种较罕见的以低钠血症和脱水为主要特征的综合征，多由神经系统损伤或肿瘤引起。现认为脑性耗盐综合征的低钠血症是下丘脑内分泌功能紊乱所导致的肾脏排钠过多引起的。主要症状及表现是多尿（24小时尿量大于2.5 L）、口渴并要求摄入盐分、脱水以及自主神经功能异常。

厘清病因后，治疗重点就是维持器官功能、补液、补钠、补充生理盐水或3%高渗盐水、结合口服补盐，同时使用醋酸氟氢可的松直接作用于肾小管增加其对钠的重吸收。

经过精准补钠、调整血压治疗，脑性耗盐综合征也得以纠正，韩女士终于康复出院了！

虽然韩女士经历了严重的呼吸困难、心跳骤停、气压伤，还有脑性耗盐综合征等，但经过我们的精细化诊疗和不懈的努力，最终韩女士成功回归家庭！

这是一个致死性极高的哮喘病例，救治难度极大！既要想方设法尽快解除气道痉挛，注意预防血液高凝，及时进行抗凝治疗；还要防止痰液黏稠阻塞气道，注意补液量足够；同时也要应对脑性耗盐综合征导致的多尿。只有预见性的、系统化的、精细化的重症治疗策略才能应对如此复杂的危重症。

病例相关小科普：

支气管哮喘简称哮喘，是呼吸科常见的慢性气道炎症疾病，这种气道慢性炎症导致气道高反应性的发生和发展，导致广泛多变的气流受限。临床上表现为反复发作的胸闷、喘息、气急、咳嗽等症状，常常在夜间加重。

致死性哮喘也称为急性危重型哮喘，是支气管哮喘最严重的类型。起病突然，症状迅速恶化，患者常在数小时甚至数分钟内发生呼吸衰竭或窒息，死亡率高。导致其发生的高危因素主要有：哮喘病史，哮喘患者的感知能力、相关基因等。发生致死性哮喘的病因包括：病毒感染，过敏原、体力活动与应激，激素的突然减量或停用，服用阿司匹林等解热镇痛药。

目前全球哮喘病人似乎逐年增多，我国支气管哮喘的患病率也在逐年升高，因此普及哮喘防治知识特别重要。对于哮喘患者及家属，能初步判断哮喘发作的严重程度，争取使用各类哮喘药物，既是防治哮喘的基础，又是预防猝死发生的有效方法。

哮喘的显著特点是长期性、反复性、可逆性，多数患者症状的发作有明显变应原接触史、刺激性诱因、季节性和周期性。因此患者要了解自己的发病特点并进行针对性预防。要避免接触过敏原，如尘螨、花粉、真菌、动物皮毛，以及刺激性的气体，出门最好佩戴口罩，注意居住环境的卫生，少接触动物，特别是动物的毛发；避免进食可引起哮喘发作的食物，如鱼、虾、蛋类、牛肉等；避免服用可引起哮喘的药物，如普萘洛尔、阿司匹林等。另外气候变化、运动和妊娠都可能是引起哮喘的因素，因此建议哮喘患者应避免在天气变化时到室外活动，并避免进行剧烈的运动，以免病情发作。哮喘患者应该加强自身的营养,避免感冒和呼吸道感染的情况发生,呼吸道感染是导致哮喘发作和加重的重要的危险因素。平时生活中可多食用一些新鲜的水果和蔬菜,增强机体免疫力。哮喘患者应在医生指导下评估、监测哮喘控制水平,哮喘未达到控制目标的患者应该规律用药,以达到良好的控制水平。

只有遏制了哮喘的发作,才能避免致死性哮喘的发生。

艰难的抗凝之路

作者：薛晓艳教授

"薛主任，十万火急！"

"王主任，您慢慢说怎么了？"

原来是我一个同事的好朋友——44岁的宋先生，在当地医院治疗后病情越来越危重也越来越复杂，医生表示治疗相互矛盾，已经无能为力，同事打电话希望紧急转来我科。

了解病情的发展变化后，我们意识到病人的情况确实很棘手。

一个半月前（5月10日）宋先生自觉腹胀，餐后更为明显，且呈持续性。但无腹痛等其他不适，遂未就诊。

25天前（6月5日）宋先生出现双下肢肿胀，皮肤发红，可见散在豆粒大小浅褐色丘疹、结节，质硬，部分破溃结痂，部分伴有轻度瘙痒。左下肢亦可见大片淡红色斑疹伴疼痛。就诊于当地医院，辅助检查结果示：血常规示嗜酸性粒细胞升高（12%），血小板稍高（304×10^9/L）；肝功异常，AST为101 U/L，ALT为212 U/L，GGT为131 U/L，纤维蛋白原明显升高（5.68 g/L）；胸部CT提示右侧胸腔积液；腹部CT提示结肠肠壁广泛增厚，伴周围系膜、筋膜及腹膜增厚，腹、盆腔积液。等待住院进一步诊治。

23天前（6月7日），患者新发胸闷伴后背部疼痛，入住当地医院。查血常规：白细胞10.92×10^9/L，嗜酸性粒细胞15.4%，较前明显升高。凝血异常：D-Dimer为2.81 mg/L。心肌酶升高，TnI为10.345 ng/mL，CK为391 U/L，CK-MB 27.4 U/L。心脏超声提示EF 57%，左室下壁运动减低。心电图（见下图）提示II、III、AVF导联ST段抬高，诊断为急性下壁、正后壁心肌梗死。

考虑到患者下肢皮疹情况，当地医院不除外感染性疾病及结缔组织病。因冠脉造影风险较大，仅给予阿替普酶溶栓治疗，复查心电图显示下壁导联ST段抬高幅度下降50%以上，患者背痛、胸闷症状缓解，考虑溶栓有效。继续阿司匹林、替格瑞洛抗血小板，达肝素钠抗凝等治疗。

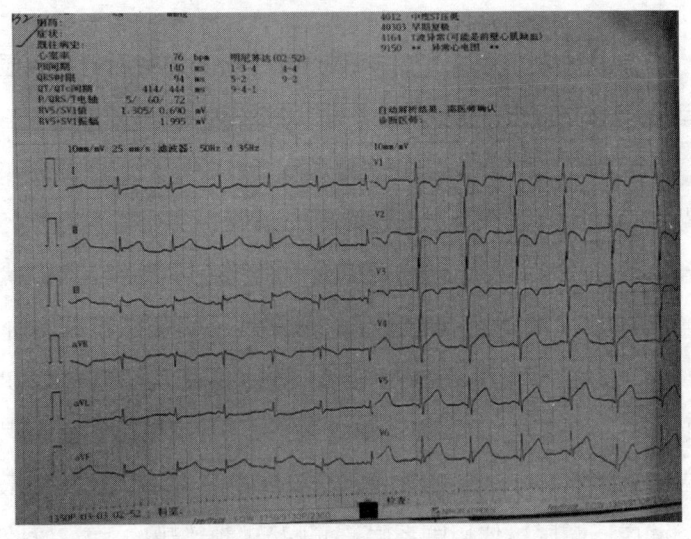

心电图

后复查嗜酸性粒细胞呈进行性升高，最高达25.4%，绝对计数3.1×10^9/L。于是完善骨穿检查，骨髓穿刺涂片显示增生活跃骨髓象，嗜酸性粒细胞比例增多（16%）；骨髓免疫分型提示嗜酸性粒细胞明显增多；未见幼稚细胞增多；查ANCA阴性，补体C3、C4升高。考虑"高嗜酸性粒细胞综合征"。

19天前（6月11日），给予甲泼尼龙0.8 mg/kg，停用抗血小板及抗凝药物，复查嗜酸性粒细胞逐渐下降至正常。

15天前（6月15日），化验提示血小板减少，患者出现头痛症状，查头颅CT未见明显异常。

8天前（6月22日），因患者出现氧合下降，行肺动脉造影检查，提示双肺动脉栓塞、右肺下叶肺梗死，给予利伐沙班口服抗凝。但是患者仍有头痛，伴有视物重影，自觉记忆力下降，无四肢肌力下降。

2天前（6月28日），复查血小板减少至14×10^9/L，复查头颅CT提示：左侧颞叶、枕叶可见多发片状高密度影，周围低密度影环绕，考虑脑出血。予输注血小板、血浆提升血小板，改善凝血功能，并给予甘油果糖降颅压，同时再次停用抗凝药物。

截至6月30日，整个病程一个半月，当地治疗25天，治疗过程中不断涌现新问题：嗜酸细胞增多症、心肌梗死、血小板减少、肺栓塞、脑出血。正是按下葫芦起来瓢，而且治疗方案存在相互矛盾的问题，特别是抗凝治疗，抗凝—停用—抗凝—停用，面对如此复杂的情况，当地医生建议转北京治疗，这样或许还有一线希望。于是经同事介绍，患者于7月2日转入我院重症医学科进一步治疗。

入院后我们重新对整个发病过程进行了梳理，发现整个病程中多次调整的就是抗凝治疗，患者出现心肌梗死后常规抗凝，诊断嗜酸性粒细胞综合征后停止抗凝，肺栓塞后再次抗凝，血小板减少、脑出血后停止抗凝，由此我们认为抗凝治疗的不连续性是问题的关键。患者持续处于高凝状态，但是抗凝却不充分，处置过程中因担心抗凝的风险而反复不恰当地停用很关键的抗凝治疗。始终徘徊在抗凝与不抗凝之间，导致了目前进退两难的状态：既有抗凝的需要，又有血小板减少、脑出血这两个抗凝的禁忌。那么就目前的情况，针对抗凝的问题我们该如何抉择呢？

7月3日，我们进一步检查发现，抗磷脂抗体、抗膜联蛋白V IgG、抗膜联蛋白V IgM均呈可疑阳性。上述指标尽管可疑阳性，但是仍考虑抗磷脂综合征可能，后来狼疮抗凝物的结果也证实了抗磷脂综合征的诊断。这也是需要抗凝治疗的病症。

抗磷脂综合征是由抗磷脂抗体异常引起的一种自身免疫性疾病，主要表现为血栓形成、习惯性流产和血小板减少。该疾病可继发于系统性红斑狼疮或者其他自身免疫病，也可单独出现（原发抗磷脂综合征）。我们继续沿着这条线索完善检查，四肢血管超声提示：左侧腘静脉中下段血栓形成，右侧贵要静脉、头静脉前臂段局部血栓形成。头颅MRI提示：左侧小脑半球、枕叶多发亚急性早期出血性病变，累及脑沟并周围水肿。进一步检查头颅MRV提示：左侧横窦、乙状窦及颈静脉未显示，小脑半球及颞枕叶多发病变，考虑左侧横窦、乙状窦血栓形成。由此诊断脑静脉窦血栓！

脑静脉窦血栓（CVST）是一种特殊类型的脑血管疾病，发生率低于所有卒中的1%。通常以儿童和青壮年多见，而儿童患者中又以感染引起的侧窦和海绵窦血栓多见，化脓性中耳炎和乳突炎患者易发。根据病变性质，CVST可分为炎症型和非炎症型两类。炎症型中海绵窦和横窦是最常受累的部位；而非炎症型中上矢状窦最容易受累。横窦、乙状窦血栓形成可导致静脉压升高，从而影响脑脊液的吸收而产生颅内高压。颅内静脉窦血栓形成的临床表现缺乏特异性，其症状体征表现各异，可急性起病，也可历经数周缓慢起病。最常见的症状包括头痛，局灶性神经功能缺损、癫痫发作、意识障碍、视盘水肿等。颅内静脉窦血栓形成的一种非炎症性原因就是抗磷脂综合征。这个疾病得不到及时诊断和治疗是非常致命的！

明确诊断后，我们和家属反复沟通，强调抗凝是关键的也是唯一的一条出路。目前抗凝虽然有风险，但是我们凭借多年精细化治疗的经验可以控制抗凝的程度，以此来降低风险。家属起初存在顾虑，后经我们反复讲明病情，家属终于理解并配合治疗。

但是抗凝之路并不是一帆风顺的，因为风险确实很高，很多人不敢采取这种疗法，所以我们选择谨慎地进行滴定式抗凝。因为需要细微、谨慎地调节，所以疗效显现也是缓慢的，甚至会出现疗效不佳的情况。患者入院1周后（7月7日）复查头颅CT提示：双侧小脑半球、左颞叶、枕叶多发病变较前明显进展。这时血小板为23×10^9/L，虽经1周抗凝，还没有上升势头。

这时所有人心里都打起了鼓,包括患者、家属,甚至是我们自己,这种抗凝到底是利大于弊还是弊大于利,要不要继续进行抗凝,此时就像站在十字路口一样,面临着最艰难的选择!

此时患者、家属、其他专科对我们的信任与配合非常重要,经多学科会诊及院外专家会诊,最后决定治疗路线仍然是:继续强化抗凝、降低颅内压,优先控制容易导致病情恶化的情况,继续病因方面的治疗——激素、丙种免疫球蛋白。最初定的仍旧是最优方案,需要的是我们(家属、患者、同事)的耐心。因为起效缓慢,患者十分焦虑,加上身体上的不适,患者经常发脾气,我们都能理解患者的处境,于是尽量安慰并解释,我的同事也始终在一旁陪着,希望能够让他树立战胜疾病的信心。

终于,在我们的精细化治疗下,患者病情迎来了转机——头痛好转,颅高压解除,血小板开始回升(见下图),凝血功能好转,高凝状态基本被控制。

7月25日,腹盆腔增强CT显示:原结肠周围渗出部分吸收,结肠系膜及大网膜局限性渗出改变,较前减轻。

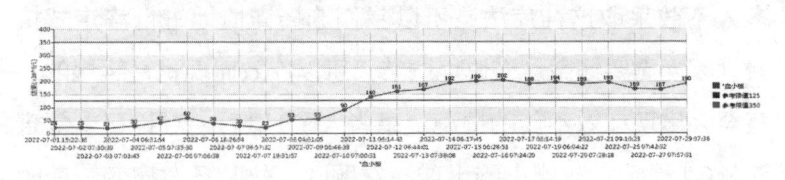

血小板变化趋势图

8月22日，头颅MRI管壁成像显示：静脉血栓较前吸收。

经过四十天的精准调节治疗，患者的整体情况越来越好，检查结果也趋于正常，终于可以出院了。

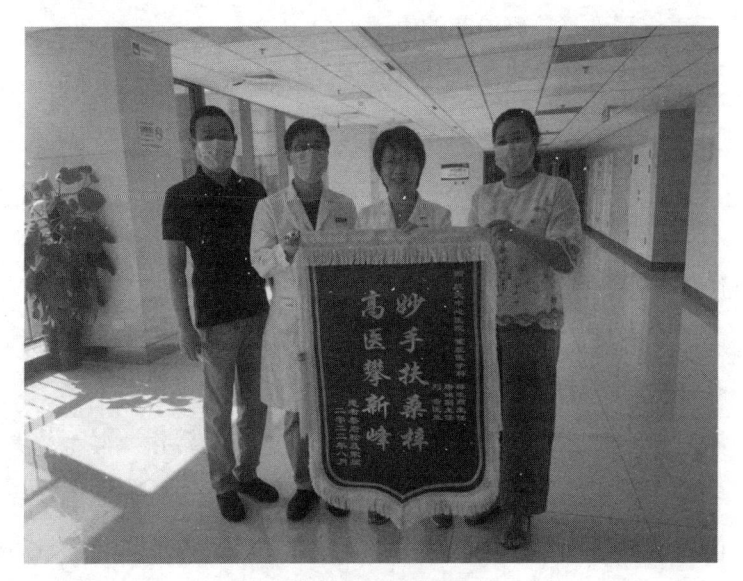

患者家属送来的锦旗

我们对这个病例进行总结：抗凝治疗是最关键的部分。前面的治疗担心出血风险，停用抗血小板、抗凝药，导致病情不断进展；嗜酸性粒细胞高需要激素治疗；而激素还有加剧高凝的风险，加上本身抗磷脂抗体阳性，会使患者出现心肌梗死、肺栓塞、颅内静脉窦血栓等一系列由高凝状态导致的疾病。

有人会问：既然高凝，为什么会出现脑出血？我们分析原因：颅内静脉窦血栓导致毛细血管和小静脉压增高，静脉和毛细血管压力的持续增高可能会导致血脑屏障破坏、血管源性水肿、静脉和毛细血管破裂，从而导致脑出血。所以本患者脑出血是继发于颅内静脉窦血栓，患者出现头疼、视物重影就是其表现。危险点就在于颅内静脉窦血栓很难早期诊断，因为脑出血，直接导致了抗凝治疗的停用！

这个抗凝治疗也是我们最惊险、最艰难的坚持！

病例相关小科普：

> 抗凝治疗是指应用抗凝血的药物，对已经发生的血栓进行治疗或为了预防血栓发生而进行的治疗。对于已经发生的血栓性疾病，如脑梗死、心肌梗死、肺栓塞等，需要进行抗凝治疗。有持续性房颤、脓毒症等病的患者血流动力学不稳定，容易形成血栓，需要进行预防性的抗凝治疗。对于易发生血栓的高危人群，比如红细胞增多症、抗磷脂抗体综合征、手术后患者，以及长期卧床的老年人也需要适当地进行抗凝治疗，从而预防血栓的发生。
>
> 目前，血栓性疾病已成为危害人类健康和导致人类死亡的主要原因之一，很多疾病常常并发血管内皮的破坏，导致凝血功能紊乱，因此抗凝治疗在疾病的治疗中特别是在危重症患者的救治中具有非常重要的作用。
>
> 抗凝药物一般分为传统抗凝药和新型抗凝药。传统抗凝药主要包括肝素类抗凝药，如肝素、低分子量肝素和华法林等，新型抗凝药如达比加群酯、利伐沙班等。虽然新型抗凝药有许多优点，但目前仍不能完全取代传统抗凝药，应根据病情及病人特点选择合适的抗凝药物。

目前很多医院已经放弃普通肝素作为抗凝治疗药物，原因之一是应用普通肝素需要监测凝血功能来调节抗凝剂量，这个过程中需要不断抽血化验明确凝血情况，调节过程相对烦琐。而选择普通肝素作为滴定式抗凝方案是我们科的特色之一，我们认为这种滴定式的治疗更适合重症患者，不仅抗凝效果好，而且物美价廉，重要的是肝素代谢很快，即使过量只要暂停就可以很快代谢掉，且有拮抗剂可以拮抗其过量反应。

肝素具有强酸性，并带高强度负电荷，无论在体内还是体外，其抗凝作用都很强。肝素抗凝的作用范围最广、强度最高、速度最快。肝素除了抗凝，还有其他作用。肝素的作用主要表现在：（1）抗凝血。加速凝血酶的失活；抑制血小板的粘附聚集；增强蛋白C的活性，刺激血管内皮细胞释放抗凝物质和纤溶物质。（2）抑制血小板，增加血管壁的通透性，并可调控血管新生。（3）具有调血脂的作用。（4）可作用于补体系统的多个环节，以抑制系统过度激活。与此相关，肝素还具有抗炎、抗过敏的作用。

他真的需要肝移植吗？

作者：薛静医生

"呜呜，医生，我这个病可怎么办啊？我是家里的顶梁柱，我还得挣钱养家呢……"

小张，是一个30岁出头的小伙儿，正值青春年华，事业上升期。能让一个七尺男儿哭的原因是他生病了，病得非常严重，而且可能面临肝移植。他的家境比较差，父母没有收入来源，还要照顾年迈的爷爷奶奶，一家人全靠他来赚钱养家。

转诊来到我们这之前，他被诊断为肾病综合征、膜性肾病。经过两个月的激素和免疫抑制剂治疗，效果还不错，尿蛋白明显下降。之后，小张很是谨慎，饮食、起居都很规律、健康。

但是，大概半个月前，小张发现他尿色加深、呈茶色，同时全身皮肤颜色发黄，就赶紧去了医院。化验提示肝功能明显异常：转氨酶及胆红素均达到正常值的10倍多。于是住院治疗，可是治疗了10天后，症状没有明显好转，皮肤反而越来越黄。小张非常焦虑，家人也很着急，经人介绍转诊到我们这里。

小张详细地介绍了外院的诊疗经过，我们起初考虑可能存在药物性肝损害（由免疫抑制剂引起），但是停药及给予保肝治疗后效果并不理想，我们判断肯定还有其他没有明确的原因！

追问病史，原来小张在这回生病前几天曾出现咳嗽症状，因为不严重所以就没过多理会。我们完善检查后发现小张巨细胞病毒明显升高，并存在免疫功能紊乱。至此，我们初步判断：肾病综合征后长期口服免疫抑制剂导致免疫功能低下，病毒此时趁虚而入，进一步造成肝损伤。

巨细胞病毒侵入人体后，可以不表现出任何症状，而是潜伏在人体内，当人体免疫功能低下时，病毒被激活，便会表现出一系列临床症状。因此，日常生活中，我们一定要注意保持规律、健康的生活方式，适当运动，提高机体免疫功能及抗病能力，以减少巨细胞病毒的感染风险。

结合小张肾病综合征、肝功能损害的情况，入院后我们积极进行血液净化治疗，并完成一次血浆置换，同时进行抗病毒治疗消除始动因素，并积极进行肾病综合征的治疗——激素加量，结合抗凝。经过这一系列治疗后，效果很好，患者的肝功能有了明显好转。

可是好景不长，停止血液净化后肝功能再次恶化，复查巨细胞病毒载量仍较高。于是调整治疗方案，联合两种抗病毒药物，并加用人免疫球蛋白调节免疫治疗。经过这样的治疗调整后指标虽然未再进一步恶化，但是也未见明显好转，唯一欣慰的就是尿蛋白一直控制稳定！随着治疗时间的拉长及治疗费用的升高，小张表现出异常的焦虑，尽管我们在不断地鼓励他坚持治疗，同时为了能够减轻一部分治疗费用，把他转到了普通病房。

我们积极地为他想各种办法，请中医科会诊，看中西医结合治疗能否改善病情。但是令人失望的是，应用中药后肝功能指标又再次升高，遂在停用中药、激素减量的同时联合另一种免疫抑制剂调节免疫系统功能。但是治疗效果仍不佳，转氨酶及胆红素仍在逐渐升高，胆红素最高达到正常值20倍！

对于小张的情况，我们也是一筹莫展，诊断明确了，病因清楚了，为什么治疗效果不理想呢？我们考虑可能与患者既往免疫状态有关，因为长期口服免疫抑制剂，自身的免疫平衡可能已经被严重打乱，想要重新建立平衡会比较难，也会比较慢。因此，薛主任联系了肝病医院专家，看看有没有更好的解决办法。专家考虑他有免疫病基础，同时巨细胞病毒感染时间较长，肝功能重度损伤，若目前治疗效果不佳，可考虑进行肝移植！

这个消息对于小张来说无疑是雪上加霜，本来目前的治疗就已经花费了他几乎全部的家当，捉襟见肘的经济条件使他无力承担肝移植的费用，他失去了信心，想要回家……

我们劝小张："你这么年轻，不能就这么放弃了，而且你要是不在了，你爷爷奶奶、爸爸妈妈怎么生活？！"

薛主任也不断地跟小张本人及家属沟通："虽然目前治疗效果不佳，但是患者一般状态一直很好，除了肝功能损害没有出现其他的严重并发症，前期的血浆置换既然有效，那我们就再试一试！"小张和家属非常信任薛主任和我们这个团队，同意再努力一搏。

于是小张再次转回ICU，我们积极跟血库申请血浆，每周做两次血浆置换，在做完第四次血浆置换后的间歇期，好转的肝功能终于稳定了，停了血浆置换后也未再升高，而且巨细胞病毒载量也明显下降。

小张露出了久违的微笑，我们悬着的心也算落了地。

终于在住院2个月后，小张好转出院了！

后来，他给我们发消息说他结婚了，想到曾经的艰苦救治，看到他现在的幸福生活，我们由衷地感到欣慰，更祝福他未来更好！

进入ICU的病人，虽然很多都有疑难杂症，但并不是绝无治疗机会。本例患者有肾病综合征，且免疫功能低下，在此基础上合并病毒感染导致严重的肝功能损害，在治疗过程中需要鉴别多种原因。因为患者肝损害非常严重，因此治疗也比较曲折。医生应该努力寻找治疗过程中出现的微光，为病人争取更好的结局。

病例相关小科普：

肾病综合征是以大量蛋白尿、低蛋白血症、（高度）水肿、高脂血症为基本特征（即"三高一低"）的一组综合征，可造成多种代谢紊乱。本病可由多种病因引起，分为原发性和继发性，原发性是由肾脏本身的病变导致的；继发性是由身体其他疾病导致的。继发性病因明确，比如患者本身有糖尿病、系统性红斑狼疮、多发性骨髓瘤、乙型肝炎等；原发性与服用某些药物，如利福平有关，也与某些病原体感染相关。

巨细胞病毒感染的一个重要特点就是抑制宿主的免疫功能，而且病毒可在宿主细胞中长期潜伏致使机体免疫功能紊乱，免疫功能下降又将反作用于病毒并导致病毒活化，活化的病毒感染是发生多种恶性增殖性疾病的危险因素。有研究揭示EB病毒感染可能通过引发肾微小病变进而导致肾病综合征的发生。也有研究表明EB病毒引起的免疫复合物可造成肾小球基底膜的损害，从而引起肾炎性肾病综合征。还有研究发现成人肾病综合征患者病毒DNA载量比健康成年人高，提示病毒感染与肾病综合征的发生可能有关联。因此，在肾病综合征发生发展过程中，病毒感染有着非常重要的地位，在该病的治疗中，需要注意抗病毒感染。

肾病综合征患者在日常中要注意休息，并注意食用盐、蛋白质及脂肪的摄入，可通过改变行为或生活习惯，避免得病或复发，如：不盲目或随便用药，保持低盐优质蛋白饮食，加强锻炼、增强免疫力，避免感染发生，积极治疗原发病等。同时要养成定期体检的好习惯，对疾病做到早发现、早诊断、早治疗。

另外，长期不能获得缓解或者反复发作者，可能会出现焦虑、抑郁、恐惧等心理障碍，必要时需进行心理疏导，减少不良情绪，增加战胜疾病的信心并积极配合医生治疗。

不寻常的有机磷中毒

作者：李苗苗医生

　　药物中毒一般是指用药剂量超过极量而引起的中毒，有些农药如果出现误服也会引起中毒，比如常见的有机磷农药中毒，还有一些致死性农药，比如百草枯等。但不是所有的中毒患者都能明确讲出是什么药物中毒，遇到不能明确的药物中毒，需要通过毒物检测以及医生的仔细甄别才能给予正确的、有针对性的治疗。

　　老张是一位让我记忆深刻的患者。他因一些家庭琐事与儿子吵架后，便拿起一瓶农药一饮而尽，儿子急忙把老张送往当地医院。由于所在地是农村，医疗设施及技术水平有限，当地医院建议他们到北京就诊。于是，120载着老张急匆匆赶往北京，老张在颠簸的途中呕吐了一次，大量胃内容物被吐出，但是，残留在老张胳膊上的胃内容物没有被清理（有可能出现了皮肤吸收）。2个多小时后，老张到达了北京某医院急诊，医生立即给予洗胃治疗。

　　询问家属情况，但是家属并不能确定具体是什么农药。考虑到农村应用杀虫剂比较多，多半是有机磷农药，比如乐果、敌百虫、敌敌畏等，因此高度怀疑老张是有机磷农药中毒，给予解磷定静脉注射治疗，但中毒症状并未明显缓解，建议行持续血液净化治疗。在服农药5小时后，老张以有机磷农药中毒转入航天中心医院重症医学科治疗。

接诊老张时，他神志清楚，能下床行走，感恶心，自述腹部不适、有便意。我们立即予以灌肠治疗，排出较多粪便样物后他说肚子舒服多了。

为明确毒物种类，我们把血标本送往307医院进行毒理化验，并再次详细询问病史，同时着手安排治疗：根据有机磷中毒治疗原则给予解磷定和阿托品；留置输液用的深静脉导管及血滤用导管准备血液净化治疗（促进毒物排出）。但患者应用解磷定和阿托品后，病情迅速恶化，出现了嗜睡、躁动、谵妄、肢体僵硬、抽搐等症状。

一个疑问出现了：患者究竟是不是有机磷农药中毒？

我立即催促化验室加急查胆碱酯酶，结果回报：胆碱酯酶正常。胆碱酯酶降低是有机磷中毒的重要标志，而老张的胆碱酯酶没有下降，这与有机磷中毒不相符。我再次观察病人情况，发现他应用阿托品后并没有出现心率增快的现象，心率始终偏慢，这与阿托品效应不相符。

带着疑问我立即咨询急诊与消化科医生，他们也不置可否。

会不会化验结果有问题？可再次复查胆碱酯酶仍正常。

既然化验结果不支持，治疗不但无效、反而病情恶化，于是我做出了一个大胆的决定，立即停用阿托品和解磷定，只给予持续血液净化治疗。

一小时后，患者上述神经系统症状明显减轻！

我立即电话询问307医院毒理结果，报告：草铵膦中毒！

草铵膦属于膦酸类除草剂，在我国应用并不很多，其相关中毒报道也比较少见。草铵膦虽然毒性较低，但可以抑制呼吸，中毒后神经系统症状明显，严重可致死。抢救关键在于尽早清除毒物，及时给予针对呼吸、循环的支持治疗。诊疗得当则抢救成功率较高。

虽然草铵膦也归属于有机磷一类，但是草铵膦并不影响胆碱酯酶活性，故无须使用阿托品及解磷定治疗，应用阿托品治疗后却可加重中毒症状！这与常见的有机磷中毒治疗原则是不同的！

于是我们根据毒物检测结果进行了治疗的调整，经过我们有针对性的治疗，第二天早上，老张就能简单交流了。虽然有间断的嗜睡、躁动、不配合治疗，但他的呼吸系统、肝肾功能都没有明显受损。唯有神经系统症状持续时间长，恢复得也比较慢。

在做了5天血液净化治疗后，老张的生命体征归于平稳，神经系统症状逐渐减少，并可正常进食。1周后老张转回当地医院继续疗养。

通过老张这个病例，我们总结：化验检查有时候并不能及时出结果，此时需要进行经验性治疗，不能因为等待化验检查结果而延误治疗。而在经验性治疗中，病情是最真实的指标，如果病情的发展与指导原则明显不符，应以病情为准，实践引导我们不断学习和进步。

病例相关小科普：

有机磷中毒是指有机磷农药在短时间内大量进入人体后，造成的以神经—肌肉系统损害为主的一系列伤害。有机磷中毒是一种全身性疾病，可能累及肝脏、肺、心脏、肾脏以及血液系统等多个脏器。典型的中毒症状包括：呼出气呈大蒜味、瞳孔缩小（针尖样瞳孔）、大量出汗、流口水、癫痫发作及意识障碍等。治疗包括洗胃、解毒剂应用、大量补液、营养神经、血液净化、血液灌流等。

有机磷农药包含很多种类，其中有一部分并不很常见。草铵膦属于低毒性药物，抢救成功的概率很大；高毒性药物如百草枯，一旦中毒则死亡率极高，抢救成功率微乎其微。

草铵膦是一种广谱触杀型灭生性除草剂。动物研究显示，草铵膦对胆碱酯酶活性无影响，可导致肝脏、肾脏、神经系统的损害。急性毒性效应以神经系统的表现为主，包括嗜睡、精神异常、易激惹、震颤、抽搐、癫痫、不规则呼吸、流涎、腹泻、共济失调、反射减低等。

草铵膦没有特效解毒剂，口服中毒时应及时洗胃，胃肠吸附导泄。及时进行血液净化治疗可清除血中草铵膦。由于其表面活性剂具有亲脂性，适当应用脂肪乳静滴，也可以促进毒物排出。

如果出现农药中毒，尽快清除毒物是挽救患者生命的关键，可进行以下处理。（1）脱离现场：迅速将病人抬移出现场，并脱去被污染的衣帽、鞋袜等，防止毒物经过皮肤吸收。(2)冲洗:用微温水或肥皂水充分冲洗污染的皮肤、头面部等,并进行保暖,避免着凉诱发感染。(3)洗眼:如果药物不慎入眼,可用生理盐水冲洗,禁用热水或酒精冲洗,以免血管扩张增加毒物的吸收。(4)催吐:可用温和白开水或者纯净水进行催吐,促进毒物排出,病人不能配合者,不用此法。然后立即送医院就诊,采取相应的治疗措施。在救治过程中不能不做任何处理就直接拉患者去医院,这样会增加毒物的吸收而加重病情。

继续升压治疗吗？

作者：贺小旭医生

"听说前几天刘奶奶又来找薛主任看病了。"

"刘奶奶是谁，为什么总找主任看病？"

原来事情的经过是这样的。

刘奶奶今年八十多岁了，以前是某大型三甲医院的医生，身体状况一直不是很乐观。所幸刘奶奶退休后一直住在医院的家属楼里，因此看病比较方便。

去年某一天，刘奶奶突然没有征兆地晕倒在家，被紧急送进医院的抢救室，经过胸外按压、气管插管、呼吸机辅助通气才捡回一条命。医生诊断为脓毒性休克，随后将其送进ICU治疗。

不承想，这一进就连着住了4个月，花费了70多万元。虽然感染控制了，但是一直没能撤下呼吸机，而且血压也很低，需要持续使用升压药物。面对这种情况，医生和家属沟通，现在患者情况很不好，又是高龄，家属要做好思想准备，估计可能也就这样了，能维持到哪天就算哪天吧。

看着老奶奶无助地躺在ICU里，家属很难过也万分着急，于是四处打听，求医问药。最终，抱着试试看的心态，家属找到了航天中心医院重症医学科的薛主任，希望到薛主任这里，看看还有没有救治的可能。

刘奶奶转到航天中心医院重症医学科后,接诊医生看到了患者的情况:老奶奶虚弱无力,整个人蜷缩在床上,就连咳痰都十分费力,升压药的用量也不小,一旦停用升压药物血压就会迅速降到70/30 mmHg左右。而且离不开呼吸机,一旦脱离呼吸机,马上就会出现心率增快、呼吸加快的情况。这是一个相当危险的状态!

薛主任查房时仔细了解了病人的整个发病及治疗情况,并详细查看了相关的化验检查。

"患者高龄,极度虚弱,在ICU住院4个多月,这是典型的ICU衰弱,自身呼吸肌没有力量,这是撤不掉呼吸机的原因之一。但是你们是否想过,患者为何会出现低血压,为何必须用升压药维持?低血压与撤不掉呼吸机两者是否相关,能否用一个病因来解释?"

"呃……"大家一时间面面相觑,虽然也想过这个问题,但是并没有找到明确的答案。

"这个患者是脓毒症起病,导致脓毒性休克,需要升压药维持血压,但是经过4个多月的治疗,脓毒症已经好转,感染已经控制,目前仍表现为血压偏低,这时的低血压就不能再用脓毒症来解释了,必须重新寻找真正的病因!人体是一个整体系统,尤其是危重病人救治时,我们一定要有整体观,避免犯'头痛医头、脚痛医脚'这种类型的错误,要探求深层次的原因。"

薛主任接着说:"临床各专业医生大部分是从某个专业的角度来治病的,但是重症患者的病因经常是突破单一专业的,有时候也是错综复杂的！所以系统评估、整体治疗应该是我们重症医学科的优势和强项！关于治疗，有人提出疑问，是否如前面的医院一样要继续维持升压治疗？在没有找到病因之前必然要保证全身脏器的灌注，此时需要升压治疗，但是不能仅仅停留在升压治疗的层面，当我们找到真正的病因并能够去除时，我想就解决了低血压的问题，而不用再使用升压药物了。"

于是，在薛主任的指导下，主管医生给老奶奶完善了体内激素水平的检测。果不其然，甲状腺功能检查显示老奶奶患有严重的甲状腺功能减退。当体内的甲状腺素缺乏时，人就会有血压低、精神萎靡、呼吸无力等表现，和刘奶奶的症状高度吻合。

找到了病因，治疗也就变得非常简单，每天吃甲状腺素片即可。

治疗药物加上后，神奇的一幕出现了。

入院仅仅4天，刘奶奶就成功地撤离了呼吸机，停用了升压药物，可以正常吃饭，正常交流了，整个人看着也精神了许多。家属完全不敢相信自己的眼睛，频频赞叹薛主任的医术。又巩固治疗了10天之后，刘老奶奶顺利出院回家了。

这个病例其实并不复杂，整个治疗思路也很清晰。这个病例告诫我们，任何一种症状的出现都有其原因，治疗并不能停留在症状的表面，而是要积极寻找背后的影响因素，祛除病因，治疗才会一路通畅，问题才会迎刃而解。

病例相关小科普：

　　甲状腺功能减退症（简称甲减），是由于甲状腺激素合成及分泌减少，或其生理效应不足导致机体代谢降低的一种疾病。按其病因分为原发性甲减、继发性甲减及周围性甲减三类，以原发性甲减多见。

　　甲减的病因较为明确，一切能引起甲状腺激素合成或分泌减少的因素，或抑制甲状腺激素代谢转化的因素，或引起甲状腺激素抵抗的因素均能引起甲减。甲减的诱发因素包括：桥本甲状腺炎、地方性甲状腺肿、病毒或细菌感染、淀粉样变性、硬皮病、淋巴瘤、先天基因突变、垂体或下丘脑病变、甲状腺手术、放射性碘治疗、放疗、某些药物、长期低碘饮食等，另外还有部分疾病可引起甲状腺激素抵抗。

　　主要的临床表现为：（1）面色苍白，眼睑和颊部虚肿，表情淡漠，全身皮肤干燥、增厚、粗糙且多脱屑，非凹陷性水肿，毛发脱落，手脚掌呈萎黄色，体重增加，少数病人指甲厚而脆裂。（2）神经精神系统：记忆力减退、智力低下、嗜睡、反应迟钝、多虑、头晕、头痛、耳鸣、耳聋、眼球震颤、共济失调、腱反射迟钝、跟腱反射松弛期时间延长。重者可出现痴呆、木僵，甚至昏睡。（3）心血管系统：心动过缓，血压低，可并发冠心病，但一般不发生心绞痛与心衰，有时可伴有心包积液和胸腔积液。重症者发生黏液性水肿性心肌病。（4）消化系统：厌食、腹胀、便秘。重者可出现麻痹性肠梗阻。（5）运动系统：肌肉软弱无力、疼痛、强直,可伴有关节病变如慢性关节炎。(6)内分泌系统:女性月经过多,久病闭经,不育症;男性阳痿,性欲减退。少数患者出现泌乳,继发性垂体增大。病情严重时,由于受冷、感染、手术、麻醉或镇静剂应用不当等应激可诱发黏液性水肿昏迷或称"甲减危象",表现为低体温(T<35℃)、呼吸减慢、心动过缓、血压下降、四肢肌力松弛、反射减弱或消失,甚至发生昏迷、休克、心肾功能衰竭等。

日常生活中,注意避免受凉或感冒诱发感染,戒烟,饮食均衡,食用加碘盐,并积极地早期治疗原发病,保留足够的垂体功能,避免累及甲状腺。若已诊断甲减,需规律服药,定期复查,不可自行减量或停药,积极配合医生治疗,控制病情进展。

爱恨交加的双刃剑

作者：薛晓艳教授

12年前，我清楚地记得我们监护室收了一位濒死的患者。那是一个夜晚，我接到了一个朋友的电话，他想让我帮忙去会诊一个患者，这个患者因为发热、休克入院，住ICU治疗8天后仍无好转。除了病情的加重，还有不断增加的医疗费用，病人家里条件本就不是很好，随着高昂医疗费用的增多，家里已经快要到所能承受的边缘。朋友知道我长期深耕危重症领域，希望我能把把关，给个建议，如果实在没有治疗的希望，家人就准备放弃治疗，考虑后事了。

患者刘女士，43岁，平素身体健康。在2009年体检时发现空腹血糖升高，诊断为"2型糖尿病"。于2011年3月22日晨起自觉发热，伴呕吐、腹泻、腰痛，自行口服"胃肠胶囊"及"安乃近"后症状无明显缓解，体温仍高，并表现出不断加重的情况，于2天后入院治疗。

入院时，患者血压65/45 mmHg，因经皮血氧饱和度测不到，呼吸急促，于是给予气管插管、呼吸机辅助呼吸，化验检查发现炎症指标升高、血小板下降、肝酶升高、肌酐升高、蛋白水平下降，并出现胸水、腹水。结合化验结果考虑：休克（低血容量性、感染性）、呼吸衰竭、急性肾盂肾炎、急性胃肠炎、肝功能不全、肾功能不全、低蛋白血症、胸水、腹水、并转入ICU进一步治疗。

该医院ICU治疗方案为：顶级抗生素覆盖所有可能的病原菌进行抗感染治疗，激素抗休克，充分补液及多种血管活性药物高剂量泵入维持血压，双侧胸腔积液置管引流。这是符合国内外脓毒性休克指南中集束化治疗方案的。

但是，经过治疗后患者病情并无好转，持续高热达40℃，心率波动于150~160次/分。因患者休克并发多脏器功能不全，予持续血液床旁血液净化治疗，并结合中药灌肠降温治疗，体温可降至38℃左右，心率也能降至130次/分。但是停血滤后，体温便立即升至40℃。经过科内病例讨论认为抗生素已经足够强，但是似乎没有见到明显疗效，因此怀疑不能除外真菌感染，遂加用当时最好的抗真菌药物——安伏特克，进行抗真菌治疗。

因患者生命体征不稳定，病情危重，遂进行血流动力学监测，提示患者休克在进展，并合并肺水肿。

我看到病人时，病人处于药物镇静状态，气管插管接呼吸机辅助通气，持续床旁血滤，大剂量升压药维持血压。患者年轻，我观察到虽然在机械通气，但是呼吸机支持条件并不是很高，尿量尚可，尽管病情复杂、危重，已经出现多系统受累、多脏器功能不全，但是我觉得病人还有救治机会，放弃治疗太可惜。而且目前的状态我觉得具备转院条件，于是和家属沟通，家属表示即使是最后一丝希望也不愿放弃，马上办转院！

因为办转院手续需要几个小时，但是对于病人治疗，我一刻也不想耽误，于是把家属分两批，一批陪着患者转院，一批办理转院流程。

吸取前面产妇的经验教训,我叮嘱对方医生,转运之前给予病人大剂量激素冲击。于是在当天夜里,患者转入我科,令我十分惊喜的是,虽然经过了转院的路途颠簸,但是病人的病情却有了好转,升压药减量,体温及心率均较前下降。我知道这就是足量激素的作用,该亮剑时一定要亮剑!

患者激素冲击后4小时:体温37.8℃,脉搏120次/分,血压130/85 mmHg,神志仍处于镇静状态(停血管活性药和镇静药,但药物代谢尚未完全)。

我们使用激素冲击的同时,广泛覆盖可能致病原,用强的抗生素进行保驾。同时拟定全面系统的精细化治疗方案:肝素抗凝、胰岛素控制血糖,维持水、电解质平衡及营养支持治疗等。

激素冲击3天后按计划逐渐减量。

停用升压药后,血压未再出现下降。因胸腔引流液减少拔除两侧胸引管;因尿量可、脏器功能改善,拔除左侧股静脉血滤管并停止床旁血液净化治疗。停用镇静后,患者清醒,第3天拔除气管插管撤离呼吸机,鼻导管吸氧下血氧饱和度100%。

患者病情正如我们预料的那样一天天好转,我们继续沿着计划方案治疗。当晚曾经接诊的护士再次上班时,看到刘女士正神志清楚地坐在床上吃饭时简直惊呆了。她看到我说:"薛主任你太神了,一个濒死的病人居然能在3天内发生这么翻天覆地的变化。"其实这源于对病情的精准把握和对疾病的整体治疗,这也是不断积累、不断学习、不断总结的过程。到我们科室轮转的住院医师都希望能在我们这里多待些日子，他们普遍反映跟着我总是能见到奇迹。

　　之后，患者体温、血压、心率、血氧饱和度等生命体征一直处于稳定状态。1周后，化验提示肝酶、白细胞、血小板均恢复正常。患者的病情一天一天好转，但是家属来找我，说家里经济压力太大，要求出院。按照患者的目前情况，也可以出院，但是如果能继续巩固几天会更好，但是因为经济条件，于住院第8天病人好转出院回家。

　　这个患者让前一家医院的ICU主任印象深刻，许多年之后，在某次学术会议上我们遇到，他还说起了这个患者，他有些不解，为什么给予激素冲击会取得这么好的效果。我给他解释：这一类患者其实是某种致病原感染后激活了免疫系统，激发了细胞因子、炎症因子大量释放，进而导致炎症风暴的发生。炎症阀门一旦打开，就难以自行关闭，而且炎症与免疫之间会形成恶性循环，致使各个脏器功能受损，凝血紊乱，甚至发生DIC；大量的毛细血管床开放致使毛细血管渗漏增加，引起胸水、腹水、低蛋白血症及低血压；有时能查到某种自身抗体阳性，比如刘女士自身抗体谱回报抗内皮细胞抗体阳性，有时虽然抗体阴性，但患者依然存在免疫异常紊乱基础。患者来诊时往往不知道存在免疫问题，而表现为急危重症。我们的治疗首先是识别炎症风暴及其危害，然后想方设法管理炎症，打破这种恶性循环，进而遏制炎症风暴。因此，在危重症治疗时，该亮剑时就亮剑！

　　在临床工作中，很多人认为重症感染似乎不能用糖皮质激素冲击，甚至在指南中也不是强推荐糖皮质激素，即使应用剂量不是很大，究其原因主要还是担心激素的副作用。而在这里激素冲击治疗功不可没、必不可少！紧接着治疗就要控制源头：抗生素覆盖所有可能的致病原，激素冲击稳定免疫系统，关闭炎症风暴阀门。当然必须同时滴定治疗剂量和精细调整各个器官系统功能，这样就可以把副作用降到最低，在这方面我们团队积累了丰富的经验。任何一种治疗方式都存在风险，但只要我们在恰当的时机、运用恰当的方式和合理的剂量，并提前准备应对可能发生的变化，那治疗就一定利大于弊。

病例相关小科普：

> 糖皮质激素是人体内极为重要的一类调节分子，它对人体的生长、发育、代谢以及免疫功能等起着重要的调节作用，是人体应激反应最重要的调节激素，也是临床上使用最为广泛而有效的抗炎和免疫抑制剂。
>
> 临床常见的糖皮质激素类药物有泼尼松、甲泼尼松、地塞米松、氢化可的松、倍他米松等，具有调节糖、脂肪和蛋白质的生物合成和代谢的作用，还具有抑制免疫应答、抗炎、抗毒、抗过敏、抗休克及退热等多种作用，此外，还可以防止和阻止免疫性炎症反应和病理性免疫反应的发生。
>
> 长期大量应用可引起不良反应：（1）皮质功能亢进综合征，如满月脸、水牛背、高血压、多毛、皮肤变薄等。（2）诱发或加重感染，主要原因为激素降低机体对病原微生物的抵抗力。（3）诱发或加重溃疡病。（4）诱发高血压和动脉

硬化。(5)骨质疏松、肌肉萎缩、伤口愈合延缓。(6)诱发精神病和癫痫。(7)抑制儿童生长发育。(8)其他如负氮平衡、食欲增加、低血钙、高血糖倾向、消化性溃烂、欣快。(9)股骨头坏死。长期用药者减量过快或突然停药,可引起肾上腺皮质功能不全,出现反跳现象与停药症状。

正是这些不良反应的出现,使得糖皮质激素成为临床治疗的双刃剑,有些人认为它是万能的神药,包治百病;而有些人则对其存在天然的抗拒。面对这把令人爱恨交加的双刃剑,我们只有真正地去了解它,不带有任何偏见,不戴有色眼镜,科学合理地应用,才能以小博大,起到四两拨千斤的作用。用好了,糖皮质激素照样可以成为我们手中的利剑。

应用糖皮质激素时需根据病情选择合适的治疗时机和合理的治疗剂量,当激素需要减量时,应采取逐步减量的方法,越到后面减量速度越慢,使人体自身皮质功能得以恢复。若需长期大剂量服用激素,应严格遵从医嘱常规补充钙剂、维生素D以及抑酸剂等,防止骨质疏松、股骨头坏死以及应激性溃疡的发生。严格执行医嘱,不可擅自减量、停药及更改给药时间,并定期监测血糖、血压、血钾等指标,以便及早发现不良反应并及时调整给药方案。同时必须保持卫生健康的生活方式,避免受凉或感冒,防止感染的发生。

六 感知身体的变化

"人吃五谷，孰能无病？"我们既然做不到"永不生病"，那么退而求其次，及时发现疾病，把疾病控制在萌芽时期，及时"修正身体的问题"，才能更好地追求健康长寿。正视并感知自己身体的每一个小变化，因为这很可能是疾病的信号。出现问题及时就医，及时改变各种不良习惯，使身体回归健康轨道。在可怕的疾病站稳脚跟前抓住机会，把它推得远一些、再远一些。因此永远不要忽视身体的每一个变化，不仅是生理方面，也包括自己的情绪，做到早发现、早诊断、早治疗。爱自己是终生浪漫的开始。

突发"精神病"

作者：薛静医生

我们在开心的时候会有说有笑，在伤心的时候会又哭又闹。这些正常的情绪反应会通过人的外在行为表现出来，如言谈、表情、动作等。而一些异常的精神活动也是如此，这些异常行为被称为精神症状。本病例表现的精神症状是一种异常的精神活动，那么这种精神症状的出现是因为本身的精神疾病还是由其他疾病导致的呢？

患者为55岁男性，是一名出租车司机，平时身体状况较好，没有任何基础疾病。入院前半个月，患者无明显诱因出现精神、行为异常，起初表现为反应迟钝、表情淡漠，后出现躁狂、胡言乱语、暴力倾向等。就诊于当地医院，查头颅核磁未见明显异常，化验提示电解质、肝肾功能均在正常范围，其他一些检查也未见明显异常。追问病史，未发现精神性疾病家族史。

既然医院检查没有发现异常，那是不是迷信讲的"中邪"了呢？抱着"病急乱投医"的心态，家人请了当地最有名的算卦、看相先生给"驱邪"。"法事"做完了，可是几天后患者的症状非但没有缓解，反而出现逐渐加重的情况，神志从躁狂转为嗜睡，后出现昏睡。

家人十分焦虑，带患者去了一家精神病医院。这次的化验检查出现了异常：白细胞、电解质（高钠、高氯）、肝肾功能等指标均明显升高，但头胸腹部CT仍未见异常。结合患者化验检查结果，提示患者存在器质性疾病，因病因不明、病情复杂危重，精神科医生向家属交代病危，建议转院。经多方转诊至航天中心医院重症医学科。

我还记得首次接诊他时，叫他名字，他还能用眼神回应我，但问其他问题，他就完全不能配合回答，查体也不能配合。

入院后完善相关检查，发现：白细胞明显升高，血小板下降；血钠、血氯、血磷等电解质严重失衡；肌酐明显升高，肾功能已接近肾衰水平；转氨酶及淀粉酶中度升高；肌酸激酶、乳酸脱氢酶明显升高；凝血功能紊乱。

患者的化验检查向我们展示了如下问题：感染、电解质紊乱、肝功能异常、肾功能不全、心肌损伤、胰腺损伤、凝血障碍。加之患者半月来的精神症状，我感觉病人的情况很严重，但是对于以精神症状起病的这类病人，我却见得不多，我也在思考这到底是什么病呢？

我向上级医师汇报病例，作为重点病人，进行了三级查房，主任详细地查看了这个病人，指出入院时的这些资料尚不全，还不足以明确诊断，但是根据目前的化验检查，需要着重鉴别以下四点。

电解质紊乱（高钠、高氯、高磷）导致的代谢性脑病？

脑炎？

肿瘤？

血栓性微血管病？

接下来，确定救治方案：先救急症，并继续完善相关化验检查，边治疗，边诊断，不能因为等待检查结果而贻误治疗时机。

根据我们考虑的可能疾病，先给予抗菌、抗病毒、中等剂量激素、抗凝、保肝、保护心肌等治疗，并通过床旁血液净化改善肾功能，调节电解质失衡，维持机体内环境稳定。

但是，前4天的治疗效果并不理想，血小板仍持续下降，患者出现血尿、消化道出血，同时下肢静脉血栓形成，并且意识状态较之前进一步变差，呈现出昏睡至昏迷状态。我们考虑可能是治疗方向有偏差或治疗力度不够，这时候我们在继续对症治疗、保证生命体征稳定的前提下，等待化验检查结果。我们不断跟家属沟通病情，患者目前病情危重，治疗效果不是很理想，可能随时会出现危及生命的情况，家属虽然很担心，但明确表示愿意积极配合医院救治。

随着化验检查结果的呈现，新的证据不断被发现，就像福尔摩斯探案一样，患者的病情框架逐渐清晰起来，根据"神经系统症状，弥散性血管内凝血，血小板减少，急性肾功能衰竭，心肌、肝脏、胰腺功能损伤，乳酸脱氢酶升高，微血管病性溶血"等症状，最后诊断：血栓性微血管病。

在主任的指示下，我们给予患者大剂量激素冲击、人免疫球蛋白治疗，患者存在消化道出血，似乎抗凝是禁忌，但是同时存在下肢静脉血栓形成，而且血栓性微血管病是必须抗凝的，所以抗凝需要十分慎重，既不能增加出血，又要达到治疗目的。因此予以小剂量普通肝素抗凝,方便根据凝血结果进行调节。

经过我们精细、及时的药物调整治疗,患者的血小板逐渐回升,出血症状消失,脏器功能好转,意识状态也逐渐恢复。

入院第5天,患者可以简单交流、但仍反应迟钝;入院第6天,患者能配合动作、反应较前灵活;入院第9天,患者意识完全恢复,反应良好。

在之后的治疗中,我们将药物逐渐减量,住院21天后患者治愈、带药出院,我们叮嘱患者定期复查。随后,他每个月都按时回来复查,言语间充满了感激,我们看到他这么好的状态也由衷地感到欣慰!

病例相关小科普:

血栓性微血管病(TMA)是一组急性临床综合征,以溶血性贫血(红细胞被破坏)、血小板减少为特征,在毛细血管和小动脉等微循环中形成血栓,导致器官损害。几乎任何器官都可受累,比如出现神经系统症状(脑病表现)、肾功能衰竭等。

经典的血栓性微血管病主要指溶血尿毒综合征(HUS)和血栓性血小板减少性紫癜(TTP)。两者区别在于HUS是以儿童为主的疾病,肾功能损害更明显;而TTP主要发生于成人,神经系统症状更为突出。该病可以发生在感染之后,如病毒、细菌或其他内毒素感染;或与一些药物有关,比如环孢素、他克莫司、奎宁等;或先天性诱发条件如凝血过程中的因子水平下降；其他常见的病因还包括恶性高血压、硬皮病肾危象、妊娠相关的肾脏损害等；有人将抗磷脂综合征也纳入血栓性微血管病的范畴；也有可能找不到明显诱因。

微血管病性溶血性贫血、急性肾功能衰竭、血小板减少被称为该病的三联征，有时还会出现血红蛋白尿、神经系统症状等，主要表现为疲劳、出血、少尿或无尿、头晕、头痛、精神错乱、肢体麻木、发热等。若出现原因不明的神经症状、血小板减少、发热、出血、乏力、关节痛或肌痛、肾功能损害等要及时就医，给予针对性治疗，否则可能致命！

家族中有类似患者，需要定期体检，发现疾病及早救治。若有其他原发病，要积极进行治疗，同时做到自我防护，避免感染发生。避免服用可能引起该疾病的相关药物。存在营养不良时，需积极补充营养，做到饮食均衡，适当补充膳食纤维及维生素。注意休息，保证充足的睡眠，尽量戒烟戒酒，适度进行运动，增强机体免疫力，提高防病能力。

口腔溃疡引发的大问题

作者：饶芝国、贺小旭医生

口腔溃疡大家都十分熟悉，是指出现在口腔内部的疮口，虽然会引起疼痛，但通常对身体无害，且大多数会在一至两个星期内自愈。多数人都会忽视口腔溃疡，但是如果是与免疫相关的口腔溃疡就可能会引发危重症！

王大爷今年62岁，是一位退休干部，孩子在国外，老伴儿也已经退休，老两口平时散散步、下下棋，生活悠闲自在。可是在1年前，王大爷觉得自己的左手有点麻，没有任何其他不舒服，他考虑到自己的年纪，认为有必要检查一下，于是来到北京某医院。

王大爷首先做了头颅CT检查，没有发现明确的脑血管病变，不过医生认为既然有左手麻木的症状，很可能存在血管狭窄，于是在医生的建议下，王大爷做了CT血管成像。果然和医生预料的一样：右侧颈动脉重度狭窄。因为右侧的大脑支配左侧的身体，所以从症状来说，定位和病情表现是相符合的。

为了防止血管闭塞造成大面积的脑梗死，王大爷接受了介入手术治疗：在血管狭窄的部位置入了一枚支架。血管狭窄的问题解决了，手麻的症状也随之消失了。

可是，没过多久，王大爷再次出现了左手麻木的症状。他赶紧去医院复查，结果显示放的支架里竟然长了血栓，因为支架内血栓形成再次引起了血管狭窄！

王大爷吓坏了，在医生的建议下，重新放置了一枚支架。医生叮嘱术后一定规律服用抗血小板药物，王大爷也谨遵医嘱，一日不敢松懈。

可是在来我院前1个月的一天早上，王大爷突然卧床不起，左侧肢体无法活动。家属紧急把王大爷送到医院，检查显示：右侧大面积脑梗死。王大爷彻底卧床了，左侧肢体偏瘫、言语不清、进食呛咳。不久后，王大爷出现了发热，胸部CT提示肺部感染，并伴随大量咳血，遂行"支气管肺动脉栓塞术"止血，并给予相应的对症治疗。但是经过治疗后，王大爷的病情并没有明显好转，反而有所进展，看着他的病情一天天恶化，家属焦急万分。辗转多家医院后，来到了航天中心医院重症医学科。

转入我科后，王大爷的生命体征尚平稳。体温38.0℃，炎症指标高，说明肺部感染比较重。王大爷的情况比较奇怪：第一次放置支架后很短的时间里在支架内形成血栓；第二次支架后谨遵医嘱服用抗血小板药物，再次形成血栓的风险似乎不大，那为什么还会出现脑梗死？我们感觉这似乎不是常见的脑梗死，其背后究竟隐藏了怎样的危机？

入院后，薛主任认真细致地进行了查体，发现患者存在口腔溃疡。于是追问病史，家属说王大爷多年来一直反反复复出现口腔溃疡。那么口腔溃疡的原发因素是什么？口腔溃疡与脑梗死又有什么关系呢？薛主任指示还需完善进一步检查，包括腹部CT等，看是否累及全身多系统。其实对于王大爷的病情，主任心里已经有了初步的判断，只待完善检查进一步证实。

腹部CT检查结果提示：回盲部肠道病变。结合近期患者出现的动脉闭塞、咯血、反复血栓形成等症状，以及口腔溃疡病史，我们判断这可能是一种少见的血管炎性疾病：贝赫切特综合征！

贝赫切特综合征会累及血管，导致血管狭窄，易形成血栓。这样一来，王大爷的脑梗死就有了合理的解释。确定病因后，薛主任指示用糖皮质激素来调节免疫功能。

治疗调整后，王大爷的症状很快好转：体温恢复正常、肺部感染好转，口腔溃疡好转，未再形成新的血栓。但是，已经梗死的脑细胞和缺失的神经功能只能依靠神经康复来恢复，这个过程可能会很漫长。经过2周的治疗后，王大爷好转出院。

这个病例提示我们，当病情发展出乎了我们的预料，当常见病以不常见的形式出现时，有很大可能是在表面症状下还存在我们不知道的底层病因，这时我们就应该多考虑不常见的疾病，尤其是多部位、多方面、多系统、多器官受累的时候。这种受累表现可以同时发生，也可能有先有后，后者更难诊断，所以有"先开枪后瞄准"的说法。

病例相关小科普：

> 贝赫切特综合征是一种全身性免疫功能紊乱性疾病，属于血管炎的一种，也被称为贝赫切特病、丝绸之路病等，能累及全身所有的血管。本病好发于古代"丝绸之路"沿线的国家和地区，包括中国、土耳其等，发病率很低，而且缺乏特异性的抗体。患者对于自身器官组织的免疫反应亢进，对外界病原体的免疫反应减弱。病因尚不清楚，可能与感染、免疫、

遗传、环境等因素密切相关。环境中的致病因子在具有遗传易感性的人群中继发自身免疫反应，是该病的重要机制。

贝赫切特综合征可侵害人体多个部位，包括口腔、皮肤、关节肌肉、眼睛、血管、心脏、肺和神经系统等，主要表现为反复口腔和会阴部溃疡、皮疹、下肢结节红斑、眼部虹膜炎、食管溃疡、小肠或结肠溃疡及关节肿痛等。累及肺动脉可以表现为咳嗽、呼吸困难、发热等，形成肺动脉瘤可以导致咯血。也可累及胃肠道，导致腹痛、腹泻、出血等。严重者可导致血管的管腔狭窄，动脉和静脉血栓形成。

目前尚无任何实验室检查或特异性抗体可以确诊本病，因此诊断基于临床表现。贝赫切特综合征需要规律的药物治疗，包括各种调节免疫的药物，经过有效治疗后，一般预后较好，不治疗则预后不好，严重者危及生命。

贝赫切特综合征患者应从饮食、生活习惯等方面进行全方位的管理，坚持治疗，定期复查，以达到更好地控制病情的目的。比如饮食上少吃辛辣刺激的食物，适当多吃新鲜果蔬，保证每日能量的供给，进食适量的鸡蛋、牛奶、瘦肉等补充蛋白质。部分患者可出现焦虑、抑郁等不良情绪，必要时可进行心理疏导。

虽然本病无有效的预防措施，但是良好的生活习惯、充足的睡眠、干净整洁的环境对本病的诱发起到一定的抑制作用。饮食方面也主要进食营养丰富、粗纤维、易消化的食物。该病诊断明确、治疗后，要遵医嘱定期复查，在医生指导下调整治疗，并及时了解病情变化。

喝水增多的信号

作者：徐庆杰医生

我们在日常生活中经常会听到类似的话：感冒了多喝点水，上火了多喝点水，甚至想减肥也要多喝水。多喝水对我们的身体的确有很多好处，"多饮多尿"被明确写入教科书中，作为保护肾脏的重要一条。另外，多喝水可以帮助退热，可以增加新陈代谢，等等。但是如果喝水量突然大幅增多，那就要警惕了！

喝水量突然增多到底是向我们传达什么信号呢？

"徐老师，急诊有个休克昏迷的病人，您去看一下吧！"中午，我刚要去食堂买饭，便被同事叫住了。我匆匆赶到急诊，看到一位老年男性，呈昏迷状态，因为血压低，用升压药维持着血压，心电监护显示心率波动在130次/分，外周血氧饱和度在80%~90%。急诊医生向我简单介绍了情况，化验提示血糖、血钠异常升高，血气分析提示代谢性酸中毒，尿常规提示尿酮体阳性。综合情况指向一种疾病：重度糖尿病酮症酸中毒。因患者生命体征不稳定，目前病情危重，需立即收住重症医学科进一步治疗。

收入院后，因为患者低氧明显，医生立即进行气管插管，在插管时却明显闻到了一股烂苹果味。继续完善相关检查后明确诊断：糖尿病酮症酸中毒，高渗性昏迷，肺部感染，呼吸衰竭。

病情危急，立即启动治疗方案：补液、升压、降糖、纠酸、抗炎、脏器支持等综合治疗。随着药液进入体内，患者的血糖及血钠逐步下降，代谢性酸中毒得到纠正，尿酮体转阴，人也渐渐有了意识，升压药逐渐减停。

这时找家属详细询问病史的医生回来了，原来事情的经过是这样的。

老李叔，牧民，60多岁。他每天早早地出发，到青草肥美的山上放羊，随身带一个5升的大桶，装上一桶水，再带上点干粮，这就是一天的伙食，等到日落西山时才赶着一大群羊回家，天天如此。

可是最近10多天，老伴儿发现，每天回家的时候老李叔的水桶都是空的，而且到家后他还会喝很多水。

老伴儿有点好奇：你咋喝这么多水？

老李叔没在意：可能秋天比较干燥吧。

因为老李叔没有其他异常的表现，这件事老两口就没有往心里去。

突然有一天，老李叔在放羊的时候晕倒了。

对于牧民来说，放牧一般不会单独进行，隔一段距离就会有同伴，担心有突发事件。老李叔晕倒的时候，刚巧跟同伴吃完饭，同伴赶紧叫他，他说：我很困。

老李叔的老伴儿闻讯赶来，匆忙将他送到了医院，他先是表现为烦躁不安，后来就神志不清了，被送到急诊后便出现了先前的一幕。

医生在跟家属交代病情的时候，老伴儿很疑惑：平时没有糖尿病啊，怎么会出现糖尿病酮症酸中毒呢，还是重度？医生详细了解情况后得知，老李叔平时从不体检，即使有时候觉得不舒服，挺一挺或者自己吃点药就没事儿了，所以没有特别注意过身体的事情，总是觉得牧民嘛身体结实，所以不是像老伴儿说的没有糖尿病，而是没查，没有发现。

经过我们的积极治疗，老李叔在住院4天后好转出院，我们千叮咛万嘱咐住院后一定到内分泌门诊去复查，监测血糖指导调整降糖药物治疗，并注意饮食及运动，避免出现高血糖或低血糖的情况，否则危及生命。

如果老李叔在发现自己喝水增多的时候就能到医院检查一下，也许就不会出现这么严重的情况了。所以当生活方式或饮食习惯出现大的改变，而又没有其他明确原因的时候，一定要予以重视，这是身体给我们发出的信号，不可马虎大意。

病例相关小科普：

糖尿病酮症酸中毒是内科常见急症之一，指在各种诱因的作用下，体内胰岛素分泌不足导致血糖异常升高，使得体内糖、脂肪和蛋白质的合成、利用失衡，产生过多的酸性物质，这些酸性物质在体内蓄积导致酸中毒。"酮体"就是一种酸性物质，酮体过多时会随着尿液大量排出，因此尿常规中可检测到酮体。血糖升高、尿酮体阳性、血气分析提示代谢性酸中毒，这些结合在一起就可以诊断糖尿病酮症酸中毒。

酮症酸中毒的诊断并不困难，关键在于想到酮症酸中毒发生的可能性，某些发病急的患者有时可被误诊为急性感染或急腹症等，因此临床上应予以注意。

任何能引起体内胰岛素绝对或相对不足的因素，都可能引起酮症酸中毒的发生，常见的诱因如下。(1) 感染是常见的主要诱因，多为急性感染或慢性感染急性发作，如全身性感染、肺炎、败血症、胃肠道急性感染、急性胰腺炎、肾盂肾炎、化脓性皮肤感染等。(2) 处于急性心肌梗死、卒中、严重外伤、麻醉、手术、妊娠或分娩、精神紧张等应激状态时。(3) 胃肠道疾病引起的呕吐、腹泻、厌食，导致重度失水和进食不足，导致饮食失调。(4) 胰岛素剂量不足或原使用胰岛素治疗的患者突然中断使用。(5) 对胰岛素产生了抗药性。(6) 过多进食含高脂类食物，过度饮酒或过度限制进食糖类食物等。

根据病情程度的不同，患者的临床表现也不同。轻症者：多饮、多尿、乏力、皮肤干燥、心跳加快等。重症者：恶心、呕吐，头晕脑胀，精神萎靡、反应迟钝，腹痛，呼吸困难，心跳快而无力。危重者：意识模糊、甚至昏迷，皮肤干燥，脉搏微弱、无力，四肢冰冷，甚至休克，可出现低血糖、低血钾、脑水肿等并发症。

因此出现以下情况时需要及时就医。(1) 多饮 (才喝过水又觉得口渴)、多尿 (尿量每天可达4~10L)，食欲不振，可有体重下降。(2) 恶心、呕吐，呼吸有烂苹果味儿。(3) 心跳加速，疲乏无力，四肢冰冷。(4) 精神萎靡甚至昏迷。

糖尿病酮症酸中毒如何预防？（1）定期监测血糖，特别是出现感冒、发热、外伤等时，会出现应激性高血糖。（2）调整饮食结构，避免高糖、高脂饮食摄入，同时定时定量进餐，避免进食无规律及暴饮暴食现象，否则极易引起血糖波动。（3）观察饮食习惯的改变，及时调整治疗。（4）合理用药，避免药物因素导致血糖升高。（5）适当运动，对于降低血糖有益。

我们在日常生活中一定要重视身体发送给我们的每一个信号，出现变化及时就医，避免出现严重的合并症或并发症，为治疗带来困难，甚至威胁生命。

肥胖惹的祸

作者：贺小旭医生

肥胖是体内脂肪积聚过多而呈现的一种状态。当人体进食热量多于消耗热量时，多余热量以脂肪的形式储存于体内，其量超过正常生理需要量，且达到一定值时便演变为肥胖。随着社会生活水平的不断提高，人群肥胖率也呈增加趋势，人们渐渐认识到肥胖会带来很多危害。

家住农村的姑娘小花今年30岁，曾经又瘦又小、面黄肌瘦，见到她的人都会怀疑她是不是营养不良。家里人也劝小花多吃点食物。

后来随着农村生活水平的不断提高，各种各样的零食不断涌入小花的生活，重要的是不用自己去买，动动手指一杯奶茶到了，又动动手指一个奶油蛋糕就出现在了面前。一边吃美食，一边躺在沙发上看电视，小花突然觉得，原来生活还可以这样惬意。没过几年，原本身材瘦小的小花就变成了一个胖姑娘。

婚后的小花更是在家做起了全职太太，每天依旧有吃不完的零食。因为备孕，家人不断提供营养供给，怀孕后更是注重小花的营养状况，只要是小花想吃的，家人一定满足，导致小花的体重稳步增加。

后来，在产后及哺乳期的影响下，身高仅150 cm的小花体重竟然超过了200斤！轻微的活动都会使她气喘吁吁，晚上睡觉时鼾声更是震耳欲聋。晚上照顾孩子睡不好觉，白天便没有精神，家人照顾小花，让她白天尽量多休息，小花于是吃了就睡，睡醒就吃，致使体重继续飙升。

小花觉得自己太胖了想减肥，家人也反复叮嘱她要努力减肥，可是小花的体重在一个月内竟然又增加了20斤！最近一段时间，家人发现小花尤其爱睡觉，时常犯困，甚至吃饭、说话间都能不经意地睡着。

突然有一天，丈夫回家看到小花竟然趴在地板上睡着了，他意识到这可能已经不是单纯的肥胖问题了，于是想带她去医院检查一下。此时的小花体重已经达到了270多斤，仅靠家人的力量无法送她去医院，于是家人在村里喊来了一群小伙子，才七手八脚地把她抬进救护车送往县医院。

到医院后，医生发现小花存在严重缺氧，伴有呼吸困难，随时会出现生命危险，于是紧急进行了气管插管、呼吸机辅助通气。当地医生认为患者年轻，病情却比较复杂，建议转北京治疗。家属经过多方联系，最终联系到了航天中心医院重症医学科的薛晓艳主任。

转到航天中心医院后，薛主任即刻对小花进行了查体，发现小花皮肤水肿比较明显。家属也反映，最近小花的皮肤的确变得硬邦邦的，不像原来那样松软了。

薛主任查看了家属带来的胸片和化验检查结果后，对小花的病情进行了分析：患者年轻女性，肥胖状态，皮肤水肿，化验提示脑钠肽（BNP）显著升高，胸片提示肺水肿表现，这些证据均提示患者存在心力衰竭。但还要寻找心衰的原因。是因为单纯的过度肥胖还是因为存在感染的问题，或是有其他原因，这需要我们进一步明确。当时处于甲流以及新冠病毒流行阶段，需要排除病毒感染，过度肥胖的患者心脏负荷很重，在病毒感染这一外因作用下可以迅速诱发心力衰竭，但这种情况可能会被肥胖带来的一系列问题掩盖而变得不典型。当务之急是进行胸部CT扫描。同时需要继续呼吸机治疗，提高氧合并减轻心衰症状，缓解肺水肿。

但是，由于小花过度肥胖，能否进入CT机完成CT扫描成了大问题。主管医生特意为小花测量了胸围、肩宽等数据，并对每一台CT机进行了测量，到CT室与技师详细沟通，最终选定了一台口径最大的CT机。于是小花戴着转运呼吸机，由医生、护士和家属组成的搬运队伍簇拥着，从监护室浩浩荡荡开赴CT室，顺利完成了胸部CT扫描。

看过胸部CT结果后，薛主任认为，患者的肺内感染表现不典型，可以排除感染，主要问题还是考虑过度肥胖导致的心力衰竭。在进行强心、利尿治疗的同时，限制小花每天的能量供应，虽然限制碳水化合物的摄入，但是要补充必要的氨基酸，防止由能量不足导致的低蛋白血症。

经过这些针对性治疗后，小花每天的尿量达到6000 mL以上，全身僵硬的皮肤迅速变得松软，呼吸机的支持力度逐渐下调，随着病情好转，最终拔除了气管插管。

撤离了呼吸机之后的小花，又在普通病房进行了数日的观察。小花体重虽然明显下降了，但是过度肥胖导致的夜间睡眠呼吸暂停和缺氧问题仍较为明显，经耳鼻喉科会诊后，建议小花进行手术治疗，但小花和家属都很犹豫。于是，薛主任给出了另一个解决方案：夜间佩戴无创呼吸机改善通气问题、纠正缺氧，同时继续努力减肥。

小花和家属都非常高兴地接受了这个建议，买了无创呼吸机后在医院进行了试用，效果不错才放心地出院了，出院那天小花体重已经降到了210斤。

出院之后的小花戒了一切零食、冷饮，调整饮食结构并配合运动，体重逐渐下降。出院后1个月我们随访，小花的体重已经降到了200斤以下，夜间戴无创呼吸机的时间也逐渐减少，小花很开心并表示会继续努力。

病例相关小科普：

肥胖（obesity）是体内脂肪积聚过多而呈现的一种状态。肥胖按病因分为原发性肥胖（又称单纯性肥胖）和继发性肥胖。按脂肪在体内的分布分为：（1）普遍性肥胖，又称均匀性肥胖；（2）腹型肥胖，又称向心性肥胖、内脏型肥胖、男性型肥胖；（3）臀型肥胖，又称非向心性肥胖，女性型肥胖。正常男性成人脂肪组织重量占体重的15%~18%，女性占20%~25%。随年龄增长，体脂所占比例相应增加。单纯性肥胖多与遗传、生活方式等因素有关；继发性肥胖与多种内分泌代谢性疾病有关，对肥胖有影响的内分泌激素有糖皮质激素、甲状腺激素、性激素、胰岛素等。

轻至中度原发性肥胖者可无任何自觉症状，重度肥胖者则多有怕热、活动能力降低，甚至活动时有轻度气促，睡眠时有打鼾等症状，可伴高血压病、糖尿病、痛风等。肥胖症患者并发冠心病、高血压的概率明显高于非肥胖者，其发生率一般为后者的5~10倍，尤其是腰围粗（男性＞90 cm，女性＞85 cm）的中心型肥胖患者。肥胖可致心脏肥大，部分肥胖者存在左室功能受损和肥胖性心肌病变。肥胖患者猝死发生率明显升高，可能与心肌的肥厚、心脏传导系统的脂肪浸润造成的心律失常及心脏缺血有关。高血压在肥胖患者中非常常见，也是加重心、肾病变的主要危险因素，体重减轻后血压会有所恢复。肥胖症的患者脂代谢表现得更加活跃，相对地糖代谢受到抑制，这种代谢改变参与胰岛素抵抗的形成。肥胖症患者脂代谢活跃的同时多伴有代谢的紊乱，会出现高甘油三酯血症、高胆固醇血症和低高密度脂蛋白胆固醇血症等。糖代谢紊乱表现为糖耐量异常和糖尿病，尤其是中心性肥胖者。体重超过正常范围20%者，糖尿病的发生率增加1倍以上。肥胖患者肺活量降低且肺的顺应性下降，可导致多种肺功能异常，常伴有阻塞性睡眠呼吸困难。严重者可致肺心综合征，引起活动后呼吸困难，以及发绀、低氧血症、高碳酸血症，甚至出现肺动脉高压导致心力衰竭，此种心衰往往对强心剂、利尿剂反应差。此外，重度肥胖者尚可发生睡眠窒息，偶见猝死。此外，肥胖与关节、痛风、骨质疏松以及内分泌系统改变均有明显相关。

肥胖是慢性疾病，强调以行为、饮食治疗为主的综合治疗，患者应自觉地长期坚持，且不应依赖药物，以避免发生副作用。肥胖治疗是一个长期过程，治疗方案要个体化。

当前，减肥减脂越来越受到人们的重视，丰富多样的减肥方法、各具特色的减脂餐出现在大众的视野中。合理的减肥不仅可以使人变美，而且有助于身体健康。但是减肥需要制订科学方案，不能盲目。

对于ICU医生来说，病人不一样，治疗方案就得跟着改变，病人特殊，我们就得量身定制针对性治疗方案，这才是个体化治疗。

全身无力是怎么了？

作者：马韬、杨可语医生

造成全身无力的原因有很多，比如过度的体力劳动、睡眠质量差、饮食过于清淡等生理性原因，也有某些疾病所致的病理性原因。无力症状不具有特异性，极易被人们忽视，但它有时却隐藏着巨大的危机，比如16岁的小蕊，因为全身无力症状加重、病情危重转院到我们重症医学科。

"妈妈，我最近总是觉得困，而且感觉全身无力。"

"上高中了肯定比初中要累，是不是没睡好觉啊，这几天你早点睡觉。"

小蕊的母亲说，入院前10天左右，小蕊曾说过自己全身无力，她以为是最近女儿学习比较累、没有睡好觉所致，可是这几天女儿每天都早早地上床睡觉，但是依然经常打瞌睡，觉得全身无力，尤其是双腿，感觉走起路来都有些费力，伴四肢发麻。而且她渐渐觉得全身疼痛，双腿无力感不断加重。入院前5天，小蕊竟然四肢瘫软、完全站不起来了。家人慌了，急忙呼叫救护车送到当地医院，在送医院的途中，小蕊出现了明显的呼吸费力表现。到医院后小蕊呼吸费力进一步加重——呼吸频数、呼吸困难，医生立即给小蕊进行气管插管，并接呼吸机辅助通气，小蕊呼吸困难症状缓解，但是对于病因当地医生却不是很清楚，建议转上一级医院进一步完善诊治。

在转到当地另一家大型医院后,医生根据小蕊的症状初步考虑:重症肌无力。但由于病情进展太快,不到10天就已经发展成重症,考虑到小蕊的病情随时可能会加重并面临生命危险,医生建议转北京进一步治疗。

转入我科后,小蕊的一般状态很差,气管插管接呼吸机辅助呼吸,全身上下只有双手能稍微抬起、轻轻抓握,其余部位完全就是瘫痪状态。值班医生了解情况后考虑:从肢体无力到呼吸费力,说明是病症累及全身的运动系统,初步考虑是神经系统的疾病,不能除外重症肌无力。但是在给小蕊查体的过程中,值班医生发现小蕊可以握笔写大字,而且长达几分钟,并没有手部无力的表现。因为活动后肌无力症状并没有加重,这点不能用重症肌无力来解释。且追问病史,小蕊并没有重症肌无力患者"晨轻暮重"的现象,这说明小蕊很可能不是重症肌无力。

重症肌无力(MG)是一种由神经肌肉接头处传递功能障碍所引起的自身免疫性疾病,临床主要表现为部分或全身骨骼肌无力和易疲劳,活动后症状加重,经休息后症状减轻。该病最常影响眼部、脸部及吞咽相关的肌肉,会造成复视、眼睑下垂、说话困难及行走困难等。从新生儿到老年人的任何年龄均可发病。女性发病高峰在20~30岁,男性在50~60岁,多合并胸腺瘤。少数患者有家族史。

重症肌无力起病比较隐匿,整个病程有波动,缓解与复发交替,晚期患者休息后不能完全恢复。多数病例迁延数年至数十年,靠药物维持,少数病例可自然缓解。患者肌无力的显著特点是每日波动性，肌无力于下午或傍晚劳累后加重，晨起或休息后减轻，此种波动现象被称为"晨轻暮重"。全身骨骼肌均可受累，以眼外肌受累最为常见，其次是面部、咽喉肌以及四肢近端肌肉受累。四肢肌肉受累以近端无力为重，表现为抬臂、梳头、上楼梯困难，腱反射通常不受影响，感觉正常。呼吸肌受累往往会导致不良后果，出现严重的呼吸困难时被称为"危象"，诱发因素包括呼吸道感染、手术（包括胸腺切除术）、精神紧张、全身疾病等。心肌偶可受累，可引起突然死亡。

既然不是重症肌无力，那又是什么呢？吉兰-巴雷综合征？神经系统脱髓鞘？脊髓灰质炎？急性横贯性脊髓炎？主任查房向主管医生指明了方向："根据症状体征需要重点筛查吉兰-巴雷综合征，但因吉兰-巴雷综合征有不同分类，需要更为详细的检查，包括腰穿等。另外，虽然不同的分类治疗上会有一些差别，但是这是一种自身免疫性疾病，急性期或在病情进展迅速的情况下，可应用免疫抑制剂治疗。时间就是生命，不要耽误孩子的病情。"于是医生在与家属充分沟通后，立即完善了腰穿检查，并进行了吉兰-巴雷综合征的相关化验。结果很快出来了，脑脊液提示明显的蛋白细胞分离现象（这是吉兰-巴雷综合征的特征性化验），吉兰-巴雷综合征的相关化验也明确了相关抗体阳性的证据。至此，诊断明确：吉兰-巴雷综合征。

主任就是主任，教授就是教授，30多年的临床经验果然厉害！科里医生不由得对主任竖起了大拇指！由于及时给予了免疫治疗，入院第3天小蕊的无力症状已经明显好转，并成功撤掉了呼吸机。

1周后，小蕊由重症监护室转到普通病房。

2周后，在家人的搀扶下小蕊已经可以坐到床边，而且可以双脚踩地了。

3周后，小蕊顺利出院。

虽然距离完全恢复自主活动的能力还需要一段时间，但我们相信在精准的治疗下，小蕊一定会恢复如常，并越来越好。

我们重症医学科是患者生命安全的最后一道防线，我们的患者可能是任何专业疾病的重症患者，而我们的任务不仅是提供生命支持，还要快速识别疾病，迅速治疗到位，尽量让病人以最好的状态出院，绝不能因为在鉴别诊断中犹豫不决而错失良机。

病例相关小科普：

> 吉兰-巴雷综合征（GBS）是一种自身免疫性周围神经病，是人体自身免疫系统攻击周围神经的罕见病症。中青年发病较为常见。目前病因未完全明确，但多种因素可诱发该病，主要诱因包括感染和免疫反应。感染比如空肠弯曲菌、巨细胞病毒、肺炎支原体感染等，多数患者起病前1~4周可有胃肠道或呼吸道感染症状或疫苗接种史。免疫反应目前被认为是重要的发病机制，当细菌、病毒等进入患者体内，人体自身的免疫系统就会攻击自身周围神经髓鞘，从而出现神经功能障碍。
>
> 运动障碍是本病最主要的表现，最先出现的症状是四肢

无力,多于数日至2周后发展至高峰,首先出现对称性两腿无力,后从下肢上升至躯干、上肢或累及脑神经。感觉障碍一般比运动障碍轻,表现为肢体远端感觉异常,如烧灼、麻木、刺痛和不适感等,以及手套袜套样感觉减退,可先于瘫痪或与之同时出现,也可无感觉障碍。还可出现肌痛以及自主神经症状,随着病情进展,会出现瘫痪。主要风险是引起呼吸肌麻痹,因此,保持呼吸道通畅非常重要。当出现呼吸困难时,及时开放气道,如进行气管插管、气管切开等,辅助患者呼吸,保持呼吸道通畅。积极预防并发症的发生,并及时进行康复治疗。

脑脊液出现蛋白细胞分离现象是该病的特征之一。最主要的治疗就是免疫治疗。病情一般在2周左右达到高峰,继而持续数天至数周后开始恢复,少数患者在病情恢复过程中出现波动,少数遗留持久的神经功能障碍。患者死亡主要是由于呼吸衰竭、感染、低血压、严重心律失常等并发症。50%的患者可痊愈,10%~15%的患者遗留后遗症。大约3%的患者可有复发,复发常不如第1次发病恢复完全。

该病无有效的预防措施,在日常生活中,应注意规律生活作息,适当补充维生素,适当运动。出现手脚发麻、四肢无力、拿物及行走费力、心慌、憋气、饮水呛咳、面瘫等情况时,要及时到医院就诊。

突然出现的乏力、头晕

作者：薛晓艳教授

乏力是一种主观感受，通常自觉疲劳，肢体软弱无力。乏力在内科所有临床症状中最不具有特征性，是临床上最常见的主诉症状之一。导致乏力的原因有很多，生理状态下，乏力在休息或进食后可缓解；而病理性乏力休息过后也不能恢复正常。此时我们就要寻找乏力背后的真相，是什么原因导致了病人的乏力？

"薛主任，我这里有个电解质紊乱伴酸中毒的病人，目前诊断不明，而且病情比较重，能转到您那里诊治吗？"

"刚巧今天有个出院的病人，那就过来吧。"

我放下电话，便通知科内医生安排床位。

郑女士，38岁，5年前曾诊断为过敏性紫癜。

入院前3天郑女士感觉乏力，特别是四肢无力感明显，不能站立及行走，并自觉头晕。无言语障碍，无发热，无其他不适。就诊于当地医院，化验提示血钾偏低，诊断为低钾血症，考虑是由于低钾引起的乏力。于是医生给郑女士补充了氯化钾用以纠正低钾血症，可是血钾升高后病情未见明显好转，除了乏力还出现了恶心、呕吐。家人决定带郑女士来北京看病。

郑女士到北京后就诊于某三甲医院，化验提示血钾明显下降——2.08 mmol/L（正常值3.5~4.5 mmol/L），还伴有高钠、低钙、低磷等严重的电解质紊乱，动脉血气分析提示剩余碱（BE）-22 mmol/L，pH下降至7.12，这是明显的酸中毒表现。因患者病因不明且病情重，需要住院治疗，遂转到航天中心医院重症医学科。

转入我科后，患者神志清楚，生命体征尚且稳定。除了明显的乏力、呕吐外，无其他不适主诉。因为患者存在电解质紊乱及酸中毒，我们继续完善相关化验及检查（见下图），并及时采取对症治疗：补钾、补磷、补液，纠正酸中毒。经过积极治疗两天后，郑女士不吐了，感觉乏力也有好转。症状虽然好转了，但引起严重电解质紊乱、酸中毒的原因是什么呢？

钾	2.36	低于极限	3.50—5.30
钠	162.6	高	137.0—147.0
氯	143.0	高	99.0—110.0
二氧化碳总量	11.7	低	20.0—34.0
钙	1.95	低	2.03—2.60
镁	1.29	高	0.60—1.10
磷	0.32	低	0.80—1.60
阴离子间隙	7.9	低	8.0—16.0
尿素	6.5	正常	1.7—8.2
血肌酐(酶法)	91.1	正常	25.0—133.0
尿酸	237.2	正常	120.0—360.0
葡萄糖	6.04	正常	3.60—6.10
谷丙转氨酶	26.1	正常	7.0—40.0
谷草转氨酶	46.3	高	13.0—35.0
总蛋白	74.00	正常	65.00—85.00
白蛋白(溴甲酚绿法)	35.90	低	40.00—55.00
碱性磷酸酶	103.4	正常	35.0—135.0

尿比重	1.003	低	1.010—1.030
尿PH值	8.0	正常	4.6—8.0
尿白细胞	2+		参考沉渣结果
尿亚硝酸盐	阴性(-)		阴性
尿蛋白	阴性(-)		阴性
尿糖	阴性(-)		阴性
尿酮体	阴性(-)		阴性
尿胆原	正常		正常
尿胆红素	阴性(-)		阴性
尿隐血	2+		参考沉渣结果
=== IRIS沉渣分析 ===			
红细胞	3.0	正常	0—17
红细胞(高倍视野)	0.55	正常	0—3.1
白细胞	27.0	正常	0—28
白细胞(高倍视野)	4.91	正常	0—5.1
鳞状上皮细胞	8	正常	0—28
非鳞状上皮	未见		0.0—6.0

我们分析：患者为中年女性，以乏力起病，化验提示严重电解质紊乱及代谢性酸中毒。在正常饮食状态下，人体不会出现电解质紊乱的问题，也不会出现代谢性酸中毒的情况。郑女士饮食正常，所以一定要仔细寻找引起低钾、高钠和酸中毒的原因。患者的尿常规（见上图）提示是碱性尿，结合低钾、代谢性酸中毒，我们很容易想到一个疾病：肾小管酸中毒。

肾小管酸中毒是一类临床综合征，以代谢性酸中毒、反常性碱性尿为主要临床表现，可表现为高氯血症、低钾血症。但又是什么病引起肾小管酸中毒呢？肾小管酸中毒根据病因主要分为原发性和继发性两类，原发性少见且病因不明；继发性多见，以继发于自身免疫病最常见，比如干燥综合征，此外还可继发于糖尿病、高血压、肾脏疾病、慢性肝病（包括肝硬化）、一些遗传性疾病等。

我们详细追问病史：患者多年来眼干、口干、多饮，但未进行相关检查，结合患者曾患过敏性紫癜——也是免疫相关性疾病，我们高度怀疑元凶是干燥综合征。立即完善相关免疫指标，果然，指向干燥综合征的一系列自身抗体呈阳性（如下图）！

SSA/Ro60	抗SSA/Ro60抗体	阳性↑
SSA/Ro52	抗SSA/Ro52抗体	阳性↑
SSBAb	抗-SSB抗体	阳性↑

这就可以用"一元论"来解释了：干燥综合征导致肾小管功能障碍和过度排钾（肾小管酸中毒），进而出现低钾血症、酸中毒，致使患者出现乏力症状。治疗上予以糖皮质激素效果明显。治疗1周后郑女士好转出院，遵医嘱回家继续服药。

乏力常见却又复杂，因为引起乏力的原因太多，只有首先明确病因，根据患者的具体情况选择合适的治疗方法，然后针对性治疗原发病，病情才能好转。任何一种症状或表现的背后一定存在某种始动因素，深挖原因、找到真相才能有针对性地治疗，进而使患者获益最大。我们也再次强调一定要多注意自己身体的每一点变化，及时诊治。

病例相关小科普：

干燥综合征是一种主要累及外分泌腺体的慢性炎症性自身免疫性疾病，临床上主要表现为口干、眼干、舌干、皮肤干燥以及肌肉疼痛、干咳、腹泻、贫血等症状，还可累及呼吸系统、消化系统等外分泌腺。该病分为原发性和继发性两类，后者指继发于另一诊断明确的结缔组织病或其他疾病。

目前本病病因和发病机制不明，遗传、感染、环境、自身免疫因素等可能参与发病。其血清中有多种自身抗体呈阳性，并常伴高免疫球蛋白血症。本病女性多见，男女比为1:9~1:20。发病年龄多在40~50岁，也见于儿童。

临床除因唾液腺和泪腺受损、功能下降而出现口干、眼干外，尚有因其他器官损害而出现多系统受累的症状。如累及呼吸系统，可出现干咳、气促等症状；如累及消化系统，可表现为吞咽困难、反酸、嗳气、厌食、腹胀等；如累及神经系统，可出现四肢麻木、疼痛、偏瘫、认知功能障碍等；如累及肾脏，可出现肾脏病变，表现为多尿、烦渴、低钾性肌肉麻痹等；如累及血液系统，可出现白细胞减少、血小板减少等；如累及皮肤和关节，可出现皮疹、雷诺现象及关节肌肉疼痛；其他还有发热、乏力、体重下降等。

本病因为病因不明，缺乏有效的预防方法，但是在日常生活中，可针对一些可能相关的因素进行早期干预。比如注意饮食和环境卫生，不吃生冷食物或不洁食物，尽量避免感染；合理安排作息时间，保证充足的睡眠，适当运动提高机体免疫功能；有自身免疫病家族史的人员，可定期体检等。同时每天保持足够的饮水量，减轻干燥症状。饮食应以软食为主，进食清淡、高热量、含丰富维生素、易消化的食物，忌食辛辣及过热、过冷、过酸等刺激性食物。如出现反复的眼干、口干，甚至乏力等，需要及时就医，尽早干预。

警惕老年人中暑

作者：薛晓艳教授

中暑是非常严重的疾病，可以引起全身多脏器损伤，后果可能很严重，甚至导致死亡。当出现高温或者气温快速升高时，大家可能会开空调调节室内温度，但老人往往对空调的寒气不耐受，选择在高室温下生活，为防热浪袭来还经常封闭门窗，这时一定要当心中暑。老年人中暑不同于年轻人，后者多是在高温下运动后发生中暑，容易诊治，而老年人中暑不一定是在气温很高的情况下发生，且他们往往长期宅家，在闷热环境积累之后发病，症状也可不典型，容易误诊。比如下面两个老年人发生中暑的病例，就需要引起我们的重视和思考。

病例1

张大爷，75岁，既往有高血压病史多年，血压最高为160/95 mmHg，于入院前5小时被人发现昏迷于车中，伴有大小便失禁、大汗、呼吸困难，由120送至我院急诊，当时测量体温40℃，伴有呕吐，并四肢间断抽搐，双眼向上凝视。

急诊医生考虑需除外脑血管意外，于是立即进行头颅CT检查，却未见明显异常；腹部超声未见明显异常；胸腹盆CT可见多发小肠扩张改变，考虑梗阻可能；心脏超声提示在静息状态下左心室舒张功能减低；血气分析提示重度呼吸衰竭。于是给予气管插管、呼吸机辅助呼吸，同时注射安定抗癫痫，并采取抗感染、降颅压等对症治疗。因患者病情危重，以"发热、昏迷待查、肠梗阻、高血压病"收入重症医学科进一步诊治。

转入我科后，患者体温下降至正常，为36.9℃，心率100次/分，血压125/92 mmHg，呼吸30次/分，外周血氧饱和度98%。患者神志呈药物镇静状态，查体双肺底可闻及少量湿啰音，腹部膨隆，其余未见明显异常。入院后化验结果显示：乳酸升高（Lac 5.9 mmol/L），白细胞、血红蛋白未见异常，血小板偏低（PLT 93×10^9/L），D-二聚体升高（1807 μg/L），肌酐升高（134.6 μmol/L），转氨酶及胆红素均在正常范围，降钙素原升高（9.8 ng/mL）。

患者目前昏迷原因是什么？脑血管病？颅内感染？代谢性脑病？

头颅CT检查未见明确脑血管病征象，但是有时CT检查并不能完全反映疾病状态。一是发病时间比较短，影像学可能尚没有表现；二是有些比较小的部位CT显影可能不是很清楚，可行头颅核磁进一步明确。炎症指标升高、血小板下降并伴有抽搐，是否存在颅内感染？患者出现凝血功能障碍、肾功能受损、乳酸升高，是否考虑代谢性脑病？

正当大家一筹莫展的时候，患者的病情仍在继续进展，复查化验血小板继续下降，转氨酶及胆红素也较前明显上升，D-二聚体继续升高至5314 μg/L，凝血时间较前明显延长。这种肝酶及胆红素升高、凝血功能下降的情况，难道是出现了肝功能衰竭？

我听完管床医生对病例的详细汇报,给大家进行了病情的分析:患者老年男性,被发现昏迷于车中,突然发病,入院时高热,后陆续出现炎症指标升高、肾功能受损、肝功能损伤、血小板进行性下降、凝血功能恶化等情况,这不同于我们常见的由于病毒感染引起的多脏器损伤。结合现在是夏天,尽管患者发病当天气温不是太高,但是考虑到在密闭的环境中,且老年人中暑往往没有在高温下作业等典型的病史,因此不能除外中暑可能!可以进行头部MR检查进一步排除脑血管病及颅内感染可能,根据目前所完善的化验检查考虑代谢性脑病可能性不大,至于肠梗阻可请普外科协助治疗。

于是,按照中暑治疗原则,同时考虑肠梗阻问题,予以多脏器功能支持治疗:(1)补液、胃肠减压、禁食、抑酸、灌肠、通便;(2)抗感染治疗,防止肠道细菌移位;(3)保肝利胆(谷胱甘肽、易善复、甘草酸镁等)等脏器支持治疗;(4)甘油果糖联合地塞米松降颅压,减轻脑水肿;(5)间断输注血浆、纤维蛋白原、凝血酶原复合物等补充凝血因子,纠正低凝状态。

经上述治疗后,患者肝肾功能各项指标逐渐好转,血小板逐渐上升至正常。凝血异常好转后加用肝素抗凝,D-二聚体逐步降至正常。入院后第5天,患者拔除气管插管。入院后第18天,患者完全恢复出院。

后追问病史,家属述发病当天张大爷去购买了新车,在开回家的途中不知道怎么开空调,最终才晕在了车里。

病例2

患者70岁，男性，去日本旅游，觉得日本温泉很有特色，就去体验了一下。结果泡温泉时被发现晕倒、意识不清，并出现抽搐，紧急由家人送至当地医院，诊断为"癫痫发作"，查头颅CT及MR均未见异常。次日清晨，病人神志清醒，因感乏力、纳差在酒店休息。

可是2天后，病人出现纳差、乏力加重，再次就诊于当地医院，化验检查提示转氨酶、胆红素等肝功能指标明显升高，其中转氨酶已上万，同时凝血酶原活动度严重下降，考虑肝功能衰竭。转至当地大型医院予以3次血浆置换后转氨酶较前下降，但胆红素仍高，且肾功能指标较前明显升高，最后发展成肝、肾功能衰竭，并出现胸水、腹水等严重并发症。

在日本治疗3周后，因病情持续加重，家属遂想办法回国救治，经过多方沟通及辗转，终于转至我科进行治疗，但患者病情已经非常严重，多脏器功能不全已发展至晚期，虽然我们想尽办法积极治疗，但最终无力回天。

我们进行死亡病例讨论时，认为：患者老年男性，泡温泉后发病，这是在高温环境下发病的条件，结合患者的化验检查，考虑中暑的可能性极大。虽然第二天患者神志转清，但是仍有乏力、纳差表现，说明已经造成身体损害，后续出现肝衰竭就是疾病进展的表现。当地医院治疗时可能存在对疾病认识不足的情况，致使疾病更进一步恶化，导致多脏器功能不全加重，并最终进入终末期。

病例相关小科普：

中暑是指在高温和/或高湿无风的环境下，由于体温调节中枢功能障碍、汗腺功能衰竭和水电解质丢失过多，而导致的以中枢神经系统和/或心血管功能障碍为主要表现的急性疾病。人体能维持体温在37℃左右，是由于体内各器官、组织的新陈代谢和运动时所产生的热量能够通过皮肤表面、呼吸和出汗等途径散失，在体温中枢的调节下达到平衡。当环境温度高于皮肤温度且湿度过大时，蒸发散热受阻，大量热量积蓄，如不及时采取措施，就会引起中暑。

中暑最常发生在夏季，高温、高湿以及通风不良的环境中，野外作业者、过度疲劳者、久病者、老年人以及产妇等均属易中暑者。轻度中暑时可表现为精神恍惚、疲乏无力、头昏、心慌、大汗、恶心、体温超过37.5℃等症状。重症中暑常有三种类型。（1）热衰竭：此类型最为常见。起病较急，常在站立或劳动时突然昏倒，多见于老年人和未能及时适应高温者。（2）热痉挛：大汗后畅饮又未及时补充钠盐，致骨骼肌收缩时发生阵发性疼痛、抽搐，多见于青壮年。（3）日（热）射病：是一种致病性急症，因烈日暴晒头部（大脑温度可达40~42℃）引起脑组织充血、水肿。可迅速发生，以剧烈头痛、呕吐为特征，重者昏迷，但体温不一定升高。也可在数天内发生，患者体内大量热能滞留，体温高达41℃以上，皮肤干燥无汗，意识模糊，精神失常、躁动以至昏迷。

一旦发生中暑，应立即脱离高温、高湿环境，移至阴凉通风处，尽早降温，补充水、盐及电解质，避免脏器损伤。轻症者一般休息3~4小时后可以恢复。对重症病人首要措施是降温：用冰水、井水或酒精擦洗全身；在头部、腋下、腹股沟等大血管处放置冰袋；或将全身（头部除外）浸泡在4℃水浴中，努力使体温回降，并送医院急救。

预防中暑应改善劳动和居住条件，隔离热源，降低环境温度，避免长时间在高温、高湿环境下作业或运动；宣传中暑的防治知识；对老年人特别是有基础疾病的老年人给予重点关注；避免儿童或老年人待在狭小密闭的空间内。如出现不适症状，及时脱离环境并立即就医。

脾破裂的罪魁祸首

作者：薛晓艳教授

"主任，刚从消化科转来一个怀疑病毒性心肌炎的患者，但是我们刚带病人完善了腹部增强CT检查，提示脾破裂，现在我已发出相关科室的会诊。"早上5点钟，我被一条消息惊醒，是值班医生发来的，因为我从上班以来就保持手机24小时开机状态，方便科室有事可随时联系。"先稳定病人生命体征，等待会诊，我马上赶往科室。"迅速回了消息后，我便匆忙起床去医院。

病人高先生，42岁，入院前1周出现头痛、咽痛，下肢肌肉、关节疼痛伴低热，体温最高37.5℃，以为是受凉感冒，自行服用"感冒清热颗粒"及"对乙酰氨基酚"等药物治疗。但是上述症状未见明显好转，并出现了全身乏力症状。入院前5天，高先生出现了明显的食欲减退，并感恶心，呕吐2次，于是来航天中心医院就诊，怀疑"胆囊炎"收入消化科治疗。

查体时，发现颈部淋巴结肿大，没有其他阳性体征。入院后，血常规显示：白细胞升高，血红蛋白和血小板正常；肝功能检查显示：转氨酶明显升高，胆红素升高，白蛋白下降；腹盆平扫CT提示：脂肪肝，胆囊炎，脾大，腹腔内淋巴结肿大，双侧腹股沟内多发淋巴结肿大，盆腔多发小淋巴结。消化科初步诊断：肝功能异常，药物性肝损伤？病毒性肝炎？胆道梗阻？胆囊炎，脾大。进一步完善相关检查后，排除了胆道梗阻。复查血常规，发现异型淋巴细胞百分比明显异常，常见的肝炎病毒检测阴性，只有EB病毒衣壳抗原IgM及IgG抗体均阳性，EBV-DNA载量升高。腹部超声提示：肝大、脾大、胆囊壁增厚。综合上述检查结果，考虑是EB病毒感染所致病毒性肝炎，于是给予患者保肝、抗炎等对症支持治疗。

入院后第3天凌晨4点，患者突然出现了心前区及上腹部压榨样疼痛，伴有心悸、气促、大汗，测血压低至80/40 mmHg。急查心肌酶未见明显异常，心电图提示V4～V6导联ST段轻度压低，虽然排除了心肌梗死的可能，但是不能排除病毒性心肌炎可能，且患者目前血压偏低，病情危重，随时会出现病情变化，于是紧急转入重症医学科治疗。

入我科后，值班医生觉得虽然不能除外病毒性心肌炎，但是因为患者上腹部疼痛，仍要排除腹部病变，于是便带其进行了腹部增强CT的检查，结果提示：腹腔积液、积血，脾破裂可能。此时复查血红蛋白已经较前明显下降，说明存在活动性出血，在等待会诊的同时，紧急安排补液、输血抢救休克治疗。经过多学科会诊后，最终决定由血管介入科行介入手术下出血动脉弹簧圈栓塞止血治疗。

手术后继续返回我科治疗，患者恢复良好，生命体征平稳。再采取针对EB病毒感染以及炎症损伤的治疗策略，后续复查 EB病毒DNA清零，复查腹部CT提示腹腔积液、积血等较前明显吸收，查转氨酶、胆红素均降至正常，血常规淋巴细胞数量降至正常，患者精神、食欲较前也明显好转。随着病情的好转，患者逐渐恢复，在我科住院5天后顺利出院。

复盘梳理本病例情况：患者1周前出现发热、咽痛、乏力等前驱症状，乏力症状突出，自行按"感冒"处理，继而出现恶心、呕吐、转氨酶升高，这时考虑患者为病毒性肝炎阶段，后续又出现病毒性心肌炎、脾大、淋巴结肿大等多系统受累表现，均为EB病毒感染后的表现。由于患者短期内脾脏急剧增大，出现自发性脾破裂的严重并发症。

好在我们及时进行了抢救，才控制住病情，为解决根本病因争取了时间和条件，最终战胜了病毒。所以不止新冠病毒危害人类健康，其他病毒感染也会引出大麻烦，需要我们关注和重视。

病例相关小科普：

> EB病毒（EBV）是疱疹病毒科的成员，为95%以上的成人所携带。它是传染性单核细胞增多症的病原体，还与鼻咽癌、儿童淋巴瘤的发生有密切关系，被列为可能致癌的人类肿瘤病毒之一。人是EBV感染的宿主，病毒主要通过唾液传播。无症状感染多发生在幼儿，90%以上的3~5岁幼儿曾感染EBV。细胞免疫在EBV感染中起着关键性作用，免疫功能下降将导致EBV的活化。
>
> EBV感染的潜伏期为4~7周，前驱症状包括头痛、乏力，典型的临床三联征包括：咽炎、发热和淋巴结病。感染期病毒扩散至全身，可涉及全身各个器官，一般有发热、食欲减退、恶心、呕吐、腹泻、全身淋巴结肿大、肝脾肿大、

皮疹等。影响脏器系统可引起如肺炎、心肌炎、胰腺炎、肠系膜淋巴结炎、肌炎、肾小球肾炎等，其他并发症还有脾大、脾破裂，约90%的感染者出现肝炎表现，脾肿大的发生率约50%。有的还可出现神经系统症状如吉兰-巴雷综合征等。恢复期一般需要2～4周。

与EB病毒相关的疾病有传染性单核细胞增多症、噬血细胞综合征、慢性活动性EB病毒感染、X-连锁淋巴组织增生性疾病、鼻咽癌及淋巴瘤等。其中，最常见的是急性传染性单核细胞增多症，比如本患者表现为异型淋巴细胞比率升高。多数患者的就诊原因为发热、咽峡炎、头痛、乏力等，与普通感冒症状类似，因为EB病毒不是常见的病原体，一般很少列为第一考虑病原体，只有在常规治疗无效时才会考虑该病毒感染。但是随着新冠的肆虐，病毒感染越来越受到临床医生的关注，就像本病例在入院后就完善了病毒感染指标的筛查，才明确了EB病毒感染。

EB病毒感染的治疗一般为对症支持性治疗，抗病毒药物可以抑制EB病毒的复制。对于发现脾大患者，应至少一个月内避免脾脏受到碰撞，停止剧烈运动，及时复查脾脏确定其不再扩大，否则易出现脾破裂的情况。保持作息时间规律，清淡饮食，注意个人卫生，避免交叉感染。适度增加体育锻炼，增强身体免疫力。因EB病毒也被称为"亲吻病毒"，主要通过唾液传播，应尽量避免经口传播的可能，特别是在婴幼儿的喂养中，不要口对口喂饲婴儿。

七 让生命之花再次绽放

在薛主任的带领下，我们重症医学科团队经过10余年的发展变迁，已经成长为一个坚不可摧的团队，人人能打硬仗。对于每一个危重患者，我们都竭尽全力去救治，看到每一个危重患者转危为安，我们都由衷地感到欣慰。无数生命在我们手中鲜活，他（她）们又能够成为家里的顶梁柱、社会的建设者，我们挽救的不仅仅是一个生命，更是一个家庭，甚至是一个家族。我们竭尽全力让生命之花再次绽放，每一个从死亡线上走过的生命，都会更加珍惜生命、感谢生命，也许只有经历过死，才能真正明白生的重要和愉悦。

运动治愈了我的"老寒腿"

作者：薛晓艳教授

我的膝关节不好，走路多了就会疼，但令我没有想到的是，运动却治愈了我的疾病。我居然能和"马拉松"结缘，成功地跑完了半程马拉松。

我把我个人的这段经历分享给大家，希望能给予那些畏惧疾病的人以信心和勇气。

20年前我摔过一次，当时我右侧膝关节受伤严重，所幸没骨折，但是疼了好久。尽管骨科医生建议我多休息，但是因为我工作比较拼，也没有当回事，依然在坚持上班。

10年前我受伤的右腿开始出现问题，上、下楼经常会疼，特别是下楼的时候更为严重，需要经常做理疗，加护膝，而且特别怕冷，冬天羽绒服一定要穿过膝盖的，夏天也怕空调，再热的天也需要穿秋裤。为此，我成了骨科的常客，骨科医生建议我最好一层楼都不要下，因为下楼最伤关节，还说关节寿命是有限的，得多保护，省着用。但我平时是个很爱运动的人，我觉得膝关节的问题成了我运动路上的绊脚石，我一度非常苦恼！

后来不经意间，我发现最不爱运动的大学同学居然成了健身达人，而且还跑了马拉松。我是那么热爱运动的人，怎么能落后呢？于是我重新拾起对运动的信心和斗志，但我自知膝关节不好，不能也不敢贸然进行大量运动，就先跟着北大户外协会的达人们跑跑步。我发现北大户外协会分享的康复理念和经典的骨科理念并不完全一样，他们建议通过运动增加肌肉力量，强壮的肌肉可以保护膝关节。

一次，听北医三院的运动医学专家的讲座，会后我咨询了与自己相关的问题，并提出北大户外协会的康复理念。专家说，我这是典型的"老寒腿"！适当的运动的确可以增加肌肉力量，强壮的肌肉可以使膝关节免受损伤。运动可以改善我目前的症状，但是运动要适度，肌肉的力量不是一朝一夕就能增强的，需要一个过程，要根据自己的实际情况量力而行！

的确，跑步后我感觉膝关节的症状似乎有改善，不那么疼了，也没有那么怕冷了。但是我一直注意只在塑胶跑道上跑步，因为跑道更平稳，关节才能更稳固。

后来，我渐渐尝试离开塑胶跑道，跟着北大户外协会的达人们一起去了四姑娘山，还到海拔4千米的地方爬雪山。可是到了高原，我的膝关节再次出现不舒服的感觉，而且不舒服的程度似乎回到我锻炼前的水平，我有些沮丧——难道是我太用力了，一朝回到解放前？！于是我特意咨询领队，让他教我如何使用登山杖，我特别注意借用登山杖的力量。等到我爬完雪山之后，再跟着协会进行户外活动时，我发现我的膝盖好像没什么不适了，而且感觉下肢似乎更有力量了。

但还是因为怕损伤膝关节，我就有选择地跟着户外协会进行徒步活动，我选择了库布齐沙漠、腾格里沙漠，就是因为沙子软，不会对膝盖产生更强烈的冲击，进而损伤关节软骨。经过3天差不多50公里的沙漠徒步训练后,我的膝盖没有任何不适感了。然后我就尝试加大难度,徒步30公里山路,发现依然没出现什么问题。

在整个运动过程中,我逐步、缓慢地增加运动量,发现膝盖不但没有疼,好像比以前更好了。如此一来我对运动就更有信心了!在练习跑步的过程中,我发现跑个十几公里竟然都不成问题。当然我很注意运动前后的拉伸,跑前跑后都要拉伸,而且一定要充分拉伸。

我每两年体检要做一个膝关节核磁,发现没有问题就越来越大胆地运动,在运动量不断加大的过程中,原来有问题的膝关节竟然完全没有不适的感觉。于是5年前我报名参加了女子半程马拉松。最近的一次是灵山21千米越野跑。

这些年的运动,让我感觉精力更加充沛,也能更好地应对繁忙的医疗工作!运动不仅让我身体健康、精力充沛,还让我保持了苗条的身材,增加了肌肉的力量,真是一举多得!

有我这个典型的例子,身边的朋友纷纷咨询我是怎么做到的,我的朋友大部分都是与我同龄的人,虽然身体状态不如年轻人,但我希望他们也能如我一样,从合适的运动锻炼中获益,找到自己的健康之路!

当然,每个人都有特殊性,应该个性化调整运动节奏和方法,找到适合自己的运动项目及运动强度。为安全起见,我还是建议应该让有经验的医生做指导,以避免造成运动损伤。

病例相关小科普：

老寒腿又称膝关节骨性关节炎，以反复发作、久治不愈的腿部（多为膝关节）酸麻疼痛为特征。老寒腿是一种慢性病，是中老年人冬季好发作的常见病，但该病不是老年人的专利，年轻人一样会得。老寒腿也是一种"环境病"，冬季气候转凉、雨雪天气是其复发或加重的主要诱因。值得注意的是，有些怕热的老寒腿患者，夏天也会犯病。因为他们喜欢长时间待在空调环境中，而空调房间的冷空气总在最低层，加之墙体温度很低，老寒腿也易复发。

由于老寒腿发生的同时关节活动常受限，给患者的生活、工作带来了极大的不便。老寒腿患者可采用药物、针灸、按摩等方法治疗膝关节疼痛，也可采用老寒腿运动法以及老寒腿孔氏六指六穴点压手法进行治疗。需要注意的是，下肢动脉硬化闭塞症早期常表现为下肢发凉、麻木，有腿部肌肉痉挛；风湿病侵犯关节、肌肉、骨骼及关节周围的软组织时也会出现关节痛，有时还伴有关节的肿胀。这些特点都与"老寒腿"很相似，因此，一旦出现膝关节肿胀、疼痛，或上述症状加重，应及时到正规医院就诊，千万不要自以为是"老寒腿"而耽误了治疗。

因老寒腿的主要症状为膝关节疼痛，所以有些人就把锻炼目标瞄准膝关节，经常以半蹲姿势作膝关节的前后左右摇晃动作。其实这样的摇晃反而会加重磨损致使疼痛加重，因为半蹲时膝关节所承受的压力最大，这种方法不可取。预防老寒腿尤其要注意腿部保暖,避免吹空调。适度的体育锻炼可防止肌肉萎缩、增强腿部肌肉的力量。比较适合的运动有打太极拳、慢跑及体操等。活动量以身体舒服、微有汗出为度,贵在持之以恒。

冠脉搭桥术后的马拉松跑者

作者：薛晓艳教授

大家都知道跑步的好处有很多，比如锻炼心肺功能、减肥、增肌，等等。但是现在快节奏的生活方式，整天坐办公室的工作模式，让人们少了很多运动锻炼的机会，也促使了很多疾病的发生，比如颈椎病、膝关节病、腰间盘突出等。跑步这种有氧运动需要很好的心肺功能做支撑，没有强壮的心肺功能，想要跑步基本上不太可能。特别是一提到"马拉松"，很多人都望而生畏，在大多数人的认知里，冠脉搭桥术后的病人基本就与跑步无缘了，更别提马拉松。跑马拉松？做梦吧！可是我要告诉大家，冠脉搭桥术后依然能跑马拉松，这不是做梦，是真的！

他是我的一个高中校友，今年50岁出头，清华大学毕业。年轻时身体很好，工作很拼，也是一位成功人士。

几年前他去高原旅游时，出现胸闷、胸痛的症状。回来后，做冠脉造影发现严重的左主干病变，因为放不了支架，于是就去安贞医院做了冠脉搭桥术。

术后我去看他，说话几分钟他都觉得很累。后来，当他出现血压、心率控制不理想时，他就会找我咨询，我结合他的身体情况一一给予了指导，并嘱咐他可逐步增加运动。开始的时候他不敢运动，因为心肺功能比较差，稍微活动一下就会觉得累，但是我觉得他还年轻，不运动的话，对身体和精神状况都没有益处。于是，我就告诉他在康复过程中运动的基本原则、方法和注意事项，鼓励他循序渐进、量力而行，并指导他依据自己身体的反馈来调整运动节奏。

后来，他买了运动手环，运动中可以随时监测心率。在康复过程中他不但没有出现心绞痛等不适症状，而且最大摄氧量逐渐增加，从骑行到慢跑，逐渐增加运动量，这让他恢复了很强的自信心。

2年前他开始参加马拉松，此后每年他都跑好几个半马；他还用自己的亲身经历和体验来指导别人，带动病友做运动，而且已经带出了几十个徒弟，一起运动健身，一起跑马拉松。

每次见到他，我都会想：这是一个多么励志的故事！我想把他的故事分享出来，以下便是他的自述。

我（曾经的冠脉搭桥术病人）通过走路加骑行，4个月减重成功，从最高75公斤减到最低61公斤，现在回调了一点，为65公斤。根据我个人的经验，运动是很重要的一环，但是不能光靠运动。方法上是调整饮食（饮食结构和量）加上循序渐进的运动，进而提高新陈代谢。节食我并不提倡，因为节食会带来营养问题或导致代谢紊乱的发生。光运动容易运动过量，也可能会诱发多种问题。因此饮食习惯和运动两者都要兼顾。

术后运动健身的过程中，我给自己定的底线是每天步数不少于1万步，运动时间不少于1小时。无论刮风下雨，无论工作有多忙。

　　运动后要注意补充蛋白质，以免肌肉流失。第一年下来，我平均每天的运动时间是3小时，第二年也是平均3小时。在这种不间断的过程中，运动逐渐成为我的爱好和一种习惯，不再想着是为疾病或者减肥而进行。

　　后来我从事减肥教练工作，有个女孩子1.65米的个头用了3个半月的时间从75公斤减到了55公斤，跑HTC（越山向海接力赛）、跑全马，最高时一个月跑了接近700公里。因此她有个特别的外号：铁荣。还有个男同学是85届跑马最快的越野大神，他是因为糖尿病才跑的，后来糖尿病竟然完全好了。还有我的一个好朋友，曾经是癌症患者，做过癌症肿瘤切除术，我带他运动前，他足有100多公斤，现在体重下来了，整个人也精神了许多。还有的校友被我"忽悠"着跑步，竟治好了高血压。我真的觉得运动是一件特别好的事情！

　　我这个在冠脉搭桥术后康复的案例，确实是一个奇迹。心脏科的医生一般都没见过。按心脏科医生的说法，应该是达到一级心脏功能了。一般像我这岁数的人，心脏功能可能就二级。现在我的静息心率才50次/分，以前吃着倍他乐克控制也仅能维持在80次/分左右。最大摄氧量也从原来的不足40mL/(kg·min)上升到现在的接近50mL/(kg·min)。

　　我很感谢运动，尽管我做过冠脉搭桥术，但是我一样可以通过循序渐进的运动获得健康。我希望我的故事分享出来，能帮到更多希望减肥、健身、防病的人们，给他们以鼓励和信心，我愿意帮助别人，因为能帮助别人是最快乐的事。只要自己有信心，有决心且有毅力，我相信在运动这条道路上我们会走得越来越好！

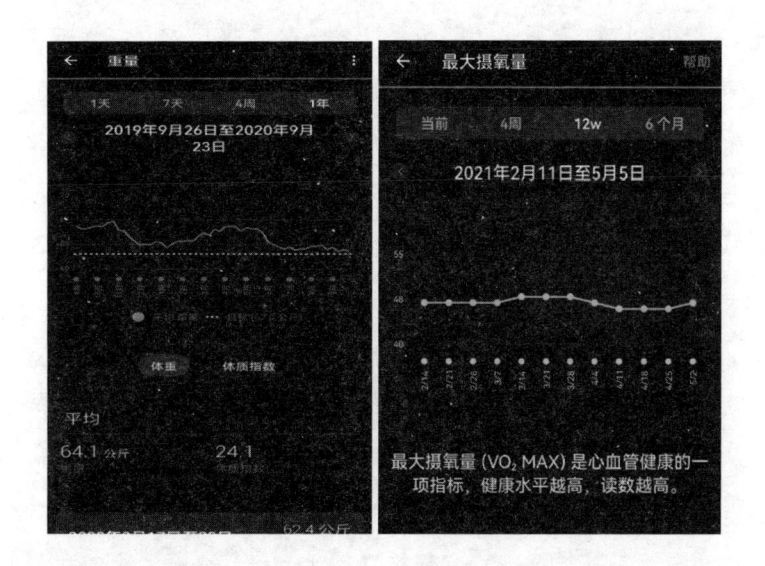

所以，康复病人自己的信心和意志是非常重要的，也可以说是非常强大的，一个健康人都很难做到的事情，冠脉搭桥术后的病人竟然做到了。人生不设限，疾病不是坎。当然，术后运动一定要因人而异、量力而行、循序渐进，并与医生随时保持联络。

我是重症医生，见过太多危重症患者，有一些病例特别遗憾，因此我一直想把救治关口前移，特别希望每个患者都能从合适的运动健身方式中找到适合自己的健康之路，跑好自己的人生马拉松！

病例相关小科普：

冠状动脉旁路移植术，是在充满动脉血的主动脉根部和缺血心肌之间建立起一条畅通的路径。因此，有人形象地将其称为在心脏上架起了"桥梁"，俗称"搭桥术"。这种手术是取病人本身的血管（如胸廓内动脉、下肢的大隐静脉等）或者血管替代品，将狭窄冠状动脉的远端和主动脉连接起来，让血液绕过狭窄的部分，到达缺血的部位，改善心肌血液供应，进而达到缓解心绞痛症状、改善心脏功能、提高患者生活质量及延长寿命的目的。

一般来说，冠状动脉管腔狭窄小于50%时，对血流的影响不大，使用药物治疗即可达到满意的效果。当狭窄达到75%时就会明显影响血流的通畅而产生心绞痛症状，此时就需要进行介入支架手术或是外科搭桥手术治疗。现阶段，介入支架手术已经成为冠心病治疗的主要手段，通常对于单支冠状动脉狭窄，或多支冠状动脉的局限性狭窄都可进行介入支架手术，只有对于多支冠状动脉的弥漫性狭窄才需要进行搭桥手术。

冠脉搭桥术后，若不注意饮食结构的调整、生活方式的改变以及合理用药，所搭的"桥"会面临再堵的风险。因此搭桥术后一定要注意：（1）调整饮食结构。主食适当搭配杂粮及豆类，不吃肥肉，少吃动物内脏，多吃蔬菜水果，控制盐摄入量，干果可吃但要适量，少饮酒，不喝含糖饮料。（2）吸烟是心脏病的重要危险因素，故应严禁吸烟。

（3）保证睡眠，适当运动。运动应循序渐进、持之以恒。增加运动量过程中，若有轻微头痛、疲劳、出汗、全身酸痛等症状是正常现象。若在运动（如散步）时心绞痛发作，应停止运动并立即舌下含服硝酸甘油。若仍不缓解，或伴有气急、大汗、疼痛超过15分钟，应立即前往医院就诊。（4）坚持服药。保持血压平稳，进行抗血小板治疗。（5）定期监测，及时复查。

2万公里的骑行

作者：薛晓艳教授

相信大多数人对Evans综合征都很陌生。Evans综合征翻译成中文为伊文氏综合征，是自身免疫性溶血性贫血伴血小板减少并能引起紫癜等出血倾向的一种病症。具体的病因不是很明确，治疗的过程也比较复杂和棘手。但是作为重症医生，我们会全力以赴救治每一个生命。尤其是在患者自己都觉得没有希望和信心时，我们医生更需要给予鼓励和帮助，因为对于一个患者来说，可能没有什么比希望和信心更加珍贵。对疾病抱有敬畏，对医学抱有希望，对自己抱有信心，用积极的心态去配合医生进行治疗是很重要的事情。

这是一位患Evans综合征的病人，他很年轻，不到30岁，曾经的患病经历让他更加珍惜眼前的生活，更加珍爱生命。他说一定要相信医生，一定要充满希望，生活才会越来越好！下面是他写给我们的文章，希望能带给更多人对于生命的信心和勇气。

2006年，我在黑龙江省医院确诊为"自身免疫性溶血性贫血"，当时并不清楚这到底是个什么病。主要的症状就是发热持续不退，尿色加深、发红，浑身无力。最初以为是普通的感冒，以至于拖延了一阵子，后来吃了"感冒药"后症状没有缓解才去的医院。等到医院就诊的时候，血红蛋白已经低到了70 g/L，伴随肝脾肿大。在经历了激素、输血等一系列治疗后好转出院。出院以后继续口服激素，但每到激素减量后，就很容易复发。

很多个如此的循环过后，我的身体状况已经非常差了，浑身酸痛、关节疼痛、极度虚弱。由于长期服用激素带来的副作用，我1.88米的身高，体重一度涨到过85公斤。

在经历了病情的不断反复之后，我自己有一些心灰意冷，因为激素没有办法减量，全身状况越来越糟，我觉得这个病看不好了。

家人辗转找到了哈尔滨本地的一位比较有名气的中医，在经过一段时间的中西医结合治疗后，我的血红蛋白指标可以稳定在90~100 g/L。虽然病情有好转，但是对于当时的身体状况我并不是很满意，所以我开始尝试运动，希望能通过运动提高免疫力、强身健体。最初朋友陪着我散步，一开始速度很慢，走一段路就需要坐下休息，而且还会出一身汗，但我还是在努力地坚持。就这样一个夏天之后，我的体重降了10公斤，整个人看上去也比较正常了，夏天结束的时候，我可以走7千米不用休息。

我突然觉得运动不仅可以抵消激素带来的副作用，而且可以保持一个比较好的状态，以应对下一次不知道什么时候就会复发的疾病。由此我开启了全面的运动——散步、游泳、骑车等，并希望能养成一种习惯。虽然在这阶段仍然会面临复发，但是我发现经过中西医结合治疗，疾病复发的间隔延长了，复发治疗后的恢复期也大大缩短了，由此我的生活质量得到了很大程度的提高。令我欣喜的是，我体内红细胞被破坏的速度和再生的速度似乎达到了一种新的平衡，血红蛋白一直稳定在110～130 g/L。

  2014年，我毅然决然地在众多亲属的反对声中和妻子开启了骑车环游中国的计划，这倒不是为了升华心灵或者要证明什么，只是人在生病之后心态上确实会发生很大的变化，我只是想在有生之年活得更精彩、更充实一点，在这个过程中，我特别感谢妻子的理解和陪伴，让我始终坚持向前。

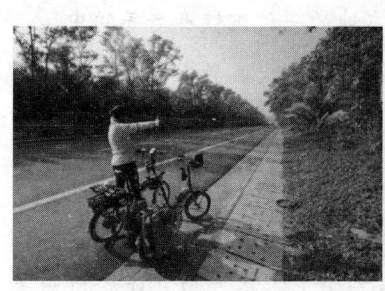

海南

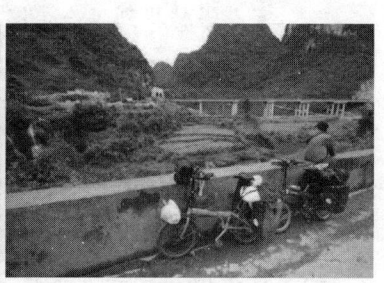

广西靖西

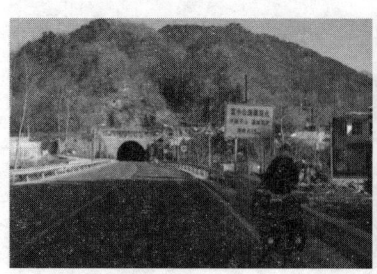

冬天的秦岭

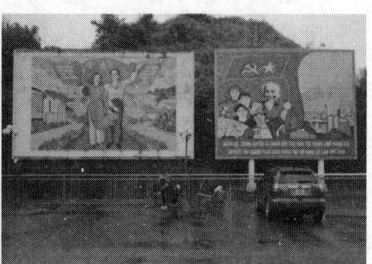

越南

骑行的过程，真的让自己的心灵得到了净化，让自己更有勇气去生活。我们甚至一时兴起骑行到了中越边境，全程2万多公里，耗时500多天。可遗憾的是刚到西藏，我就开始发烧、全身无力，意识到情况不妙的我们立刻启程回家了。

骑车旅行对身体能量的消耗极大，稍不注意就容易造成营养不均衡或热量缺乏，其实在进藏之前我的体重已经降到了65公斤，事后我想体重的下降是向我传达一种危险信号，可是当时未能引起我的关注，这可能也是导致疾病复发的原因之一。

去医院检查后发现，这次不仅是溶血指标不正常，血小板也首次下降。一直以来我的血小板都是正常的，也就没有特别关注过，可是这次血小板甚至降到了0，以至于送检样本被检查了两次，再后来重新抽血再化验还是0！

那段时间非常难熬，不仅有身体的创伤，心灵的打击也很大，整个人几近崩溃。血小板低不同于血红蛋白低，虽然没有表现出特别明显的贫血症状，但凝血功能却大大降低，不仅身体上出现瘀青，口腔、鼻腔黏膜也在出血，甚至牙龈都在不停地渗血，以至于早晨醒来的时候，满嘴都是血块儿。

我非常恐惧、焦虑，于是辗转北京、天津各处求医，在经过数次骨穿活检排除淋巴瘤之后，最终确诊为Evans综合征。

输注了数不清的人免疫球蛋白、数不清的血小板，也应用了环孢素等免疫抑制剂，还用了美罗华（利妥昔单抗注射液）——抗CD20单克隆抗体，主要针对弥漫性大B细胞淋巴瘤进行治疗，对提升血小板有帮助，但血小板上去以后，很快又掉下来。再次尝试中西医结合治疗，最后勉强把血小板维持在$30 \times 10^9 \sim 60 \times 10^9/L$。

为了换心情，我决定换一种工作环境，于是和妻子来到了北京，希望在首都能有不一样的生活。

但是生活似乎并没有眷顾我，一次发病后，血红蛋白竟然掉到了30 g/L，我的身体状态前所未有的差，精神也遭受了前所未有的打击，我心如死灰，觉得就要离开这个世界了！我甚至提前录好了遗嘱，还嘱咐家人在我死后把好的器官捐献给有需要的人，甚至可以做医学院校的标本，帮助更多医学生精进知识，为社会做出贡献！

尽管这样，我还是被家人紧急送到了航天中心医院重症医学科，薛主任和她带领的团队在深入了解我过往病史的情况下，对我应用了老药——环磷酰胺、激素、肝素等一系列的综合治疗手段，这种治疗组合是我以前未曾尝试过的。

在重症医学科经过一段时间的治疗后，虽然脱离了生命危险，但很多化验指标依然比较差，比如转氨酶、红细胞和网织红细胞等。这时候，薛主任向我提出了营养治疗，一个之前所有人都没有提过的治疗方法，并建议我自己也关注一下有关营养方面的知识，根据我的自身状况补充多种维生素以及矿物质，如葡萄糖酸锌、维生素C、辅酶Q10，等等，同时建议我保持一定程度的运动，说这样对康复会有很大帮助。

我本身就有运动的习惯，再加上薛主任的指导，我便尽全力希望保持每天一定强度的运动，同时改变饮食习惯，多注意膳食的合理性。我的身体渐渐好起来，各项指标也在往好的趋势发展。

薛主任在用激素治疗的同时，用骨化三醇和补充钙来对抗激素带来的骨质疏松的副作用。再加上日常运动，我的体重比较稳定，现在基本常年保持在80公斤左右，且没有出现激素的一些副作用。

这里其实还有个小插曲，2022年夏天我因为骑车通勤，被人逆行撞倒，导致全身擦伤、鼻骨轻微骨折、左肩骨折，没有手术，而是进行保守治疗（因为手术风险高于常人）。积水潭医院的医生说想要能正常活动大概需要90~100天，结果我在60天左右的时候，就基本能正常活动了。我在找薛主任复诊的时候，向她描述了我神奇的恢复情况，她觉得我的快速恢复与营养治疗加上保持运动有很大的关系。我还会继续努力，继续保持健康的饮食和运动，希望能够骑行下一个2万公里！

在薛主任处经过了将近一年的复诊治疗后，我的血红蛋白目前稳定在140 g/L，网织红细胞降到了2%，血小板也基本能维持在100×10^9/L以上，肝功能几乎完全正常，这些几近正常的指标极大增强了我对抗疾病的信心！在此我想说对疾病抱有敬畏、对科学抱有希望、对自己抱有信心，用积极的心态去配合医生进行治疗是非常重要的。如果我写的这些能够帮助到一些人，我会由衷地感到开心。

最后祝薛主任和重症医学科的所有医护人员安好，祝患者朋友们健康，给自己一些信心，在对抗疾病的路上有医生陪我们一起前行。

对于这个病人，我的印象十分深刻，因为他在我的门诊复诊已经接近2年了，各项指标越来越好，他也越来越开朗和乐观。看到他又重拾生活的信心和勇气，作为医生，我感到无比地欣慰，我们不仅治疗了身体的疾病，更守护了心灵的家园！

病例相关小科普：

Evans综合征是自身免疫性溶血性贫血伴血小板减少并能引起紫癜等出血性倾向的一种病症。本病的特点是自身抗体的存在导致红细胞以及血小板破坏过多，而造成溶血性贫血以及血小板减少性紫癜。这是一种罕见且严重的自身免疫性疾病，病因可分为原发性和继发性两种。原发性约占80%以上，无确切病因；继发性约占20%，可相继或同时发生于其他自身免疫性疾病、血液系统疾病、感染性疾病、实体瘤、免疫缺陷疾病，以及免疫接种等情况，如狼疮引起的自身免疫性疾病、淋巴瘤引起的免疫失调等。围产期患者死亡率高，同时新生儿死亡率亦高。

溶血发作时，可出现寒战、发热、黄疸、腰痛、呕吐等症状。几乎所有的患者都有头晕、乏力、面色苍白、心悸、气短、胸闷等贫血症状。大多数患者会出现皮肤瘀点、瘀斑、牙龈出血等出血症状，女性可出现月经过多。约17%的患者出现酱油色尿。除此之外，部分患者可伴有指（趾）端发绀、坏疽等。

本病目前的治疗还缺乏最有效的方法和统一模式，治疗原则为消除自身抗体或病因，阻断抗体产生，积极对症治疗。如继发于某种疾病，需积极治疗原发病。本病一般无法自愈，成人疗效较差，病情可反复发作，常呈慢性病程，并往往产生耐药。

Evans综合征由于存在血小板减少，预防出血是非常重要的，要注意使用软毛牙刷，多吃一些富含维生素C的水果，如橘子、柠檬、苹果等，促进胃肠蠕动，避免便秘；饮食上食用高热量、高蛋白、富含铁元素的食物，如瘦肉、鸡肉、大豆、豆制品、动物肝脏、木耳、香菇、海带、紫菜等，多补充营养，促进造血功能恢复；不要饮用浓茶，对铁吸收不利，多喝水，避免身体缺水；不吃辛辣、刺激食物，不吃油腻、油炸食品；不要随意使用一些药物，因为很多药物有可能会破坏血小板。另外生活要规律，保证充足的睡眠，适当进行不太剧烈的运动，提高机体免疫力。同时心态要乐观，要树立战胜疾病的信心和勇气，积极配合医生治疗。

美好的生活在招手

作者：唐铭、许天琪医生

康哥是一名技术工人，40岁，不抽烟不喝酒，善良爽朗，生活平淡而幸福。

半个多月前，康哥感觉身体不舒服，走一段路就会出现心慌气短，稍微一活动，心率就能飙升到150次/分（成年人正常心率60～100次/分），同时出现了发热，多于下午和晚上发热，体温最高达38℃，早晨体温就会降到正常范围。

家人把康哥送到了当地最好的医院，当时测血压只有60/40 mmHg，完善了相关检查，超声、冠脉CT、心电图、心肌酶、胸部CT都没发现大问题，化验白细胞、感染指标也不太高。但是检查提示康哥血脂高、轻度贫血、脾大，面对康哥的情况，医生无法明确解释病因，遂给予对症治疗：抗感染、升压等。但是效果并不好，康哥的体温反而越来越高，状态也越来越差，很快连讲话的力气都没有了。

家属带着康哥连夜转往北京。到北京某知名医院就诊，动脉血气分析提示康哥的乳酸水平竟然升高到了11 mmol/L（正常值＜2 mmol/L）！血气分析中其他指标并未出现明显异常。

乳酸水平是评估疾病严重程度和病死率的一项重要指标，当乳酸＞10 mmol/L，患者的病死率会高达83%；乳酸＞13 mmol/L，病死率高达98%。面对如此严重的高乳酸血症，医生下了病危通知书，同时给予积极的对症支持治疗。但是康哥心慌得越来越厉害，乳酸很快涨到了14 mmol/L，血常规提示血细胞也在往下掉，红细胞、血小板在短短几天的时间内急转直下，掉至原来的1/3。

家属特别着急，于是来到了航天中心医院重症医学科。

见面后我们详细询问了病史，进行了细致的体格检查，化验提示乳酸依然高（13 mmol/L），血细胞仍很低。我脑海中迅速闪过引起高乳酸血症的病因，希望能找到病因争取将乳酸降下来，同时根据他的病情，我也下达了病危通知书，让家属做好思想准备，康哥病情随时可能急转直下，甚至死亡。

康哥究竟得的是什么病？为什么短时间内出现如此严重的高乳酸血症，并伴随血细胞的减少？康哥的发热、呼吸困难是不是跟高乳酸血症相关？面对如此危重的患者，我急忙向上级医师汇报病情。薛主任详细地了解了病史和发病情况后，一针见血地指出：患者年轻、急性起病，发热，血红蛋白、血小板持续呈下降趋势，脾大，并曾出现低血压，初步考虑"噬血细胞综合征"。但是目前证据不足，需要继续完善相关化验检查，并明确噬血背后的元凶。目前患者病情十分危重，不能因为等待足够的证据而延误治疗，时间就是生命，我们要先保命，才能有更多的时间和机会搜集证据。

因此，我们马上按照"噬血细胞综合征"进行治疗。药送到我们手里的时候，夜已经深了，正好赶上我值夜班，我守在他的床边，看着透明的液体一点一点进入血管，我十分紧张，心情也很复杂，就像等待面试一样——期盼又焦虑不安，因为不知道结果会怎样。第二天化验发现，升高多日的乳酸竟然下降了，我太激动了！此后，康哥的乳酸水平持续下降，血小板也逐渐回升，我真切地感受到了医学的神奇力量，这种把病人从死亡线上拉回来的感觉，令我终生难忘。

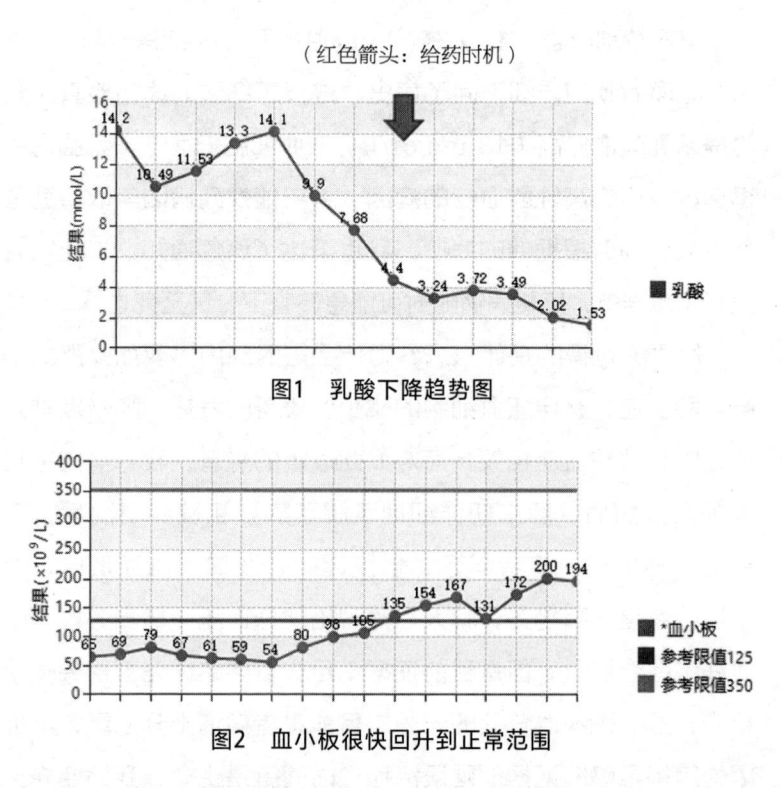

（红色箭头：给药时机）

图1　乳酸下降趋势图

图2　血小板很快回升到正常范围

疾病很狡猾，它们不会按照教科书上描述的那样出现在患者身上，等着你去判断。疾病本身就飞驰在发展变化的道路上，但万变不离其宗，只要你炼就火眼金睛，你认识这个凶手，看透它的本质，那么，不论它打扮成何种面目，出现在何种患者身上，你都能把它认出来。

康哥的命保住了，接下来需要马不停蹄地搜集证据，寻找噬血背后的真凶。我们完善了骨髓穿刺检查，进一步证实了噬血现象。1周后，骨髓穿刺的免疫组化结果出来了：弥漫性大B细胞淋巴瘤。

诊断清楚了，我们考虑实施进一步的诊疗方案，血液科医生认为待患者病情平稳可进行自体干细胞移植。经过我们的不懈努力，康哥的身体状态逐渐趋于平稳。经过反复讨论、研究、系统评估后，我们对康哥进行了自体干细胞移植。移植后康哥经历了肠道排异、急性肾损伤、移植相关骨痛、移植相关肺损伤……但是在医护人员和家人的悉心治疗及照顾下，康哥一天天好了起来。

现在的康哥又回到了工作岗位上，平时还会去公园跑跑步。康嫂还给我发了几段视频，视频里的康哥正用力地挥舞着铁锤，这正是生活该有的烟火气！

以下是康哥发来的一段感悟，跟大家分享。

我是一个淋巴瘤合并噬血的患者，发病时已经是晚期了，是一个即将走到生命尽头的人了！然而我是非常幸运的，误打误撞来到了航天中心医院的重症医学科，经过薛主任、饶主任、许医生和所有医护人员的不懈努力，我的病情终于得到了缓解。在这里我要深深地感谢重症监护室的所有医护人员，是你们给了我第二次生命！经过多次的化疗和干细胞移植，如今的我已经完全康复，回归到了工作岗位。和患病之前相比，虽然感觉力气没有以前大，还有点儿疲惫，不过我觉得会一天比一天好，恢复到正常人的体质应该不会太久，毕竟我才出院不到一年。我现在吃东西也没有忌口，只要注意卫生想吃啥就吃啥，开心快乐每一天就是我现在的内心写照，所以病友们，加油努力不要放弃，美好的生活在等着你！

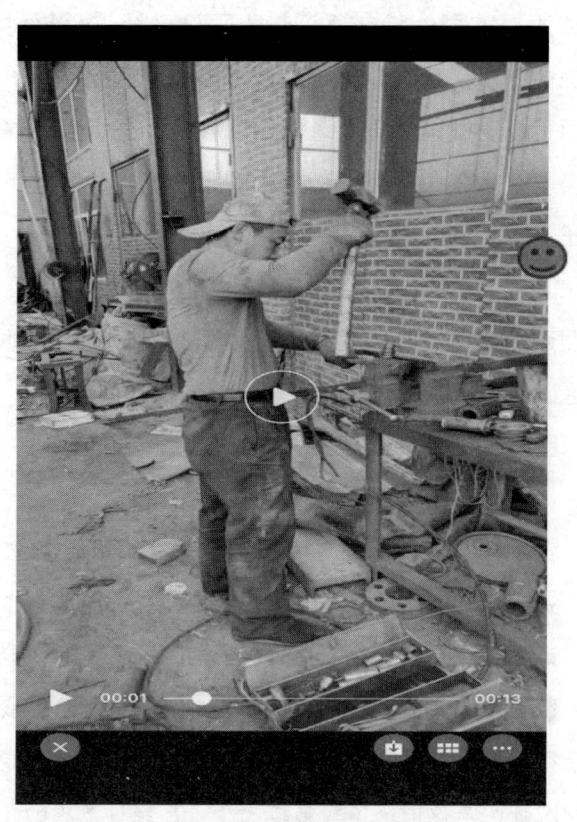

康哥在挥舞着铁锤干活

病例相关小科普：

  弥漫性大B细胞淋巴瘤是起源于淋巴结或淋巴组织的一种恶性肿瘤。具有一定的侵袭性，恶性程度偏高，可导致正常淋巴结结构的弥散性破坏。本病是目前最常见的成人非霍奇金恶性淋巴瘤，在西方国家占成人非霍奇金恶性淋巴瘤的30%~40%，在发展中国家，这个比例则高达60%。该病发病年龄范围很广，平均发病年龄70岁，但亦可见于儿童，男性患者多于女性。
  发病原因目前尚不清楚。通常是原发性的，但也可由低度恶性淋巴瘤，如滤泡性淋巴瘤、慢性淋巴细胞性白血病、小淋巴细胞淋巴瘤等进展或转化而来，也可发生于自身免疫性疾病或免疫缺陷的基础之上。虽然病因不是很明确，但是诱发因素有很多，比如病毒感染、免疫功能异常以及一些基因的突变等。另外环境污染加重或食品添加剂的使用也与其发病率的逐渐上升有密切关系。
  该病的临床表现可分为淋巴结内症状和淋巴结外症状，淋巴结内症状是以无痛性进行性淋巴结肿大起病，常见于腋窝、颈部、腹股沟等表浅的部位，也可发生于腹腔、胸腔等内部的脏器；而淋巴结外症状常表现为脾、肺、胸膜等部位或器官的受累。此外，还可伴有全身症状，如发热、盗汗等。当患者无明显诱因出现全身症状如发热、盗汗、消瘦、乏力或无痛性淋巴结肿大时，应当予以重视，及时就医。
  由于该病的病因不明，目前尚没有有效的预防措施，只能通过规避诱发因素来减少疾病发生。比如：（1）注意保暖、避免受凉，从而预防病毒感染；（2）注意饮食营养、均衡，养成健康的饮食习惯，适当运动，提高免疫功能；（3）避免食用含食品添加剂较多的加工食品；（4）定期体检，有助于早发现、早诊断、早治疗。

感受爱，享受爱

作者：吴梅清医生

这是一个再平常不过的病例，没有惊心动魄，没有风起云涌，但是却向我们传达了一个信号：放松心情、好好生活。我们享受生活给我们的每一次赠予，我们面对生活给我们的每一次坎坷，感受爱，享受爱！

一个非常平常的午后，就在我们准备交接班的时候，我收治了一个33岁的女性患者。

她很内敛，不太爱讲话，问什么答什么，整个人的精神状态看着似乎还行，但总觉得她好像有心事一样。采集完病史及进行查体后，等待化验检查结果，令人诧异的是，她的血小板只有3×10^9/L（正常值$100 \times 10^9 \sim 300 \times 10^9$/L），我不仅发出一句感叹：怪不得要住ICU呢，潜在出血的风险太大了。

我立即向主任汇报了这个患者的情况，主任说："面对这种血小板极低、出血风险高的年轻患者，我们一定要完善检查，找出病因，并努力治疗，争取好的预后，让她以后有质量地生活；另外这类病人，突然发病，可能心里压力会比较大，心理负担重，我们也需要做好患者的沟通工作，尽量减少患者的精神压力和思想负担，这也是治疗疾病很重要的一环。"

于是在制订完治疗计划、开完医嘱后，我再次找到患者详细了解她的情况。这才得知，她平时身体比较健康，因为近期工作压力极大，影响了正常的生活与作息！此次生病也不过3天时间，她却在北京辗转了几家大型医院，但都没有人给她明确答案，眼看着病情加重，她非常担心，这次还住到了ICU，她的心里更是充满了恐惧和紧张。我们都知道精神压力对疾病的影响，于是，我给她详细地分析了健康及疾病的关系，健康不仅仅包括身体健康，还包括心理健康，我还给她举了很多病人的例子，就是想告诉她放松心态的作用和意义，以及生活与工作的平衡，等等。

半个多小时的交流后，她似乎轻松了一些，也释放了压力。心理咨询中有一种方法叫自我开放，就是通过心理咨询师的开放而让求助者开放，心理咨询师最初的咨询前准备工作就是让求助者释放心理压力。我想她的情绪好了，对待疾病的认知也会有所改变，会更积极地配合治疗。

走出她的病房，我特别交代看守她的责任护士："她的心理压力很大，也很恐慌，我们医护每个班尽量多去关心关心她，陪她聊聊天，我们的关心也许会成为她康复的信心！"

后来检查结果出来了，患者被诊断为免疫性血小板减少性紫癜。这是一种出血性疾病，主要是体内免疫系统功能异常，攻击自身血小板造成血小板大量破坏。有的患者可完全不表现出任何症状，有的表现为皮下、黏膜出血，重症患者可有大出血风险，危及生命。自身免疫系统功能异常是本病最主要的病因。治疗主要是调节免疫治疗并给予相应的对症治疗。

在医生、护士和患者的积极配合下，在精准的药物治疗下，她的病情好转得很快，血小板指标翻倍增长，其他指标也均正常，住院4天后好转出院，出院3天后复诊血小板已完全正常！

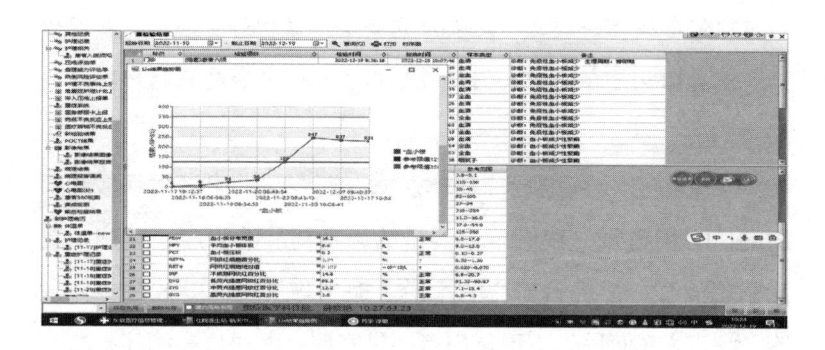

她复诊完后，开心地给我发了微信，感谢我们这一支通力合作的医护团队，是我们团队让她渡过了难关，并勇敢地、用心地去生活！以下是她发给我的一段话，与大家共勉。

吴医生，真的非常感谢您，感谢薛主任带领的ICU团队。我今天复诊，抽血结果显示血小板已经升到126×10^9/L了，薛主任说让我继续吃药，后续继续观察指标的情况，再考虑药物减量。我个人感觉一切都在往好的方向发展，您之前跟我说过的"逆境之后的每一天都会更好，聚爱聚正能量，一切都会好"这句话特别触动我，真的非常感谢您。

这一次的ICU经历确实让我有很多感触，这一切就像做梦似的，感觉莫名其妙地就在鬼门关走了一圈，好在有惊无险，最终安全回到我爱的家人们、朋友们身边。以后我更要好好珍惜现在的幸福生活，时刻抱有感恩的心，不再有那么多抱怨，要知足常乐，我也要把这些感受以及对身边人的感谢时常说给他们听,让大家都感受到我的爱,我也要更好地去享受爱。谢谢吴医生,谢谢全体医护人员!疫情当下,你们奋战在一线,一定要注意安全,保护好自己,保护好你们自己就是在保护我们。我坚信明天一定会越来越好!

我们医生不仅要治疗身体疾病,还要帮助患者增强战胜疾病的信心和勇气,我们不仅要带给患者精准的治疗,还肩负着让家属放心、让患者安心的承诺、担当与责任。就像薛主任说的:"进入ICU后,不论是患者还是家属,面对危重病症,心理压力都非常大。作为重症医护人员,我们不仅要医术精湛,也要给患者和家属爱心支持,聚爱聚正能量,争取最好的治疗结果!"愿大家都能成为自我健康的管理师,让我们每天的生活都充满阳光、幸福!

病例相关小科普:

> 特发性血小板减少性紫癜(ITP)又称免疫性血小板减少症或免疫性血小板减少性紫癜,是一种原因不明的获得性出血性疾病,以血小板减少、骨髓巨核细胞正常或增加,以及缺乏任何外源性或继发性原因为特征。本病的血液学特点是外周血中血小板减少,血小板表面结合有抗血小板抗体,血小板寿命缩短,骨髓巨核细胞可代偿性增多而血小板生成障碍。
>
> 本病病因与发病机制尚未完全阐明,可能是多种因素综合形成,但发病与自身免疫有关较为肯定。此外,本病的出

血与毛细血管功能障碍也有关系。另外，脾脏可能是产生抗血小板抗体的重要部位之一。还有部分患者可能存在遗传因素。该病常发生于育龄女性，以及接种疫苗、服用某些药物、病毒感染、免疫缺陷病毒（HIV）感染、自身免疫性疾病、有家族史者。典型表现为皮肤瘀点、瘀斑以及齿龈、消化道和泌尿道的出血，急性型起病突然，病前常有病毒感染史，慢性型则罕有感染。还可能出现反复鼻出血、月经过多等症状，严重者可能出现颅内出血。儿童大多可自发缓解，成人自发缓解者很少，病情比儿童重，老年患者发生严重出血的概率更高。

目前尚无有效的预防措施，一旦诊断该病，需积极配合医生进行治疗，除常规治疗外，生活中要多注意避免食用坚硬食物损伤食道、避免过量饮酒、避免食用辛辣刺激食物，并注意饮食卫生，因为感染会导致疾病复发或加重。同时避免剧烈或创伤性运动，注意减少创伤，注意用药安全等。若存在原发病，需积极控制原发病。家族内有类似疾病者，可定期体检，监测血小板变化，做到早发现、早治疗。若病情突然出现变化，需要及时就医。

46天的坚守换来生命的重生

作者：薛晓艳教授

"薛教授！有急事相求！"11月底，一个熟悉的朋友打来电话。

"什么事儿您慢慢说。"我心里一惊。

"一个29岁的姑娘，诊断急性胆囊炎、化脓性胆管炎，在外地做完胆道取石手术，术后2天，出现发热、血肌酐进行性升高、尿少，血小板下降得很厉害，肝酶、胆红素升高，而且出现了呼吸困难，已经气管插管上了呼吸机！当地医生建议转院，说不转院就只能等死了！这么严重的病人，估计只有您能救她了！"

我经常会接到类似的要求转诊的电话，这一次病人很年轻，听起来病情的确也特别重！我在详细了解了疾病的发生、发展过程后，脑海中迅速浮现出一种疾病：血栓性微血管病。这种疾病在前面的病例中曾经多次被提到，我们也有很多治疗成功的经验，所以我们敢于接受挑战，也愿意收治这一类患者，更重要的是治病救人是我们的责任，我们必须全力以赴地救治，不能让年轻的生命就此陨落！

但是当时正值疫情，管控严格，收治患者需要多重筛查手续，需要核酸结果阴性才能收治。如果不等筛查结果直接收治，万一新冠阳性，这种风险我们自己无力承担！但是想到这个患者这么危重，当地医生已经明确表示没有办法了，估计可能维持不了多长时间，希望赶紧转北京救治，如果我们不救治，这个年轻的生命可能就消失了！思前想后，还是救人要紧，我告诉朋友，进北京可能会遇到困难，但是一般不会劝返救护车。如果能来到北京，我们向院里汇报，通过危重患者绿色通道收治，并对患者进行隔离安置！

于是家属连夜办理了各种手续，由救护车护送进北京，第二天一早病人终于到达航天中心医院重症医学科。

我们看到病人时，她处于昏迷状态，带着气管插管、血滤管，全身明显黄染，心率快、血压低、高热。血常规提示血红蛋白、血小板极低，凝血功能严重障碍，肝酶极度升高，肌酐升高，无尿。

主管医生详细地询问了病史及发病经过，患者胆道取石手术后仅仅2天就出现了如此严重的问题——全身炎症反应、休克、多脏器功能不全（肝、肾、肺、凝血等）。那么导致这些问题的根本原因是什么，根据患者的病情目前的诊断又是什么，我们又该如何进行抢救性治疗呢？

我们分析认为：患者因腹痛入院，诊断"胆囊炎、化脓性胆管炎"，遂行胆道取石手术。术后出现发热，可能是由于病原体入血引发了败血症，导致全身炎症反应的发生，病情进一步恶化导致休克、多脏器功能不全。而这一系列的症状正是血栓性微血管病的临床表现。目前患者表现为：意识障碍、发热、肝损伤、肾损伤、血小板减少、溶血性贫血，以及肺部损伤（见下图CT）。上述的每一种疾病都是危险和致命的！

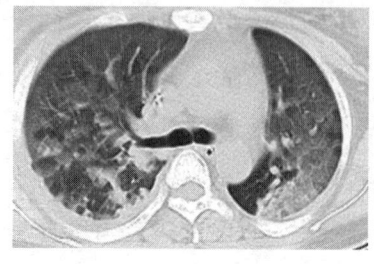

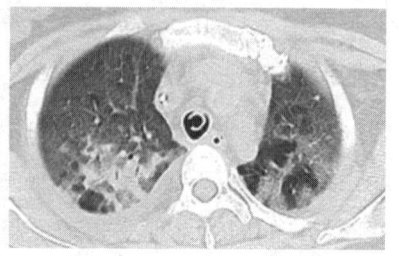

因严重的血红蛋白和血小板的降低,我们紧急联系输血纠正贫血和血小板的减少,同时进行大剂量激素冲击、血液净化治疗,并继续呼吸机辅助呼吸进行呼吸支持,抗菌治疗覆盖尽可能全的病原体,包括细菌、病毒及真菌等。

定好了治疗方案,并叮嘱值班医生要一班一班严格细致地往下交班,每一个班,她都是我们病房危重患者中的重点。

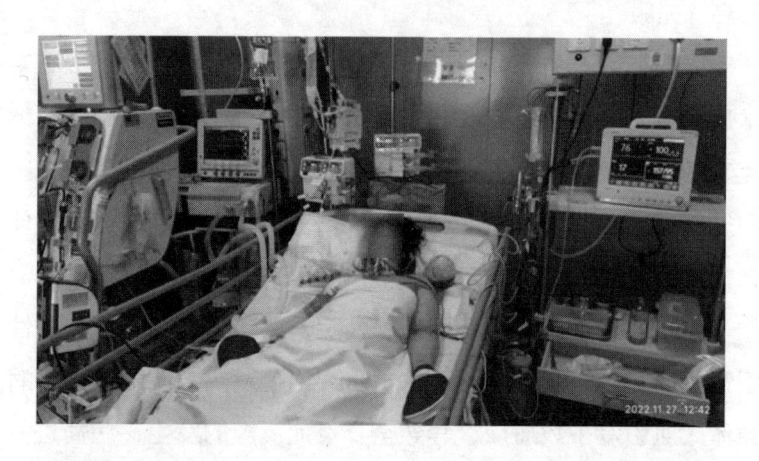

治疗效果很快显现,激素冲击后当天晚上,患者神志由昏迷转为清楚,虽然带着呼吸机、血滤机,但是能看出来她的反应是对的,值班的吴医生特意向我报告了这个好消息!

我们大家似乎都看到了希望!

入院第2天，家属拿来了当地医院的血培养结果：大肠杆菌阳性。我们需要明确是否合并其他致病菌，于是我们进一步完善检查，为她做了二代基因测序（NGS），发现了病毒感染——疱疹病毒，这就可以解释肺部损伤及呼吸衰竭的原因了！

所幸，一开始我们选择的治疗就全面覆盖了这些病原菌！随着治疗的继续，患者炎症指标快速好转，肾功能恢复，呼吸状态好转！随后化验结果回报破碎红细胞高达10%——明显的溶血表现，我们还没见过这么高比例的破碎红细胞！患者临床好转及化验结果均证实，我们的诊断是准确的，治疗方向是可行的，对病人是有益处的，因此我们沿着这条路继续治疗。

随着病情的好转，5天后患者成功脱离呼吸机并拔除气管插管！

但疾病有时候总是一波三折，接下来出现的问题让大家很有挫败感：患者血小板上升缓慢，血红蛋白再次出现下降趋势，胆红素再次升高！前期治疗明明是有效的，为什么会出现病情反复呢，是我们治疗不到位还是病人的病情又有了新的变化？

人的身体就像一片田地，疾病就是田地里的虫子，自身的免疫系统就像土壤。当有害虫的时候，土壤会吞噬一部分害虫，但是当害虫大量增多时，土壤在不断吞噬害虫的过程中，自身也会受到损伤，受损的土地不再能够吞噬害虫，反而会滋生出更多的害虫，这样原本的害虫破坏了庄稼和土壤，受破坏的土壤进一步滋生出害虫，就形成了疾病的恶性循环。对于疾病的治疗就是外在应用杀虫剂,但是光靠杀虫剂并不能恢复土壤的有生状态,所以需要对土地进行滋养——调节免疫系统。只有双管齐下,土地恢复了以前的状态,害虫被杀死,庄稼才能继续生长。

我们再次对患者的病情进行梳理:术后感染导致了休克、多器官功能不全,并启动自身免疫系统,自身免疫因素参与了疾病的发生发展过程,导致免疫性疾病——血栓性微血管病、溶血性贫血的发生,前期治疗有好转,与我们进行免疫治疗有密切关系。那么病情反复可能是由于紊乱的免疫系统并没有回到平衡状态,在激素冲击后减量的过程中,出现死灰复燃的情况。就像我们在进行土地滋养的过程中,土地还没恢复好,我们就撤药了,所以害虫再次从土地中滋生。我们一边摸索,一边治疗,根据病情不断地进行着治疗的细微调整。

我们知道,危重患者的好转不是看某一项化验指标,而是应该从整体来看的,患者必须全面好转才叫真的好转,既然出现反复的情况,我们就需要进行强化治疗!于是,我们创造条件进行血浆置换、胆红素吸附、人工肝治疗。尽管血源紧张,但输血科特别给力,多方筹措,让我们有了足够的血浆做置换!都是因为想挽救一个年轻的生命,所以大家一起努力。

人工肝治疗后患者病情有所好转,但是血红蛋白没能维持得住,而且胆红素短暂下降之后又再次升高,这说明患者体内可能还存在没有清除的抗体,我们只好继续进行血浆置换、人工肝治疗,期望她能好起来。那一段时间危急值天天发到我手机上,治疗过程中到处都是她的关卡,每一关都很艰难:血红蛋白又掉了、血小板又掉了、胆红素又上去了、还是没尿、出血了……

我们顶着巨大的压力,只能兵来将挡,水来土掩。终于,人工肝治疗两周以后我们迎来了新生的曙光,血红蛋白、血小板、胆红素终于稳定了!

可是20天后,又一波病情变化的出现再次撞击了我们。虽然肾功能恢复了,但是一停血液净化,患者就会出现呕吐,化验提示血氨升高,患者发生了肝性脑病。我们再次调整治疗,待肝性脑病恢复后,患者又出现了精神症状:大喊大叫、胡言乱语。这在医学上称为ICU谵妄综合征!本来我们想尽快把她转到普通病房,由家属陪护,这对于谵妄的恢复有利。但是当时正值12月中旬,我们收治了大量新冠重症患者,考虑到她的身体状态和被传染新冠的风险,我们还是又拖了几天才让她转到普通病房。

到普通病房后,她的谵妄情况慢慢好转,虽然后来还是没能逃过新冠的感染,所幸在我们的精心治疗下,新冠对她并没有造成特别大的影响。她一天天好转,神志恢复,能吃能喝,还能下床活动了。

46天过去了,在我们不懈地努力下,她终于闯过了一关又一关:感染关、血栓性微血管病关、肝衰关、肝性脑病关、谵妄关、新冠感染关……我们用坚守换来了她的重生!她满含笑意地走出了航天中心医院,回到了她阔别已久的家!

后来,家属送来了定制的锦旗,并带来了她的一段话。

感谢航天中心医院,感谢薛主任以及薛主任所带领的重症医学科所有医护人员。就在我感到即将走到生命尽头的时候,是你们一次又一次把我从死亡线上拉回来,让我能够重新生活在这温暖的世界,生活在亲人的关心和爱中。爸爸妈妈给了我生命,但是你们却给了我第二次生命,我现在一切都好,我也会把我得到的爱给予我身边的人,我想这就是温暖的力量,就是爱的力量!

这次的经历让我更加珍惜生命,也许只有真正面对过死亡,才能明白活着的幸福,以后我更要好好珍惜现在的幸福生活。以后我有了孩子,也会把生活的勇气传递给他,让他好好生活、开心快乐!再次感谢薛主任,感谢贺医生,感谢全体医护人员,你们工作那么辛苦,也一定要保重身体,为更多的人治病,带给更多人以生的希望。我们一定会越来越好!

危重症的救治就是抽丝剥茧、逐层清晰,最后看到最核心的部分。危重症的救治往往一波三折、险象环生,这就需要重症医生不断努力、精益求精。46天,每一天度日如年;46天,每一天惊险不断;46天,每一天曙光在前……终于,坚守换来希望的力量,换来生命的重生。有人说医学到底是自然科学还是人文科学?其实自然科学和人文科学就像医学的两只翅膀,有了这两只翅膀,医学才能更高、更快、更远地翱翔;有了这两只翅膀,医学才能更有生命,更有温度。正是我们这样一群有温度的ICU医生,才创造了坚守46天的奇迹!是的,我们一定会越来越好!

病例相关小科普:

　　败血症是指致病菌或条件致病菌侵入血循环,并在血中生长繁殖,产生大量毒素而引发的急性全身性感染。侵入人体的细菌是否会引起败血症,与入侵菌的毒力、数量和人体免疫防御功能有密切联系。机体的免疫功能缺陷或下降是败血症发生的重要诱因,免疫系统受损人群是本病的好发人群,如老年人、孕妇、儿童等。

　　败血症的症状以畏寒、寒战、高热、肌肉关节痛、头痛、心跳加快伴有全身不适等为主,可伴有消化系统、皮肤、关节、肝脾等多个器官组织部位的损害,但不同致病菌所引起的败血症又有其不同的临床特点。随疾病进展,在不同阶段可有不同的并发症,败血症可并发心力衰竭、黄疸、肝衰竭、急性肾衰竭、呼吸窘迫症与严重凝血功能障碍,甚至会导致血栓的形成等。如本例患者就发生了败血症后血栓性微血管病。

　　血栓性微血管病的病因主要包括:(1)细菌感染,常见的有大肠杆菌和肺炎链球菌感染;(2)补体调节分子异常,例如自身基因调控的异常;(3)病毒感染如人类免疫缺陷等;(4)某些药物的使用,如环孢素、他克莫司、丝裂霉素、奎宁等的使用;(5)先天诱发因素导致凝血因素水平下降。本例中我们可以看到,除了大肠杆菌感染,手术打击造成免疫功能下降、病毒的入侵也是造成血栓性微血管病的协同因素。

败血症多继发于其他感染,因此避免创伤、积极治疗感染或可降低本病的发生风险。另外应提高机体免疫功能,这样即使致病因素入侵也可被人体强大的防御机制所清除。在日常生活中,我们需要做到以下五点。(1)适当运动,增强机体免疫力。(2)规律作息,保证充足睡眠,避免熬夜及过度劳累。(3)保持休息环境清洁、安静、舒适,维持轻松、愉悦的心情。(4)保持合理、平衡的膳食营养结构,优先选择富含不饱和脂肪酸的食物,补充植物固醇。增加全谷物、杂粮、杂豆和薯类的摄入。增加蔬菜水果的摄入,适量吃鱼类、蛋类、豆制品、乳制品。减少高脂饮食,避免生冷辛辣刺激性食物,防止加重消化道负担。(5)戒烟、限制饮酒。

ICU里的安宁疗护

作者：李周平医生

张老先生，88岁，是我去年接诊的一位患者。

几年前，老先生因为肺炎导致了弥漫性的肺纤维化，整个肺毁损得十分严重，从胸部CT上看肺部充满了无数的小点点，就像筛子一样。此后每年天气变化、着凉或感冒都会引发肺部感染，有时症状比较轻，有时比较重。

去年，张老先生还是因为不经意的着凉导致了严重的肺部感染及呼吸衰竭，经历了气管插管、呼吸机治疗后病情好转，生命体征也比较稳定。但是咳痰能力受到了一定程度的损害，自主咳痰能力差，如果痰咳不出来、堵塞气管，那一定会出现呼吸困难，再次插管上机的风险是极高的，因为需要人工辅助吸痰，并需要氧疗，他还必须要留在ICU进行监护治疗。

由于ICU封闭的环境，见不到家属的焦虑，他渐渐出现了谵妄，配合治疗的难度又增加了几成，我们每次看他就像看一艘在海上风雨飘摇的小船，让人踏实不起来。为了解决谵妄的问题，也为了促进病人的康复，我们找来他的女儿，为家属开通探视的绿色通道，女儿每天来探视都会给他言语上的安慰，帮助他按摩和活动肢体，给他大大的拥抱和鼓励，还带来他爱吃的水果和零食。医生和护士也特别关照，定时翻身、叩背，给予老人关怀和鼓励。在医护人员及家属的共同努力下，老先生的精神状态逐渐好起来——谵妄消失、能够配合治疗，病情也得到了控制而有待好转出院。

但是由于咳痰功能还未恢复，且不能长时间脱离氧气，女儿在家里置办了两台制氧机和吸痰装置，并在家里给予患者雾化，家属也从护士那里学会了如何辅助患者排痰，这一切准备就绪后，患者终于回到了自己的家里。在他状态好的时候，家属会带他去户外，感受一下大自然的风光，这也是一种陪伴的幸福。后来经过近1年的随访，老先生的情况一直都比较稳定，住院间隔也明显减少了。

后来，家属特意送来了定制的锦旗，并带来一封表扬信。

我的父亲已经88岁了，每年都会因为肺炎住院，病情严重的时候还会进行气管插管、上呼吸机。作为家属我们感到十分焦虑，看到老人如此受罪，我们也曾经想过放弃治疗，但是在抢救和放弃之间我们一直矛盾、徘徊。这次我父亲在航天中心医院重症医学科住院期间，不仅得到了专业的治疗，而且还感受到了亲人般的关怀，根据患者实际情况为家属开通绿色通道，方便家属有更多的时间去陪伴老人，使得老人更有勇气地面对疾病。即使在治疗过程中，老人可能病情加重而不幸离开我们，在老人生命的最后一段日子里得到的这种关爱，也会使我们家属十分感激，我想老人即使离开也是更安详地离开。特别感谢航天中心医院，感谢薛主任、李医生以及薛主任所带领的重症医学科所有医护人员，他们给予的人文关怀是我们之前从未得到过的，他们不仅让我的父亲能够重新生活在这温暖的世界，还让他感受到了更多的关心和爱，这种爱不仅来自亲人，也来自社会和医护人员。我们家属也从医护人员身上学到很多东西，那就是要好好珍惜现在的幸福生活，也要怀揣着爱去面对以后的生活。现在我的父亲整体情况稳定，这是我们作为儿女的福气，遇到航天中心医院薛主任和重症医学科也是我们全家的幸运和福气。再次感谢航天中心医院，感谢薛主任，感谢李医生，感谢全体医护人员，你们工作那么辛苦，也一定要保重身体，为更多的人带去生命和温暖的福音。

作为ICU医生，虽然我们见过无数生死，但面对承受病痛的患者，我们善良而柔软的心依然会被触动，我们也很难坦然面对疾病的无情和家属的无助，也会幻想奇迹能够发生。患者能够从泥沼一样的疾病中恢复，是我们能够继续从事这份工作的慰藉，但同样，一个生命的逝去也会让我们惆怅万分。美国诗人狄金森说过，"如果我能减轻一个生命的痛苦，抚慰一处创伤，便不是徒然地活着"。治病救人是医生分内的职责，而治或不治以及对死亡的接受程度则更多是患者和家属的情感映射。有的患者活得坦然，能直面死亡；有的患者求生欲强，有好多未尽事宜，奈何疾病难治或不治；有的家属对预后能够坦然接受；有的家属则愁苦挫败，拒绝接受现实。而医生不但要重视治病这件事，更不能忽略患者和家属心理和情感上的需求。能够做到重生轻死、乐生安死是十分不易的。

我们重症医学科成立之初，全力收治急危重症患者，能够顺利恢复的患者，我们自然不用担心他们的去处，但需要久治甚至不愈的患者则成了一大难题，患者躯体和精神上的痛苦、经济和家庭的负担都成了非常现实的问题。科室也想尽了办法，从专门做监护，到成立ICU后病房、ICU随访门诊，实现了对患者抢救、治疗和康复的一体化管理。对不能治愈的患者，我们不仅提供了精心的护理和治疗，同时也引进了安宁疗护理念，通过对病房的动态管理，实现对患者最大程度的照料。

前一阵子我在电视上看到一则新闻，讲的是一个热爱音乐的90后小伙子，放弃刚刚起步的事业，带着鼻咽癌晚期的妈妈求医看病，并在治疗告一段落后，背上吉他，带着妈妈从老家出发，边走边唱，他们要去新疆，让妈妈感受天山的美丽。我很羡慕这段充满希望的旅程，即使他的妈妈有一天离开了，小伙子也不会心有遗憾。而真正能做到像小伙子这样的家属可能太少了，包括我自己。我也从二十几岁毕业上班就想着能够带父母去他们想去的地方，可是这么多年过去，孩子都快比我高了，带父母出去玩的次数屈指可数。各种各样的事情占据了我们大部分时间，陪伴父母的时间少得可怜。如果哪一天我也作为一个家属站在了病房外，估计一定会充满不舍和遗憾。生命的存在是自然界的一部分，生死是无法改变的自然规律。面对即将逝去的生命，即使万般不舍，终究要面对现实，生命不是单纯地活着，更是温暖的、有尊严的存在！

认识我家先生有20年了，先生家四世同堂，虽然外公去世已经10年了，但90岁的外婆还健在。在外公去世的这10年间，外婆经历过多次脑梗、骨折，虽然得到了及时的医治，但还是逐渐卧床，生活不能自理了。特别是在疫情期间的几次发病，严重时有过意识丧失和休克，在医院治疗病情稳定后，转入了一家能够提供安宁疗护的医疗机构，因为外婆的情况已经超出了居家养老的承受范围。

上个月，我和先生去看望外婆，老人家精神还不错，整个人干净利索，虽然言语和反应不像以前那么好，但是可以看电视，还能经口进食。与外婆同屋的另外一位老人家坐在轮椅上，插着鼻胃管，听力也出现了减退。她儿子一边推着轮椅带她转悠，一边同她唠嗑并说着玩笑话，她儿子说每天只要一有时间就会过来陪陪老妈。这家机构环境还不错，病房大多是2人间，房间里包含了厨房（有灶台、水池和冰箱）、卫生间，可以满足日常生活需要。还有专门的沐浴间，洗澡对于卧床老人来说也不再是难题。医生办公室就在旁边，有病情变化也能随时处理。这是我第一次接触这种安宁疗护机构，心里有了小小的震动，我在想是否可以在重症监护和安宁守护之间架起一座桥梁？

ICU的工作不同于其他科室，重症监护往往意味着高强度的治疗与生命支持。普通病房的患者，白天可以按部就班地检查和治疗，夜间可以踏踏实实地睡上一觉，ICU却不同，无论白天还是晚上，监护区永远都是灯火通明。护士总是忙碌地做着各种治疗，医生站在病床前也是眉头紧锁，想着患者意识什么时候能恢复、体温什么时候能退下去、血压什么时候能升上来、治疗什么时候能减下来。我们每天都在同生死较量，我们站在生与死的门槛上，更多的时候是千方百计地拦着患者不要迈过去，活着就还有希望，对家属来说就还有念想。但对于已经没有恢复可能的患者，虽然靠着机器或药物维持着生命体征，但所谓的精神和灵魂早已远去了吧。在救治过程中，我们常会遇到以下几种情形：第一种，患者能够通过有效的治疗重获健康，回归正常生活，这是大家最愿意看到的结果；第二种，患者通过治疗，保住了性命，但机体的各方面功能在短期内处于失能状态，需要时间恢复或康复治疗，这部分患者大多也会积极治疗以期能在最大程度上恢复；第三种，患者有严重后遗症或并发症，最常见的就是脏器功能衰竭、神经功能障碍，诸如脑卒中、阿尔茨海默病等导致的卧床和生活能力丧失，依赖呼吸机的呼吸衰竭，严重心衰或肾衰需要长期透析或血滤，等等。这种严重失能已经超出家庭照料承担的范围，患者存活需要依赖于医疗机构，除了提供以延长生命为目标的治疗，看不到任何其他转机。对于第三种情况，医生和家属都束手无策，却无可奈何，这时候安宁疗护似乎为这类病人开了一扇窗。作为医生，我们救治了很多危重患者，使他们重获新生，但我们也尽力为即将消逝的生命提供温暖和抚慰。我们不仅要提供治疗，也应遵从生命的客观规律，尽量减少患者的痛苦。我曾经看过一本书《在生命尽头拥抱你》，是多位肿瘤医生对于治疗肿瘤患者的一些感想和感悟。对于ICU医生，我们也一样想在生命尽头拥抱所有患者。安宁疗护不是放弃，而是一种缓和医疗，它的存在价值是以减轻患者痛苦并有尊严地度过生命最后一段旅程为目的，它是向着把死亡变成一件温暖的事这一目标前进的。

一善染心，万劫不朽；百灯旷照，千里通明。愿我们像那照亮生命的灯光，无论前途如何，都照进心底，带来温暖，驱逐孤寂。

病例相关小科普：

安宁疗护被定义为以终末期患者和家属为中心，以多学科协作模式进行实践，为患者提供身体、心理、精神等方面的照料和人文关怀等服务。其目的是控制患者的痛苦和不适症状，提高生命质量，帮助患者舒适、安详而有尊严地离世，最终达到逝者安详、生者安宁、观者安顺的目的。安宁疗护在世界各地有不同的提法，如"临终关怀""舒缓疗护""安宁照顾""安宁疗护""善终服务""宁善服务""姑息照顾""缓和医疗"等。安宁疗护更强调活的尊严，兼顾生命的质与量，强调家属与病患的亲情照顾。尊重生命的价值是医学人道主义的核心之一，安宁疗护致力于科学的心理关怀和精湛的护理手段，最大限度地减轻病人的痛苦，更好地使病人平静地离开人间。

英国人桑德斯于1967年创办了世界著名的临终关怀机构——圣克里斯多夫安宁医院。而后世界各地开始逐渐成立这种机构。中国现代安宁疗护始于1988年天津医学院临终关怀研究中心的成立。这是中国第一家安宁疗护专门研究机构，该中心还建立了中国第一家临终关怀病房。2017年国家卫计委发布了安宁疗护中心基本标准、管理规范和实践指南，为我国安宁疗护专科发展提出了方向。2017年，北京、上海、长春、洛阳、德阳启动全国首批安宁疗护工作试点。2019年第十三届全国人民代表大会常务委员会第十五次会议通过《中华人民共和国基本医疗卫生与健康促进法》，其中第三十六条规定，"各级各类医疗卫生机构应当分工合作，为公民提供预防、保健、治疗、护理、康复、安宁疗护等全方位全周期的医疗卫生服务"，这从立法层面把安宁疗护列入了国家健康体系。目前针对疾病的安宁疗护准入条件包含晚期肿瘤、心力衰竭、帕金森、精神疾病、多器官衰竭等，以晚期肿瘤患者最多见。

实施"安宁疗护"的主要特点：（1）经临床医生诊断，患者已经处于临终期，现有医疗水平不可能使其痊愈；（2）由护士与家属沟通，是否接受安宁疗护治疗，即不进行创伤性抢救，而主要针对不适症状进行对症处理；（3）心理护理跟进，帮助患者平静地面对死亡，完成心愿。

在重症监护与安宁疗护之间构建一座桥梁是我们目前思考的主要问题。重症监护虽然不能提供如专业的安宁疗护机构那样的环境和护理，但是我们对待病人都有一颗悲悯的心，希望他们能够更安详、更自由地走到生命的尽头。当ICU里沉重的呼吸一点一点变成空气，当曾经的焦虑化作释怀后的云淡风轻，我想生命一定会住进心里，并在亲人的爱和怀念中永生。因此，我们也在可操作的范围内尽力遵循安宁疗护理念，希望所有患者的生命之花能够重新绽放，不仅仅是躯体的，也是精神和灵魂的。

护理服务中的特种兵

作者：冀利超护士长

我们工作在一个特殊的科室——重症医学科，它是全院危重病人的聚集地，是医院应急处置的重要保障，所收治的都是需要特级护理的病人，需要我们护理人员24小时守护在患者床旁，严格观察病情及生命体征的变化，随时测量并准确记录，同时准确执行医嘱，协助医生完成各项抢救任务，并严防差错事故的发生。责任重大，莫过于性命相托；工作繁累，莫过于日不暇给、夜不能寐；我们就是这样一群有着"特别能吃苦，特别能战斗，特别能奉献"的特种兵精神的护理人员。

我们特别能吃苦，因为我们苦中有乐。危重病人多数不能生活自理，为了防止褥疮发生、促进痰液引流，我们需要每2小时为患者进行翻身、叩背，还有平时的生活护理，如擦身、洗脚、处理大小便等。更为重要的工作还有输液、换液、观察患者病情变化、进行特级护理的记录工作。每天工作12小时，天不亮出门，回到家已经暮色浓重。有的患者或家属会疑惑：现在的孩子都是家里的宝贝，这么辛苦的工作能胜任吗？的确，我们在家中都是宝贝，父母把我们保护得很好，但是到了工作岗位上，换上战衣，我们就是在执行任务的特种兵。这个战场没有小公主，没有小皇帝，只有护士这一个角色。我们有时候也会累哭，但是看到患者因为我们的努力而好转出院，我们便由衷地感到欢乐，这就是我们工作的意义和价值。我作为护士长，为我们的护理团队感到骄傲！

我们特别能战斗，因为这是生死战场。不管是朝阳东升，还是夕阳西落，不管是正常上班，还是节假日休息，这个战场始终在战斗，只不过是将士轮番上阵而已。在这个战场上，我们挽救了无数个危在旦夕的生命，挽救了无数个濒临崩溃的家庭。即使再疲乏、再劳累，只要身穿铠甲进入战场，我们必须是无所畏惧的勇士，必须是特别能战斗的将士。而一旦从战场下来，紧张的情绪终于得以放松，疲惫的身体终于得以休息，有时候躺下真的就不想再起来了，希望以后都能那么毫无杂念地躺着。

我们特别能奉献，因为责任大于天。李老师是我们科室内年资比较高的护士，在别的科室，与她年资相同的护士可能早就不用上夜班了，可是在我们这里，她却始终坚持在临床一线，和年资低的护士一样倒夜班。去年一年365天，她上了198个夜班，每次上夜班，孩子都哭，不让妈妈走，当她在孩子的哭声中离开家时，可以想象得出她的心里该有多么难过！她爱岗敬业，从来没有因个人原因耽误过工作，全年没有请过一次假。用她自己的话说：我爱我的工作，照顾病人是我的职责。李老师是我们团队的一个代表，也是一个缩影，我们团队中还有许多像李老师这样的护士，因为南丁格尔精神一直在激励着我们奋发上进。

我记得曾经有一个"溶血性贫血"的危重病人，送去化验室的患者所有血样标本全部溶血，无法进行检测化验，需要重新抽血。为什么会全部溶血？我们立即查阅相关文献，有报道指出：溶血性贫血的患者血标本送检过程需要有恒定的温度，必须与人体生理温度37℃一致，才能保证血标本的化验效果。我们当时没有可以用的保温箱，于是就用大的利器桶当容器，里边用塑料袋装上正好37℃的水，再把抽好的血标本放到塑料袋的中间，由我们科护士亲自护送到化验室。护士一刻不敢耽误，一路小跑，还要时不时地用手去测试温度，第一时间将血标本送到化验室。而这一次，血标本没有再破坏，顺利地检测出结果。正是因为化验结果的及时报告，医生才能根据化验明确病人病情，进而调整治疗方案。

　　作为护理服务的特种兵，我们不仅要有丰富的理论知识、高超的抢救技术、敏锐的观察力和敏捷的执行力，还要用温暖和温情感动每一个病人。记得有一位低血糖的患者，在床上辗转反侧，护士上前询问："叔叔您怎么不舒服？"他没好意思说，只是说没什么，但我们护士觉得不太对劲，一定有什么事情，过了一会儿又问他："您有什么想法或不适，可以跟我说，我会尽最大的努力来帮助您。"后来患者不好意思地说道："我感觉有点饿了。"护士听后将自己准备的值班夜宵热了给他拿过去，他看到护士捧着热乎乎的三明治热狗面包走了过来，很激动，护士知道他眼睛不好，就递到了他手里。他说："这也许是我这辈子吃过最好吃的食物了！难怪大家都说你们是白衣天使！你们没有把我们看成病人，而是像对待自己的亲人一样照顾。"

　　在我们这个特殊的团队中，还活跃着一群这样的人，也算是特种兵里的尖兵——男护士。比如我，当初阴差阳错地选择了护理专业，工作后才发现，社会上还不是很认同男护士，经常有病人说：还有小伙子在做护士啊。我内心有些自卑也有些羞涩，当别人问我工作的时候，我的回答总是模棱两可、答非所问，只是说自己在医院里工作，也一度想过要放弃这个职业。但是，随着时间的推移，看到患者经过自己的精心护理康复出院，看到徘徊于死亡边缘的病人重获新生，我发自内心为我的工作骄傲！在这个特殊的岗位，我实现了自己的价值，作为男护士我发挥了应有的热量，并力所能及地帮助了他人。为了将我们的工作做得更好，我努力学习，参加了北京市ICU专科护士培训，并将理论知识运用到实际工作中，由我牵头组建了我们科室的ICU血液净化小组，并制定了科室新的床旁血液净化操作流程，进一步规范了操作技能。我带领护理小组在院内首次开展了PBL护理查房，取得了良好的效果，在科室中也开展了多形式的品质管理活动，进一步规范了科室气道管理和气切雾化的应用。在压疮预防及辅料选择的应用上，我们大胆创新，通过不断地探索和实践大大降低了压疮的发生率。作为一名"男"丁格尔，我们继承的是南丁格尔的精神，而非提灯女神的性别，我们充分发挥自己的主观能动性，努力成为一名好护士，为更多危重患者创造生命的奇迹！

  崇高源于微小，收获来自付出。我们也许只是一棵小草，没有参天大树的飒爽，也没有美丽花儿的娇艳，可小草却可以染绿大地，带给人们生的希望和活力。道阻且长，但我们无所畏惧，我们热爱自己的工作，为自己的选择自豪，会永远怀揣

"敬畏生命、精益求精"的精神,会继续发扬"特别能吃苦,特别能战斗,特别能奉献"的特种兵精神,为患者撑起一片晴朗的天空,为护理事业奉献毕生的力量!

护士长介绍:冀利超,航天中心医院重症医学科护士长,中华护理学会"血液净化专科护士",北京护理学会"ICU专科护士",荣获2015、2016、2017年度医院"十佳护士",北京市海淀区"优秀护理先进个人",航天中心医院"五四青年岗位能手""优秀共产党员""星级员工"等荣誉称号。任海峡两岸医药卫生交流协会护理分会第一届重症护理专业学组委员,中国抗癌协会肿瘤热疗委员会护理专家委员会北京学术分会第一届委员,北京市海淀区医学会护理学会专业委员会常务委员,中国民族卫生协会卫生健康技术推广专家委员会委员。获批参与医院新技术、新业务2项,参与著作编写1项,发表论文6篇,获批参与专利10余项。

八 新型冠状病毒——不再可怕

2020年以来，新型冠状病毒侵袭着我们的身体、影响着我们的生活，举国上下积极行动抗击新冠病毒。3年多来，在党的领导和全社会的共同努力下，我们取得了来之不易的成果，从阴霾中走了出来，走向阳光。对于新冠病毒感染，很多人都从最初的恐慌无措到逐渐接受，再到后来的习以为常，觉得感染新冠病毒似乎等同于感冒。但不论是恐慌还是无视似乎都游走在两个极端，"战略上藐视，战术上重视"或许才是对待疾病的正确态度。我们经常提到"因人而异"，因为不同的人即使面对相同的疾病也会有不同的表现和预后，尤其是有基础疾病的老年人，病情凶险性更强，绝不能掉以轻心。而在长新冠后，我们可能还会面临更为严峻的挑战。面对新的疾病种类以及很多未解的情况、未知的东西，我们只能永远怀揣希望，进行深度研究和不懈努力，为患者争取更好的结局！

逆转"白肺"实录

病例1：整体化治疗逆转"白肺"

作者：薛晓艳教授

"主任，刚收了一个危重型新冠病毒感染患者，您来病房看一下。"我下班刚刚到家，连鞋子还没有换就接到了值班医生的电话，于是我火速前往医院。"吃了饭再走吧。"我无暇理会先生的话，他似乎已经习惯了我的工作状态。作为重症医学科医生，我们见证了新冠病毒的汹涌，见识了奥密克戎的蔓延，也见到了新冠病毒感染后一个又一个危重患者，特别是"白肺"的病人。

因为家离医院很近，10分钟后我赶到病房，看到一位中年男性，神志不清，呈昏睡状态，高浓度吸氧下外周血氧饱和度很低（78%），心率快，口唇已经出现紫绀。医生护士正在有条不紊地进行着抢救，2分钟后值班医生气管插管成功，连接呼吸机辅助通气，虽然不断调整呼吸机治疗参数和力度，但是外周动脉血氧饱和度改善并不理想，在吸氧浓度提升到90%的情况下，血氧饱和度波动于80%左右，血气分析中氧分压只有80 mmHg。于是我们果断采取俯卧位通气，一直盯在床旁观察氧合情况，如果氧合不能改善、甚至继续恶化，就只能考虑进行ECMO治疗了！大约半小时后患者血氧饱和度逐渐上升至

90%，口唇紫绀情况也有所缓解。看到病情有好转，我们才稍微松了一口气，但也不能完全放松，因为我们知道后面可能还有更严峻的考验。

待患者情况稍稍稳定后，值班医生陈述了病史情况。患者张先生46岁，糖尿病史5年，平素对糖尿病一直没太重视，没有规律服药，因此血糖控制欠佳。此次入院和大部分新冠患者的症状相似，入院前1周着凉后出现发热，体温38℃左右，伴有流涕、咽痛，曾就诊于当地医院，给予退热药物治疗，但体温仍有反复。入院前3天自测新冠抗原阳性，遂自行隔离，口服退热药物、"感冒"药物等，体温虽有下降，但是咳嗽明显加重。入院前2天再次出现高热，体温达39℃，并出现了明显的喘憋及呼吸困难，当地医院就诊查胸部CT提示危重型病毒性肺炎，常规治疗后无好转，遂直接转诊到我科。

入院后患者呈昏睡状态，血压110/60 mmHg，心率120次/分，呼吸30次/分，SPO_2 78%（储氧面罩10 L/min吸氧下）。化验提示炎症指标升高、严重低氧血症（氧合指数不足100 mmHg）。这属于重度呼吸窘迫综合征（ARDS）。

患者虽然年轻，但是有糖尿病史，且平时血糖控制不佳，有研究表明糖尿病是导致重症新冠肺炎发生的独立危险因素。面对如此危重的病情，我们一定要制订全面、综合的治疗方案才能顾及患者整体，才有可能成功挽救患者生命！于是我们采取了如下的整体治疗方案。

（1）提高氧合：《新型冠状病毒感染诊疗方案》（以下简称《方案》）中明确提出俯卧位通气可改善患者的低氧血症。

因此，我们采取呼吸机辅助通气结合俯卧位通气（趴在床上）的治疗方案后，氧合可有所改善，继续实行此方案，同时根据患者情况不断调整呼吸机治疗力度，尽最大努力维持氧合。

（2）抗病毒治疗：新冠期间帕罗韦德、阿兹夫定可用来治疗新冠病毒感染，因此我们应用了帕罗韦德。但不能除外合并其他病毒感染或者存在病毒复燃的情况，因此我们联合利巴韦林广谱抗病毒治疗。

（3）抗感染治疗：大量的临床证据表明新冠肺炎患者多数会合并细菌感染，且该患者炎症指标升高，抗感染治疗很有必要，而且抗感染力度必须强，才能遏制住细菌感染的蔓延。

（4）抗炎治疗：《新型冠状病毒感染诊疗方案》推荐使用小剂量激素——地塞米松6 mg。但是根据我们对新冠的治疗经验看，中等剂量甚至大剂量激素治疗往往获益更明显，因此，我们选用中等剂量激素治疗。

（5）免疫调节治疗：危重症患者在炎症因子大量释放的时候，往往会伴随免疫功能的紊乱，新冠病毒感染后的危重症病人也一样。我们的临床体会是加用免疫调节药物后，患者的病情往往会出现转机。因此我们加用明确写在《方案》中的生物制剂——托珠单抗。有时候我们也会选择环磷酰胺，环磷酰胺是一种免疫抑制剂，虽然在《方案》中并未提及，但它可以延缓肺纤维化进程，在临床实践中治疗"白肺"的效果也不错。

（6）其他治疗：滴定模式的抗凝治疗、液体管理、益生菌、营养支持等综合治疗。

特别要提到的是，在危重患者的救治过程中，有发生弥散性血管内凝血（DIC）的风险。张先生的凝血指标在第二天就明显异常，特别是D-二聚体升高明显，提示患者处于高凝状态（血栓形成风险比较大），危机值报警直接发到了医生的手机上。于是我们提升肝素抗凝治疗的剂量，滴定活化部分凝血活酶时间（APTT）到正常值上限以上，并动态监测凝血情况。随着抗凝治疗的到位，病人的凝血功能改善，高凝状态解除！

前面提到了DIC，那什么是DIC？DIC是一种综合征，而不是一个独立的疾病，是在各种致病因素（包括重症感染）的作用下凝血因子和血小板被激活，大量可溶性促凝物质入血，在小血管内形成广泛的微血栓，导致循环功能和其他脏器功能障碍，出现休克、出血、栓塞、溶血等临床表现。所以，在危重症治疗中，抗凝很重要也很关键。

我们整体化的治疗很快见到效果，病人症状好转，心率、呼吸频率均下降，氧分压逐渐上升，吸入氧浓度逐渐下调，炎症指标下降。我们的治疗是整体化治疗，病人的好转同样也要整体化好转。5天后病人成功脱离呼吸机，改为高流量吸氧，复查胸部CT较前明显好转。在我们救治新冠病毒感染病人的过程中，部分人会出现病情反跳的情况，为保住这来之不易的胜利果实，我们继续巩固治疗10天后方安排其出院。

下图为治疗前后胸部CT对照（相隔9天）。

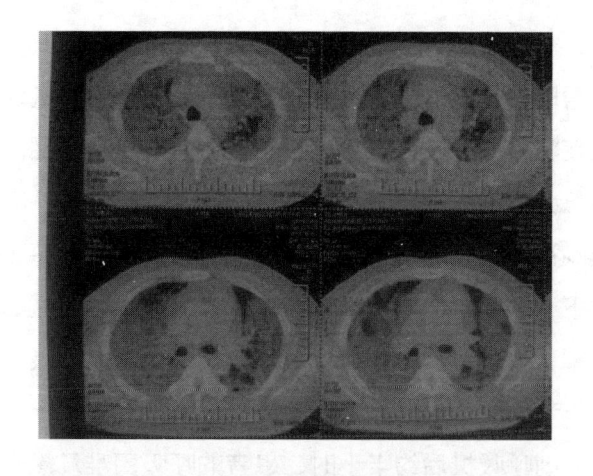

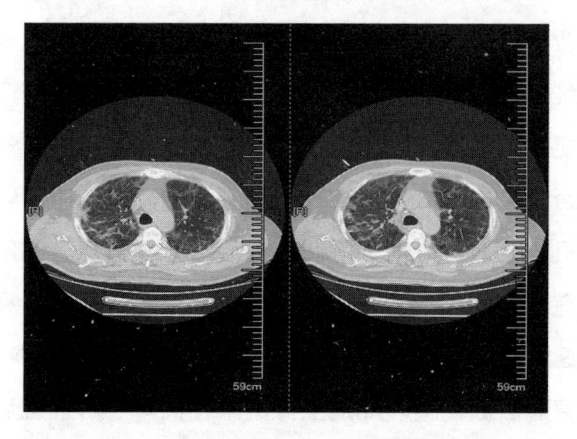

病例2:"白肺"也反跳——看我们如何应对

作者:吴梅清医生

一天中午,我刚吃过午饭,办公室的电话铃声响起,是老年科打电话要急会诊,我连忙汇报给上级医生。大约1个小时之后,"吴医生,收患者!"我循着声音望去看到一张病床推入我科，一位老年男性患者坐在床上大口地喘着粗气，我急忙跑过去帮助护士看护患者，并立即给予其无创呼吸机通气，改善缺氧症状，同时做好气管插管准备，备好抢救用品。这就是老年科急会诊的那位患者。他表现出明显的喘憋和呼吸困难，就像喉咙被什么东西堵住一般无法呼吸，我看到他呼吸的样子真担心下一秒就会出现呼吸骤停。所幸患者除了明显的呼吸窘迫，心率、血压等其他生命体征尚可。带上无创呼吸机后，我们守在床旁，观察他的病情。

上无创呼吸机后约半小时，患者的呼吸困难及氧合得到了一定的改善，但是患者很不耐受，自觉面罩及呼吸机气流致使他十分难受、躁动不安，因而他不断地去摘面罩。应用无创呼吸机需要患者的精准配合，一呼一吸都要跟呼吸机送气的节奏相同，否则会出现人机对抗，不利于治疗。有的患者对于上无创呼吸机也会有些恐惧，因此这种治疗方式对患者的依从性和耐受性有很高的要求。我们在保证足够供氧的条件下尽量下调吸气流速，减少气流气度，并且在床边不断地教他与呼吸机配合，并宽慰、鼓励他。此时主任赶来，简单了解情况后，考虑到患者的年龄偏轻（在老年患者群体中），生病后的恐惧、焦虑心理，以及家庭经济情况等，决定继续尝试无创呼吸机进行通气治疗纠正呼吸窘迫。因为如果此时气管插管进行有创呼吸机通气，我们会觉得有些可惜，毕竟患者神志清楚，有创通气后可能会出现人机对抗问题，而为了更好地保证通气质量，有时需要对患者进行镇静，这样反而可能不利于疾病的恢复和医生对病情的评估。我们用尽量少的时间评估治疗效果，如果效果不好或病情加重则立即更改治疗方案，必要时气管插管甚至行ECMO（体外膜肺氧合）治疗。

尽管应用无创呼吸机后患者的氧合得到纠正，呼吸困难也好转，但是他没有办法更好地与呼吸机进行配合，自己觉得非常难受。无奈之下，我们尝试高流量吸氧（比无创呼吸机更舒适，但是压力强度弱），使得外周血氧饱和度维持在最基本的水平——90%以上。令人欣慰的是，几个小时后，患者从最初的紧张、焦虑、躁动转为能够逐渐配合。随着他情绪的稳定，呼吸渐渐平稳，氧合也开始好转。

待患者情况稍稍稳定后，我仔细翻看了他的病历。这是一位姓杨的大叔，今年66岁，因"发热、喘憋伴咳嗽、咳痰1周"来院就诊。既往有高血压病史5年，规律服用降压药，平时血压控制尚可，没有其他基础疾病。此次入院诊断为"肺部感染"，在老年科住院治疗2天后，症状不但没有明显好转，而且还在持续加重，出现了严重的低氧血症、呼吸窘迫（呼吸困难、呼吸频数），化验指标也在恶化，脏器功能已经在受损的边缘徘徊。患者随时面临病情继续加重的风险，性命危在旦夕。经相关科室会诊后，考虑患者病情危重，若无好转或继续恶化只能考虑ECMO，因此转至重症医学科进一步治疗。

经过初步抢救，杨大叔的病情相对稳定了。除了精准的呼吸支持，药物治疗也是遏制疾病进展的重中之重，我们除了采用抗病毒治疗，还联合高强度的抗菌药物全面覆盖抗感染治疗、大剂量的激素治疗及抗凝治疗等全面综合的治疗手段。前面已经提到感染新冠病毒后，患者往往会合并细菌感染，因此抗菌治疗十分必要；而大剂量的激素主要起到抗炎、减轻全身炎症反应的作用；抗凝治疗除了防止血栓形成、拮抗DIC进展，还有稳定血管内皮的作用。经过以上积极有效的治疗后，患者严重低氧、呼吸窘迫的情况得到了明显的缓解，且各项化验指标逐渐好转！

在快、准、稳的治疗原则下，我们按计划递减激素用量，治疗5天后杨大叔转至普通病房。可是转到普通病房后，就在激素减量的过程中，杨大叔的氧合再次出现了下降，他自觉憋气。根据以往的救治经验，患者可能出现了病情反跳的现象，于是我们将激素加量并联合托珠单抗进行治疗，调整治疗方案后症状很快消失，氧合好转。于是再次进行激素减量的时候我们十分小心谨慎，最终经过不懈努力、精准化治疗，患者恢复得越来越好！

下图是治疗前后肺CT对照（相隔8天）。

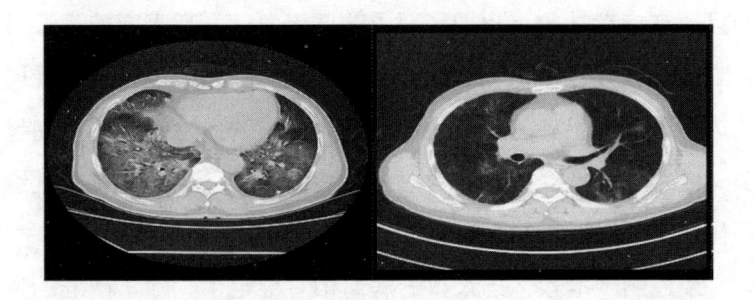

在ICU经常能看到气管插管的患者，有的家属会跟我们说：能不插管就不插管。其实对于医生来讲，气管插管是很简单的事情，一般几分钟就能完成，但是气管插管一定要等到患者真正需要的时候我们才会去做。其实像杨大叔那么危重的情况完全有气管插管的指征,可是为了患者,我们觉得可以再试一试无创,虽然这种尝试有很大的风险。风险大,医护人员也更辛苦,因为要随时观察病情变化,并有可能面临病情恶化的风险,但为了患者,我们甘愿承担这个风险,承受这份辛苦!

除了给予精准的对因、对症等综合治疗措施,对患者的关心、开导,使得患者的情绪从焦虑转为乐观,促使患者积极配合治疗,也是疾病治疗成功的关键。面对疾病,只有积极乐观、不恐慌、不恐惧,患者及家属全力配合医生救治,才有可能战胜病魔!

病例相关小科普:

> 这两个病例都是患者感染新冠病毒后出现高热、喘憋、呼吸困难,低氧血症伴严重的呼吸窘迫,并出现"白肺",导致危重型病毒性肺炎。出现这些变化的原因是新冠病毒感染诱发了过度的炎症反应,炎症因子等细胞因子大量释放,导致炎症风暴或细胞因子风暴发生,进而导致危重型新冠肺炎。及时、精准、全面的治疗才能遏制风暴的进展,打破恶性循环是治疗成功的关键!从治疗策略上两个病例治疗方案类似,但是对于呼吸支持的方案不同,如果没有应用无创的时机千万不要幻想奇迹,应及时进行气管插管、有创机械通气治疗;如果判断病人可以尝试无创,那便可以避免有创的损伤。采取何种治疗方案,一是取决于病人的病情,二是取决于临床医生的经验和预判力。这也是我们一直在强调的个体化治疗。

"白肺"这么多、这么重,那到底什么是"白肺"?健康的肺内有通气功能正常的肺泡,这样的肺泡充满了空气,在影像学表现上都是透光的,显示为黑色。但如果肺部有严重的疾病,比如肺炎、肺部肿瘤或者有大量的积液,健康的肺泡组织被破坏,肺里的密度增高,透光性变差,影像学上就表现出白色。"白肺"一般是指在影像学检查下肺部呈现出烟雾笼罩的白色区域,随着肺受到破坏的部分越来越多,白色的范围会逐渐扩大,当白色覆盖到至少一半的肺(也有说法认为白色面积达到70%~80%)时,通常就被叫作"白肺"。

　　"白肺"最常见的病因是感染,其次是弥漫性肺泡出血综合征、急性呼吸窘迫综合征(ARDS)等。"白肺"的主要临床表现是呼吸困难,严重者会出现呼吸衰竭(低氧或合并二氧化碳潴留),甚至还会合并其他脏器功能的损害。

　　糖尿病是常见病,也是多发病,糖尿病患者需要严格控制血糖在正常范围之内。有研究表明糖尿病患者的病情与新冠病毒感染的重症程度密切相关,平时血糖控制不好的患者发生重症的概率更大。其实不仅是新冠病毒感染,有很多疾病的发生都与糖尿病密切相关,比如冠心病、糖尿病肾病等。糖尿病对血管和神经系统也会造成很大影响,比如糖尿病周围神经病变、糖尿病视网膜病变等。

　　有人说感染新冠病毒的危重患者多数都是老年人,且合并很多基础疾病。的确,老年人对病毒的抵抗能力差,发生危重的情况相对较多,但这并不是绝对的。不管有没有基础病，也无论年龄大小，都有可能会进展成危重病。新冠病毒感染后病情进展很快，就像杨大叔一样，1周的病程就发展成危重症。因此，我们平素一定要多注意身体，感觉不舒服不要耽搁，应及时到医院就诊，同时家里可常备脉氧仪，随时监测血氧变化，有条件的也可买一台家用制氧机，以备不时之需。

疾病的可怕之处在于人体是一个统一的、精细的整体，所谓牵一发而动全身，当一个器官或系统出现问题，就会像多米诺骨牌一样，牵涉多个脏器甚至整个人体系统。很多时候，我们以为只是表现在这个器官的"小毛病"，背后可能有致命的原因，又或者会导致其他器官、系统，甚至整个人体出现"大问题"。因此，我们不能忽视任何一种"小毛病"，出现问题应及时就医。

ECMO神器坐了冷板凳

作者：薛晓艳教授

自新冠疫情暴发以来，呼吸机已从专业的医疗器械走入了大众视野，当新冠重症患者出现严重的呼吸衰竭，通过高强度的呼吸机治疗也无法维持氧合、改善呼吸衰竭症状时，更进一步的治疗便是考虑使用号称呼吸神器的ECMO（体外膜肺氧合）。

张女士是我们科收治的一例严重呼吸衰竭的危重患者，转到我们科本来是打算进行ECMO治疗的，但经过我们积极的综合治疗后，患者病情好转，让ECMO神器坐了冷板凳。

年仅55岁的张女士，因肺癌在肿瘤医院进行右上肺癌根治术，手术过程顺利，术后保留右侧胸腔闭式引流，常规拔除术中气管插管，恢复也较为顺利。

但不幸的是在术后1周的时候，张女士感染新冠病毒，出现发热，体温最高39℃，并伴有呼吸困难，且呈逐渐加剧趋势，完善相关检查后诊断：双肺炎、急性呼吸窘迫综合征（ARDS）、右支气管胸膜瘘、右侧液气胸。因为严重的呼吸衰竭，医生再次进行气管插管，呼吸机辅助呼吸，虽然给予高力度的机械通气支持，但氧合改善并不理想，仍存在严重的低氧。医生向家属交代如果能进行ECMO治疗，可能还有一线生机，于是转至航天中心医院重症医学科。

转入我科时,患者神志呈昏迷状态,高热(体温40.0℃),心率快(140次/分),呼吸困难(呼吸频率40次/分),严重的低氧血症——氧合指数只有71 mmHg(正常人大于300 mmHg),休克状态(血压80/42 mmHg,无尿)。遵循着先保命的原则,我们立即组织抢救治疗:呼吸机支持改善呼吸状态、提高氧合,补液、升压、维持循环稳定,并积极降温治疗。同时立即完善化验检查。

化验检查提示炎症指标很高,说明患者存在重度感染,伴有贫血;血气分析提示代谢性酸中毒、高乳酸血症(乳酸5.8 mmol/L);生化提示肌酐升高、肝酶升高,存在急性肾功能不全、肝功能受损;凝血功能紊乱;心肌酶指标升高,心肌损伤。根据上述症状及辅助检查考虑患者目前诊断:重度急性呼吸窘迫综合征、脓毒症、脓毒性休克、多脏器功能不全。患者病情十分危重,随时都会面临生命危险,确实有进行ECMO治疗的指征。

在稳定生命体征后,我们团队对每个危重症患者都会制定个体化、精细化的治疗策略,张女士也不例外。在详细地分析了她的病情并与家属充分沟通后,我们决定争取使用惠而不费的治疗方案,边治疗边观察,如果24小时内出现疗效欠佳或病情恶化则立即进行ECMO治疗。我们已经事先联系ECMO小组做好随时进行ECMO治疗的准备。具体治疗方案如下。

(1)维持呼吸及氧合:呼吸机辅助通气治疗,并根据病情不断调整治疗参数及支持力度,严格做好气道管理,密闭式吸痰管进行吸痰,留取分泌物培养送检。在保证各个重要脏器灌注的情况下，可维持最低外周血氧饱和度。

（2）维持血压：血管活性药维持血压，通过血流动力学监测进行相关药物的精细调节。

（3）持续胸腔闭式引流：观察引流液量及性状，留取引流液培养。

（4）抗感染治疗：患者重度感染，抗感染必须强而有力，重锤猛击。先根据经验全面覆盖阴性菌、阳性菌和真菌，后根据培养结果结合临床实际进行精准治疗。

（5）抗炎治疗：患者术后出现重度急性呼吸窘迫综合征，考虑大量炎症介质及细胞因子释放，出现全身炎症反应综合征（SIRS），导致炎症风暴发生，因此予以激素治疗过度的炎症反应。

（6）液体管理：严重感染状态下，毛细血管床大量开放，毛细血管渗漏明显，大量液体进入组织间隙，导致肺水肿及外周水肿，此时液体管理十分重要。结合患者急性肾功能不全的情况，我们进行维持床旁血液净化治疗，改善肾功能、清除炎症介质、调整容量负荷，目标总体容量为负平衡，并根据病情及血流动力学监测结果，及时调整治疗方案。

（7）抗凝治疗：休克状态及脓毒症时，会出现血液瘀滞，血管内皮受到破坏，导致凝血功能障碍，严重者可出现弥散性血管内凝血（DIC）。因此，抗凝治疗必要而且重要。我们应用普通肝素进行滴定式抗凝治疗，方便监测，方便调节，效果好，且价格低廉。

（8）免疫治疗：炎症反应往往导致免疫系统紊乱，免疫功能下降，反过来免疫功能恶化进一步促使炎症因子释放，两者形成恶性循环，共同促进疾病的进展。根据患者情况，我们选择合适的免疫治疗打破这种恶性循环。

（9）其他治疗：脏器支持、营养支持等全面综合治疗。营养支持在危重症救治中占据非常重要的地位，与疾病的预后及病死率密切相关。因此，补充白蛋白、营养支持治疗必不可少。

我们边治疗边观察，守在床边关注病人每小时的病情变化，因为危重患者容不得半点马虎。随着时间一点一点逝去，终于，我们看到了氧合的改善。2小时氧合指数78 mmHg，6小时氧合指数86 mmHg，12小时氧合指数95 mmHg，到24小时的时候，氧合指数已经从70 mmHg上升到了120 mmHg。虽然仍低，但是总体是往好的方向发展。除了氧合指数的改善，乳酸也逐渐下降，血压在升压药作用下维持稳定，心率及呼吸频率均下降。虽然仍有发热，但最高体温也已有下降趋势，这些症状及指标的好转证明我们的治疗方案可行。

3天后患者氧合指数升到了200 mmHg，体温也降至正常，脏器功能明显好转，在血液净化维持治疗下，尿量也开始增多，生命体征趋于平稳。此后，患者氧合情况继续好转，呼吸机条件逐步降低，神志从昏迷转为嗜睡。5天后停止床旁血液净化治疗，减停升压药，患者神志转清。入院第16天，成功拔除气管插管、脱离呼吸机。

复查胸部CT仍有明显肺纤维化改变，氧合指数波动在250~280 mmHg之间，虽然病情好转但并没达到我们的理想水平，我们的目标氧合指数在300 mmHg以上，因此果断加用环磷酰胺逆转肺纤维化进程，并继续配合激素治疗。终于在第21天氧合指数升至300 mmHg以上，后复查胸部CT肺纤维化明显好转，各项指标回落至正常范围，生命体征稳定，患者已经能自行进食。入院治疗30天后患者转普通病房进一步巩固康复治疗。

如此危重的病人，命悬一线，最终在我们的精心救治下好转。有时候，治疗方向和治疗策略远比技术设备更重要。这次精细化的、精准的治疗策略虽然花费时间较长，但让患者病情得到了全面的改善，既节约了治疗费用，又使患者免受ECMO的操作创伤和相关并发症的痛苦。这符合损伤控制理念倡导的损伤控制策略，也是我们一直秉承的"以患者为中心"的治疗理念的体现。

病例相关小科普：

这是一例十分危重的ARDS患者，如果患者转去别的医院可能会立即进行ECMO治疗。我们也有进行ECMO治疗的病例，但是如果病人还有机会，我们就要努力为病人创造更多机会。我们虽然倡导损伤控制，但损伤控制不是不进行有创操作，而是根据病情在合适的时机、必要的情况下进行。能减少创伤尽量减少创伤，能避免操作尽量避免操作。但是如何选择、如何评估与医生的技能、知识储备和临床经验密切相关。危重患者的病情变化有时候非常快，我们调整治疗必须同样快速，判断治疗效果也要争分夺秒，如此才能拦截住病情恶化。在危重患者治疗过程中，必须全程严密观察，以主要临床症状及生命体征为核心，结合相关的化验检查，给药到位后24小时看疗效，疗效不满意马上调整治疗，直到患者进入恢复的快车道。这就是滴定式治疗策略。

体外膜肺氧合（ECMO），也称为体外生命支持（ECLS），是一种体外循环支持技术，也是一种医疗急救设备。它最早由美国密歇根大学医学院成功使用，主要设备包括血液泵、氧合器、气体混合器、加热器以及各种动静脉导管与监视器等部件，其中血液泵和氧合器为ECMO核心部件，血液泵代替患者心脏，氧合器则代替肺脏的功能。ECMO早期用于在心肺手术时为患者提供体外的呼吸与循环，如重度心肺衰竭、心脏移植等手术中。随着它在临床上的应用，医生逐渐将其用于治疗急性呼吸衰竭或急性心肺功能衰竭，以及其他治疗方法难以控制并有可预见的病情持续恶化或死亡风险的成人危重患者，通过体外设备较长时间全部或部分代替心肺功能，使心脏、肺脏得以充分休息，以争取心脏、肺脏病变治愈及功能恢复的时间。除了能暂时替代患者的心肺功能、减轻患者心肺负担，ECMO也能为医务人员争取更多的救治患者的时间。

ECMO的技术原理简单来讲跟我们常见的透析有点类似，都是把患者体内的血液引出，同时在体外进行有毒物质的清除，再将血液回输到患者体内。但是ECMO技术更为复杂，通过设备将体内的静脉血引至体外，经过人工心肺旁路氧合后注入患者动脉或静脉系统，以维持人体脏器组织氧合血供。比如在改善呼吸衰竭方面,通过动静脉管路从患者体内引出血液,经过膜氧合器(人工肺),进行人工氧合以期改善缺氧情况,并去除血液中高含量的二氧化碳,纠正低氧血症及二氧化碳潴留。这个循环过程需要多种设备转换,需要医护人员密切监护,需要根据病情及时调整方案,需要警惕相关并发症出现。

ECMO是一种有创的救治措施,在实施过程中会出现很多风险,比如神经损伤、出血、溶血、感染、血栓形成、肾脏损伤、末端肢体缺血坏死等,而且治疗费用极其昂贵。如果病人心肺功能通过救治不能在短期内恢复,则ECMO并不能逆转结局。

新冠肺炎不同以往——治疗也要跟着改变

作者：薛晓艳教授

我们团队救治重症病毒性肺炎已有十余年，积累了上千例病毒性肺炎的病例资料。在奥密克戎感染暴发的一个多月内我们就救治了上百例重症新冠病毒感染患者。从中，我们发现了新冠病毒感染不同于以往病毒性肺炎的一些新特点。我们以下面的两个病例为例进行说明。

病例1：张先生，45岁，诊断为甲型流感病毒肺炎

患者入院前1周受凉后出现发热，自测体温39.9℃，伴有咳嗽、咳痰、喘息、痰中带血丝，自服感冒药物（具体药物不详）后症状无好转。以"重症肺炎、呼吸衰竭"收入我科。

入院后患者喘息明显，呼吸频率快（35次/分），呼吸困难，表现出明显的低氧血症（外周血氧饱和度70%）；听诊双肺呼吸音粗，可闻及干啰音；肺部CT就是典型的"白肺"（见下图）。完善相关检查提示白细胞减少、淋巴细胞减少、低钠血症、肝功能受损。

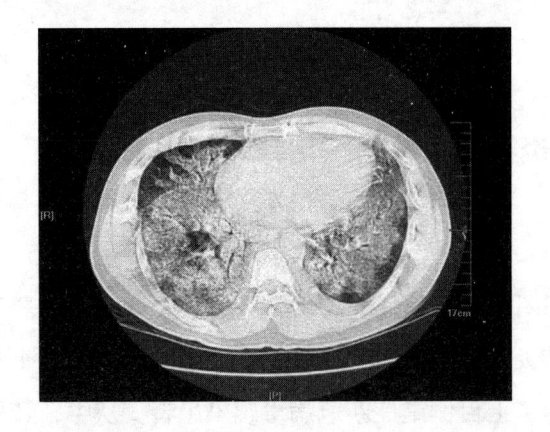

彼时，很多医生对病毒性肺炎的认知还不太足，所以患者辗转多家医院均未被收治。要是放在今天，大家可能马上就能认识到这是危重型病毒性肺炎。

我们当时分析：患者为中年男性，没有基础病，高热伴严重低氧血症，肺部CT提示弥漫性肺间质改变。感染原方面：炎症指标并没有表现出异常升高，影像学也没有真菌感染的表现，所以暂不考虑细菌、真菌感染。结合白细胞减少、淋巴细胞减少、低钠血症、肝功能受损等证据，考虑病毒感染导致重症病毒性肺炎、呼吸衰竭的可能性大。病毒作为最小的微生物极易侵入细胞内进行复制，并损伤多个脏器。治疗上要一步到位，不能拖延。对因治疗（抗病毒），并给予抗细菌防止混合型感染，同时对症控制过度的炎症反应，改善缺氧状态。具体策略如下。

（1）改善氧合：患者神志清楚，可先尝试无创呼吸机辅助呼吸，在维持最低外周血氧饱和度的情况下，保证各个器官及组织灌注。若无法配合或低氧难以纠正，可考虑有创呼吸机治疗。

（2）抗病毒及抗感染治疗：初步判断患者存在病毒感染，但是病毒感染往往会合并细菌感染，因此要全面覆盖细菌、病毒及非典型致病菌，如支原体、衣原体等。

（3）抗炎治疗：我们多次提到应用糖皮质激素减轻炎症反应，具体剂量需要根据病情来定。

（4）其他治疗：肝素抗凝，氨溴索化痰，以及营养支持、脏器支持等治疗。

抗凝在危重症中的意义毋庸置疑，本书也多次提到过肝素抗凝。但是为什么选择普通肝素而不是临床常用的低分子肝素？普通肝素泵入抗凝是我们科治疗一大特色，首先泵入方式给药便于调节，可根据凝血结果进行滴定式治疗，维持APTT（活化部分凝血活酶时间）在较满意的范围内；其次肝素代谢极快，即使出现APTT延长的情况，停用肝素即可，甚至可以用鱼精蛋白进行拮抗，相对安全；最后，普通肝素价格低廉，减轻患者经济负担。

特别说明一点：糖皮质激素被证实有导致股骨头坏死的风险，因此，它在临床上的应用存在争议。但是根据我们团队的临床经验，一是选择半衰期比较短的甲强龙，二是在应用甲强龙时搭配肝素进行抗凝治疗，可以拮抗糖皮质激素的这种副作用。

通过上述治疗，患者氧合得到了改善，但是入院第3、第4天氧合却提升缓慢。我们一直信奉只有做到病情持续好转，患者才有出院的希望；只有患者整体好转，才说明治疗有效。因此我们必须想方设法来改善氧合。

于是我们想到一个老药：环磷酰胺。这是一种免疫抑制剂，前面病例中也有提及。它在肺纤维化治疗方面虽然一直存在争议，但是根据我们临床用药来看，激素联合环磷酰胺可治疗肺纤维化，特别是肺纤维化急性加重的患者。前一年我们进行了激素联合环磷酰胺治疗肺纤维化的动物实验，也证明了两药联合对肺纤维化的治疗作用。于是我们果断在使用激素基础上联用环磷酰胺治疗，同时将激素减量。效果立竿见影，患者氧合持续改善。后来病原学回报患者甲型流感病毒阳性，证实了我们之前病毒感染的推断。而临床效果也证明了我们治疗的有效性。

治疗5天后患者脱离呼吸机，10天后好转出院。

病例2：朱先生，65岁，诊断为新型冠状病毒感染

患者入院前1周出现发热，体温最高39.4℃，伴咳嗽、咳痰，纳差、腹泻，排黄稀便2~3次/日，自觉气短、憋气，自测新冠病毒抗原阳性，自服"金花清感颗粒""扑热息痛""蒙脱石散"等药物，效果欠佳。因咳痰及憋气症状加重，患者入院前3天就诊于某医院急诊，查胸部CT示"双肺炎症"，给予抗感染等治疗后无好转，仍持续发热，体温最高39.5℃，频繁咳嗽、咳白痰，间断痰中带血，伴活动后憋气明显，外周血氧饱和度明显下降。入院前1天紧急复查胸部CT（见图1）：双肺渗出病变较前进展。为进一步诊治转入我院重症医学科。患者既往有高血压病史，平素血压控制尚可。

转入我科后，患者神志清楚，血压118/59 mmHg，体温

39.0℃，呼吸25次/分，心率108次/分，外周血氧饱和度80%（吸氧5 L/min）。化验检查提示感染指标偏高，贫血，低钠血症，严重低蛋白血症，肝功能受损。

我们分析：患者老年男性，1周前起病，病情进展迅速，表现为发热、咳嗽伴痰中带血、呼吸困难。化验提示贫血，应用抗生素常规治疗后效果不佳。结合以上情况我们考虑不能排除外弥漫性肺泡出血可能。经与影像科医生讨论后，考虑肺部CT表现不能排除外弥漫性肺泡出血。

弥漫性肺泡出血（DAH）是以咯血、呼吸困难、进行性贫血和胸片呈弥漫性肺泡浸润为特征的临床综合征。DAH多发生在一系列严重疾病过程中，是一种危及生命的严重并发症，在各种因素（诱因）作用下激发患者体内细胞因子的爆发释放，致使弥漫性肺泡微循环损伤，肺微血管内的血液进入肺泡，导致呼吸衰竭。患者病情进展迅速，病死率高。DAH的症状主要表现为发热、咯血、咳嗽、气促等，其症状不具有特征性。大部分DAH患者具有不同程度的咯血，可从咳血丝痰到大量咯血。尚有1/3的DAH患者没有咯血症状，这部分患者容易漏诊。DAH患者常有发热，对于存在发热、咯血、贫血及肺部浸润的患者，使用抗生素治疗后疗效不佳，需怀疑DAH。

于是我们在常规治疗新冠肺炎的基础上给予大剂量激素（甲强龙250 mg）冲击治疗，3天后减半，依次递减。同时由于患者存在严重的低蛋白血症，予以补充白蛋白、加强营养支持治疗。8天后复查肺CT（见图2）较前明显好转，氧合等其他指标也好转。

随着治疗的继续，患者病情也在不断好转，后转到普通病房。激素减至小剂量应用3天后停药观察，做出院准备。

但停激素3天后患者感觉呼吸困难再次加重，并呈持续性进展，伴随外周血氧饱和度再次下降，吸氧浓度不断提升。于是复查肺CT（见图3）提示感染再次加重，考虑可能存在炎症反应的反跳现象。于是再次给予中等量激素（甲强龙80 mg），同时联合环磷酰胺治疗，调整治疗后患者症状明显改善。治疗3天后复查胸部CT（见图4）也明显好转。

有了上次的经验教训，这次激素我们递减得比较缓慢，距离上次复查胸部CT 1周后再次复查胸部CT（见图5）提示纤维化逐渐吸收。将环磷酰胺累积到一定剂量，患者病情无反复后，患者出院，出院后继续口服激素，定期减量，直至停用。出院后1周复查各项指标稳定，胸部CT（见图6）无恶化。

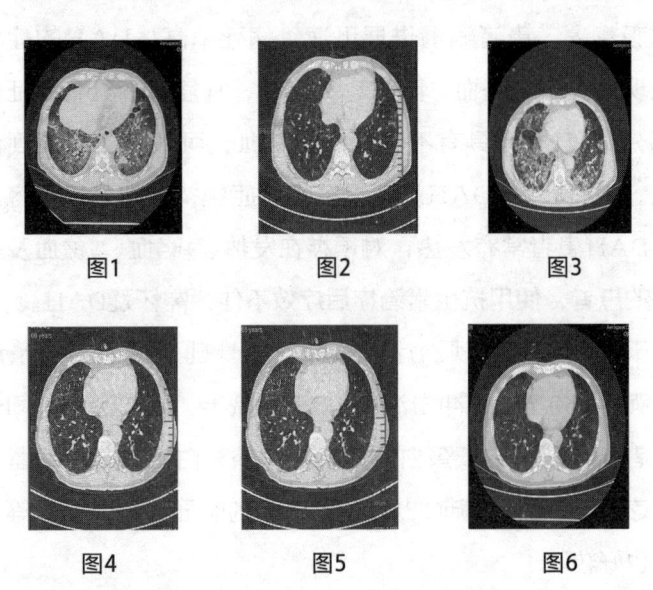

图1　　　　图2　　　　图3

图4　　　　图5　　　　图6

上面的两个病例更加深了我们对新冠病毒感染的认识，总结起来，新冠病毒感染的一些特点如下。

（1）新冠病毒感染患者出现弥漫性肺泡出血的可能性要大于其他病毒感染。这部分患者需要应用大剂量激素进行冲击治疗，常规剂量激素治疗收效甚微。弥漫性肺泡出血需要有经验的临床医师和影像科医生协同作战，及早诊断，以便做出合适的治疗方案。

（2）部分新冠病毒感染患者治疗好转后，激素减量或停药后会出现反跳现象，表现为临床症状和影像学的表现加重，但是核酸检测不一定会有复阳的表现。考虑这是因为失去激素抑制后的炎症因子水平反弹（有时甚至再发炎症风暴导致肺损伤明显加重），所以这部分患者我们参照风湿免疫病的治疗，激素治疗必须是滴定式治疗，需要缓慢减量，必要时可联合免疫抑制剂治疗，直至炎症反应处于平稳状态，患者才能稳定出院。

（3）部分新冠重症患者低蛋白血症明显，考虑是炎症损伤毛细血管的结果。这不仅会造成肺水肿，还会发生胸腔积液、腹腔积液，乃至肾周、肝周积液，表现为多脏器受累情况。因此，补充蛋白的治疗需要更为积极，才更有利于患者恢复。

（4）新冠病毒感染重症患者普遍恢复缓慢，影像学表现和低氧血症的恢复均有所延迟，考虑可能与病毒载量高、炎症反应强相关，也可能与中医讲的五运六气及个人体质差异相关。有条件者可以中西医结合辨证施治，以便达成更快、更好的恢复效果。

（5）我们一向积极提倡的肝素抗凝治疗和俯卧位通气治疗

在本次重症新冠救治中发挥了更重要的作用。持续静脉泵肝素使患者飙升的凝血水平下降，保护血管内皮，进而防治DIC；俯卧位通气对改善缺氧的作用也较以往更为显著，正如我们前面讲到的那两个"白肺"的病例。

病例相关小科普：

新冠病毒是一种新型病毒，3年来科研人员在不断地研究，对于重症临床医生而言，我们必须深入了解它与其他病毒的不同之处，才能更好地打败它。新冠病毒感染肺炎是一种新的疾病，我们总结了它与其他病毒肺炎相比的一些特点，比如：疾病表现更为多样、累及系统更多、重症及危重症病人更多、合并症多发、易出现病情反复或反跳现象，恢复缓慢并出现较长时间的后遗症等。但是新冠病毒以及新冠病毒感染肺炎的有些规律还需要在临床实践中不断探索和总结，更进一步研究才能发现更多的病原学特点，进行更有针对性的治疗。

对于治疗方面，我们没有唯《方案》论，而是根据患者病情不断做出调整，比如在病例2的治疗期间因为托珠单抗断药，我们凭借以往救治重症病毒性肺炎患者的经验，在救治新冠病毒感染患者时，再次启用环磷酰胺这个老药进行激素的序贯治疗，事实证明治疗效果也很好。有时候老药新用也是一种治疗策略，从经济上讲也是一种惠而不费的治疗手段。

新冠病毒感染的风暴之后，我们发现了一个明显的变化：在公共场所不戴口罩的人越来越多了，人们对于新冠病毒感染似乎有了一种习以为常的心理。不可否认的是，随着新冠阳性次数的增多，症状会越来越轻，人们就会很自然地产生一种"新冠疫情离我们远去"的感受。但是新冠真的离我们远去了吗？这种习以为常的不恐慌值得提倡，但是我们既不能恐慌也不能漠视。

新冠病毒的肆虐给人体免疫功能带来了前所未有的挑战，病情不断反复，治疗过程中出现反跳，"二阳""三阳"陆续出现，许多人陷入"阳—阳康—复阳"的反复循环中。临床上，由新冠病毒感染导致的重症和危重症患者还有很多。即使"阳康"后，很多人也会感觉自己的身体大不如从前，比如出现心慌、气短、乏力、嗜睡等，好像身体的每个细胞都在哀鸣。研究发现，在重症新冠病毒感染后的数月至1年内，免疫系统会持续发生变化，从而影响整个免疫功能。简单来讲，你以为自己已经"阳康"了，但是免疫系统的抗病毒能力远没有恢复如初，依然很脆弱，这就是新冠后甲流出现很多危重病例的原因，其凶险性仍然很高。

因此，我们不论是未感染新冠还是感染后，都不能大意，尤其是对于曾经的重症患者及有基础疾病的老年人，别太不把新冠放在眼里，做到不恐慌也不漠视，做好日常的防护仍然至关重要，少去人多拥挤的场所，最好出门依然戴口罩，能避免感染就避免感染，能减少阳性次数就减少阳性次数。毕竟3年来在"狡猾"的新冠病毒的反复攻击下，人体免疫系统终究可能会"扛不住"，而且新冠后遗症还在不断地影响着我们的身体，"长新冠"风险在升高。

"新冠后综合征"可以很凶险

作者：薛晓艳教授

病例1：脑雾

"薛主任，我有急事找您！"早上刚刚查完房，同事小李就将我拦住了，她表情十分凝重，看起来非常焦虑！

"别急，有什么事情你慢慢说。"我猜想她一定有很重要且紧急的事情，声音尽量轻柔以安慰她。

小李的情况我是知道的，她是我们科室比较早感染新冠病毒的人员之一，在大范围解封之前就"阳"了。她经历了隔离、入方舱、居家等过程，在她居家的第2天，各地就逐渐解封了。12月中旬，科室开始收治新冠病毒感染者。那时候科里特别忙，为了应对疫情高峰，也为了解科室燃眉之急，小李顾不上多休息，带病上岗，坚持上班，投入到了紧张的重症新冠肺炎患者的救治工作中！

前后忙了将近一个半月，随着新冠病毒感染的转归，我们终于回到了正常的工作状态。

可是，小李说最近1周她感觉睡眠质量越来越差，脑子反应慢，记忆力也明显变差，平时熟悉的词语得在头脑中反应一段时间才能想起来怎么写，甚至会想不起来怎么写。有时候很明确地要去某个地方，可是走着走着就会突然忘记要去哪儿，甚至有时候明明走在回家的路上，却不记得这是什么地方、在哪条路上。工作上也是力不从心，想着给病人输液却去做别的事情，换药的时候更是一遍一遍地核对，生怕出现工作失误，完全不是以前的工作状态。不仅记忆力下降，就连听力、视力都觉得较以前明显下降了！

"你这种情况是新冠病毒感染后出现的新冠后综合征之一，就是报道中说的'脑雾'，这需要一定的时间去恢复。"我小心翼翼地说，尽量描述得不那么严重，怕对她造成一定的心理负担。"脑雾"其实在国外已经有很多报道了，有些人在感染新冠病毒后会经历一系列的长期症状，有人称其为"长新冠"，目前学术界更多使用"新冠后综合征"来描述。而"脑雾"就是新冠后综合征的一种。

在新冠病毒感染前，其实就有"脑雾"的存在，可能发病人数比较少，也可能症状没有那么重，所以没有引起特别的关注。引起"脑雾"的原因很多，比如感染病毒、激素变化、饮食结构变化，还有些是因为压力过大、睡眠不足、缺乏运动等。而低血糖是引发"脑雾"症状的一种常见诱因，还有喝酒、营养不良等都会对大脑造成伤害。我想起大学时一个同学，因为要减肥，就连续吃了一个月的黄瓜、西红柿，结果体重掉了10多斤。我们问她减肥后的感受，她说觉得自己变傻了，表现为记忆力明显下降、反应慢等。现在想想这也可能是出现了"脑雾"，原因可能是一个月不进食碳水化合物，没有糖来源摄入，饮食结构出现问题。

同样，"脑雾"也可发生在感染新冠病毒后的一部分人身上。有人表现比较轻，有人表现比较重，根据轻重程度不同，恢复的时间也会有差别。后面我们还会具体谈到什么是"脑雾","脑雾"的临床表现以及治疗等。根据小李的情况,我们认为小李出现"脑雾"与她"阳"后没有经过充足的休息就开始工作有关。那段时间我们科室的确非常忙,每天会收治7~8个危重病人,因为护士人手不够,我们还从别的科借调护士来支援工作。小李上班的时候只是不发热了,但其他症状还有。我们科其他同事也是一样,包括我自己,不发热了,即使嗓子哑哑的也坚持上班了,因为我们知道,我们休息了,坚持在岗的同事就会更忙,病人就会得不到精良的救治,还会增加医疗挤兑的风险。所以,我们每一个人都在带病工作、坚持上班,尽全力贡献自己的一份力量。

"主任,那我该怎么办呢?"小李特别急切地问。

"不用太担心,我们一定有办法!"我给小李打气。

于是我们参考国内外一些类似病例的治疗方法,给她安排了一系列的调养治疗方案。

(1)服用叶酸、硫辛酸及维生素B1、B12等增加脑神经营养,同时改善脑细胞代谢。

(2)静脉输注肝素,改善大脑微循环。

(3)进行高压氧治疗来提升脑氧含量。

这样实施下来,第二天、第三天,她感觉症状似乎在慢慢减轻!但我觉得恢复得还不够理想,于是加上小剂量激素口服1周。

治疗1周后,上述症状基本消失了。看到小李完全恢复,投入到了正常的工作和生活之中,我们特别高兴!

病例2：暴发性心肌炎

在新冠后有许多朋友咨询我，说他们在"阳康"之后，虽然体温恢复了正常，其他症状也基本消失，但是稍一活动就会出现心慌、心率快，还有人出现胸痛、胸闷，他们问我是不是心脏出了问题？难道是心肌炎了？需要做什么检查？

"阳康"之后确实要小心发生心肌炎！！！

一天中午，我刚要吃午饭，这时候电话响起，心内科医生找我急会诊。我想一定是很危重的病人，我顾不上吃饭，直接赶到心内科。病人是一个年轻女性，有明显的呼吸困难和低氧血症，并已出现休克表现。我简单地看了病历、化验，考虑暴发性心肌炎，立即联系我科床位，并紧急转至我科进一步抢救治疗。

入我科后立即给予气管插管、有创呼吸机治疗，纠正低氧血症，改善氧合，因为缺氧每增加一分钟，对病人的损伤就会增加十分。同时给予升压治疗维持血压，保证重要脏器的灌注，减少脏器损伤。因患者心肺出现急性衰竭，我们立即联系ECMO治疗小组进行ECMO治疗。管床医生迅速找到家属了解病情并谈话签字，其他医生进行深静脉置管和床旁血液净化，准备有关治疗的一切工作。医生护士每个人自觉执行各自任务，像脚踩风火轮一样忙而不乱。2个小时内我们完成了各项救治任务，ECMO顺利实施。最初的抢救告一段落后，患者生命体征出现了好转的迹象，但是仍不稳定，随时会面临生命危险，还需不断调整治疗。管床医生在这间隙详细地汇报了病情。

患者小王，30岁，1个月前感染新冠，当时的症状并不重，发热，体温最高38.0℃，1天后体温便降至正常，无其他不适症状。对比周围朋友，小王症状很轻，她也觉得自己很幸运，没遭什么罪，没太大感觉就"阳康"了。

可是入院前3天她突然感觉胸闷、憋气、乏力，伴恶心、呕吐，偶有胸痛。就诊时，测血压78/54 mmHg（低血压），心电图提示心肌缺血，心肌酶升高，心脏超声未见明显异常（心脏射血分数59%）。化验提示轻度贫血，血钠、血钾偏低，炎症指标无明显升高。

于是初步诊断：心肌炎、低血压、轻度贫血、低钠血症、低钾血症，收入心内科治疗。在给予常规对症治疗后，患者仍有乏力，且憋气较入院时加重，表现为明显的呼吸困难，外周血氧饱和度下降，在升压药维持下血压波动在82/55 mmHg，心率较前加快（118次/分）。复查化验提示炎症指标、肝酶以及肌酐均升高，少尿，心肌酶也较前明显升高。复查心脏超声提示出现明显的收缩功能障碍（心脏射血分数30%，正常情况下至少在50%以上），血气分析提示明确的低氧血症。

我们团队仔细了解并分析了患者的情况：年轻女性，曾有发热和新冠病毒感染，后出现胸闷、憋气、乏力，进而出现呼吸困难。化验提示心肌酶升高，心脏超声示收缩功能障碍明显，低氧血症并发多器官功能障碍，考虑患者病毒感染致暴发性心肌炎，进而出现心功能不全、心源性休克、多器官功能障碍。虽然前期我们完成了抢救工作，生命体征有好转迹象，但是患者病情仍然十分凶险，随时会面临死亡。

因此，我们必须订定严密的诊疗计划，并进行精细化的调整，启动全面的脏器功能支持治疗，让患者心脏得到充分的休息和恢复，同时保证各脏器的灌注，具体的治疗方案如下。

（1）多巴胺联合去甲肾上腺素强心、升压治疗：在满足重要脏器灌注的前提条件下，可允许将血压维持在偏低的状态，同时进行强心、改善心脏收缩功能治疗。

（2）气管插管、机械通气治疗：有创通气后患者氧合有所改善，继续目前的机械通气治疗进一步改善氧合，并维持呼吸功能，为了降低耗氧量可给予患者充分镇静。

（3）ECMO小组建立体外循环并进行床旁血液净化治疗：因患者心肺功能出现急性衰竭，需进行体外循环替代治疗，保证心肺休息的同时为治疗争取时间。同时ECMO后接血液净化治疗进一步清除炎症介质、调整内环境稳定，改善脏器功能。

（4）免疫调节治疗：中等量激素联合人免疫球蛋白（甲强龙160 mg，丙球25 g）治疗，因为暴发性心肌炎有免疫紊乱和炎症反应参与了心肌损伤的过程，需及时抑制过度的炎症反应。

（5）抗感染及营养心肌等治疗：强化抗感染治疗、根除始动因素，并进行营养心肌、改善心功能治疗。

（6）其他：气道管理、抗凝、脏器支持及营养支持等对症治疗。充分的抗凝，防止血栓形成；注重血糖的管理，维持水、电解质的酸碱平衡，维持内环境稳定；加强营养支持、促进营养底物的吸收。

随着治疗方案的施行，患者病情出现了根本性的变化。

入ICU第2天：心率136次/分，血压在80/50 mmHg。患者维持镇静状态，持续呼吸机辅助呼吸；持续床旁ECMO治疗，维持液体负平衡状态。

入ICU第3天：心率89次/分，血压84/58 mmHg，心脏超声示射血分数34%。患者持续床旁ECMO及血液净化治疗，激素减量，仍保持液体负平衡。

入ICU第5天：心率78次/分，血压100/72 mmHg，心脏超声示射血分数44%。血管活性药物仅用多巴胺维持，停止血液净化治疗，停用镇静药物，患者神志转为清楚。

入ICU第6天：心率80次/分，血压108/69 mmHg，心脏超声示射血分数51%。停止ECMO，激素继续减量。

入ICU第7天：生命体征稳定，脱离呼吸机，拔除气管插管。各项指标基本恢复正常。

此后患者恢复顺利，住ICU 9天后顺利出院。

这是一起比较典型的感染新冠后暴发心肌炎的病例。心肌炎是各种原因引起的心肌炎性损伤，导致心脏收缩、舒张功能减低和心律失常。暴发性心肌炎是一种急性重症心肌炎，起病急骤、发展迅速、预后凶险。发病数小时内就可以出现急性心衰，表现为呼吸急促、烦躁不安、心率增快、胸闷憋气，也可出现心源性休克，甚至发生猝死。心电图有ST-T改变，化验心肌酶升高，心脏超声会有室壁运动异常。心脏核磁共振有特异性改变，是比较灵敏的检测手段。该病起病可能和某些病毒感染相关，比如本病例是新冠后出现的心肌炎，原因可能是新冠病毒直接损伤心肌；可能是新冠病毒引起的过度炎症反应导致心肌受损；也可能是多系统炎症的一部分。总之，该病十分凶险，随时威胁生命。

治疗方案建议如下。

（1）对因治疗：抗病毒、抗感染治疗。

（2）抗炎及免疫治疗：糖皮质激素——甲强龙，免疫球蛋白输注及某些免疫生物制剂等。

（3）对症治疗：氧疗、强心、改善循环、抗心律失常以及心肌炎的对症治疗，必要时进行ECMO支持治疗等。

（4）其他治疗：气道管理、脏器支持以及营养支持等。

有一部分人群"阳康"后出现心慌、胸闷、心率加快等情况，到医院后查心电图、心肌酶往往正常，这说明还没有达到心肌炎的程度。但如果症状持续不缓解，或有加重表现，则需要小心亚临床型心肌炎。这时通过核磁共振增强显象可检测到弥漫性心肌水肿和心包炎症。如果病情进一步加重，则需要警惕心肌炎的发生，特别是暴发性心肌炎。因此，即使已经"阳康"，我们仍不能掉以轻心，出现以上症状的患者需密切观察变化，及时就医。

病例相关小科普：

世界卫生组织对"新冠后综合征"的定义是：感染新冠病毒的个人在感染3个月后仍然有症状，症状至少持续2个月，且没有其他明显的诱因。美国疾病控制和预防中心采用的定义是：在新冠感染4周后仍然持续有症状或健康问题。而英国则采用了12周的时间标准。据世界卫生组织统计，无论性别、年龄或最初感染新冠病毒的严重程度如何,任何感染新冠病毒的人都有可能会出现"新冠后综合征",概率在10%至20%。

出现"新冠后综合征"者通常在感染新冠病毒时症状就比较严重,或者有严重的基础疾病,这意味着他们可能进过重症监护室。其中一些人由于严重的肺炎,肺部会出现明显的纤维化,可能有持续的低氧状态。美国疾控中心研究显示,在感染新冠病毒前有潜在健康问题的人、未接种新冠疫苗的人、在感染新冠期间或之后出现多系统炎症综合征的人更容易出现"新冠后综合征"。不同的研究都在指向一点:"新冠后综合征"的发生与新冠感染时症状的严重程度相关。

常见的"新冠后综合征"有以下几类。

第一类是全身的症状:包括自觉疲倦明显、乏力、易疲劳,特别是体力或者脑力劳动后,比以往感觉更加疲惫。

第二类是心肺系统的症状:包括呼吸困难、呼吸急促、咳嗽、胸闷、心跳加速、心慌、心悸等。

2021年发表的研究数据表明,新冠后人群每10万人中有150例发生心肌炎,而非新冠人群每10万人中只有9例发生心肌炎。这说明感染新冠后心肌炎的发生率会明显增加。也有一些文献的个案报道,新冠后可发生暴发性心肌炎,甚至发生猝死。正如我们前面提到的小王就发生了十分凶险的暴发性心肌炎。

第三类是神经系统的症状,这类表现较为复杂。

脑部没有办法集中精力思考、记忆力和注意力下降（"脑雾"）是新冠在欧美流行后最早被康复者们反映的问题，比如我们前面提到的同事小李就出现了"脑雾"的表现。其他神经系统症状还包括头痛、失眠、头晕，植物神经调节异常如易出汗、忽冷忽热、心烦意乱等。还有一类可以单列为心理问题：抑郁、焦虑、耳鸣、耳痛。此外，新冠感染者中有不少嗅、味觉失常的情况，而一些康复者仍受其困扰，这也成了广为人知的"新冠后综合征"的一类。

第四类是消化道症状：食欲下降、饮食量不均、恶心、腹痛、腹泻等。

第五类是陈旧疾病的复发、经久不愈：由于新冠病毒感染会严重打破自身原有的身体健康平衡，以前罹患的疾病，如慢性胃炎、慢性鼻炎、肝炎等，往往需要重新治疗或调整治疗。

除以上几大类外，"新冠后综合征"还包括肌肉酸痛、皮疹等症状。

"脑雾"可能是迄今为止最具特征性的症状之一。美国学者的研究发现，新冠病毒对脑部神经的影响尤为严重。在新冠肺炎确诊者中，约一半患者都出现了或多或少的神经问题，而这有可能是造成"新冠后综合征"的主要原因之一。无论是疲劳、"脑雾"、记忆力减退甚至皮肤的针刺感，都与脑部神经系统息息相关。病理研究显示：脑部血管被损坏，周围发现炎症细胞（免疫细胞），抗体附着在血管上，表明它们曾对血管发起过攻击。

对于新冠病毒入侵脑部的方式有如下可能。

第一是病毒直接感染中枢神经系统。

第二是人体通过自身免疫反应对大脑细胞产生攻击作用，可出现多种不同的症状。

一旦自身免疫系统被激活，便很难关闭，需要用激素或者联合免疫抑制剂来调节。

目前，对"新冠后综合征"尚无现成的指南或治疗方案，也没有特效药，但是我们可以通过改善免疫功能对抗新冠后综合征，因为很多疾病都是在攻击人体的免疫系统，新冠病毒也不例外。研究表明感染新冠病毒时症状严重者、有严重的基础疾病者、有潜在的健康问题者、未接种新冠疫苗者都是"新冠后综合征"发病的高危人群，可见免疫系统对于抵抗疾病的重要作用。感染新冠后，即使症状消失了也要多休息，并结合健康的饮食提升自己的免疫力，同时可服用维生素类相关药物，比如维生素C、B族维生素、复合维生素等，辅以适度运动，对于康复有很多益处。

不容小觑的"二阳"

作者：薛晓艳教授

自我的公众号"航天医者薛博士"开通以来，我们每周都会分享不同的病例，得到了很多同行的好评，也收获了很多慕名而来的患者。下面这个患者就是因为看到了我们公众号的文章，从大庆转来救治的。

患者老何，今年64岁，10年前体检时发现尿蛋白++，完善肾穿刺活检后诊断膜性肾病。长期口服强的松2~4片/日及他克莫司2 mg/日，为强化效果，近2年内输注美罗华0.6 g，每半年一次。今年5月8号，又到了美罗华用药时间，尽管面临"二阳"高峰及感染风险，老何还是从大庆赶到北京某大医院进行输液。输注两天后老何出现了发热症状，持续高热不退，体温波动在38.5℃左右，就诊于当地医院给予各种对症治疗，但是效果不佳。于是在发热1周后，老何住院治疗，查新冠抗原阳性，的确是"二阳"！

结合乙型流感病毒IgM弱阳性，考虑合并流感病毒感染，当地医院给予抗感染、抗病毒及地塞米松抗炎治疗，最高体温虽有所下降，但是患者仍每日发热，而且出现憋气症状，胸部CT提示感染较重。看着一天比一天严重的病情，老何本人很焦虑，家人也非常着急，于是四处咨询，正巧看到我们公众号关于逆转白肺的文章，就抱着一线希望从大庆转来我科治疗。

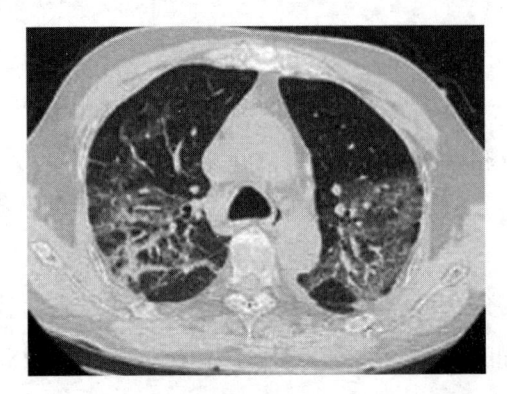

入院时CT片（5月23号）

入院时老何体温37.7℃，心率96次/分，呼吸22次/分，血压186/102 mmHg，SPO$_2$ 90%。

从胸部CT上看，虽然不是最严重的白肺，但是患者有膜性肾病史，长期应用激素及免疫抑制剂治疗，此次合并重型新冠病毒感染，肺间质病变严重，极有可能会继发各种细菌乃至真菌感染。如果治疗不及时、病情进一步发展，患者同样会面临生命危险，于是我们马上制订并启动全面系统的治疗方案。

（1）抗病毒治疗：奈玛特韦/利托那韦抗新冠病毒，并联合广谱抗病毒药物覆盖流感病毒，同时阻止其他病毒的趁虚而入。

（2）抗炎治疗：中等剂量的激素治疗。

（3）全面覆盖可能病原菌：抗细菌、抗真菌，同时覆盖肺孢子菌。

（4）俯卧位通气：老何的氧合情况较差，氧合指数不足200 mmHg，采取俯卧位通气进一步改善肺功能。

（5）其他：抗凝，脏器支持，营养支持，控制血糖，维持内环境稳定等，并补充多种维生素。

经验性整体治疗是万里长征的第一步。接下来，我们还要走向精准治疗，立即完善纤维支气管镜检查，留取肺泡灌洗进行二代测序（NGS）查找致病菌。

第二天，NGS检查结果出来，提示有多种病原菌，包括肺炎克雷伯菌、鲍曼不动杆菌、铜绿假单胞菌、黏质沙雷菌。针对肺泡灌洗液中这些致病菌，我们立即调整治疗方案，选择的抗菌药物完全覆盖这些菌种，停用抗真菌和肺孢子菌药物。

经我们的系统治疗，老何终于退烧了，体温也恢复了正常，但是轻度活动后仍有喘憋，氧合指数仍偏低。结合化验结果回报：24小时尿蛋白1.6 g，肝功异常（转氨酶升高），白蛋白仍低。我们仔细分析后，完善了治疗方案。

（1）补蛋白提高胶体渗透压，适当利尿，纠正低蛋白血症。

（2）加用环磷酰胺0.4 g隔日一次，调节免疫，促进肺纤维化吸收。目前单靠激素调节免疫反应效果不佳，环磷酰胺对于膜性肾病也有治疗作用，我们希望一举两得。

调整治疗之后3天，患者果然如我们所愿，氧合改善，下地活动后喘憋好转，复查肺CT较前吸收明显，24小时尿蛋白0.6 g，较入院时明显下降。我们的两个目标都达到了：肺炎吸收，肾病好转！

住院10天后出院，继续口服甲泼尼龙治疗。出院1周后复查，继续输注环磷酰胺累积。

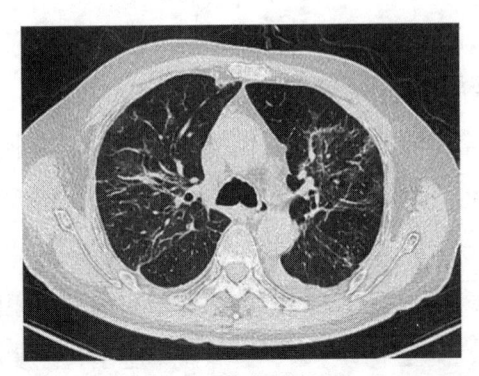

（6月1号肺CT）

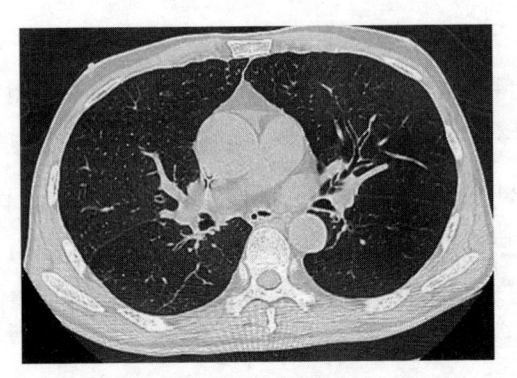

（6月14号肺CT）

这是一例新冠"二阳"病例，虽然较"一阳"病情有所减轻，但是我们看到如果治疗不及时、不恰当，患者仍会面临生命危险。因此，不管"二阳"还是"三阳"都不能小觑。

病例相关小科普：

新冠过去了很久，奥密克戎也出现了诸多分支，很多人已经发生了二次感染，也就是我们常说的"二阳"，但是我们真的了解二次感染吗？

什么是二次感染？医学上一般将一个人被新冠病毒感染后，已经彻底康复，然后再次被新冠病毒感染称为二次感染。而且，二次感染通常是有症状的。

新冠病毒感染后，病毒会激活感染者的免疫应答。从抗体角度来讲，机体首先出现的是IgM抗体，而后在发病数天至数周内发生IgM抗体向IgG抗体的转换，后者的中和效力更强，持续时间也更长。研究显示，新冠患者在发病60~90天后，体内仍会有较高水平的IgG中和抗体。

当前发表的研究记录的再次感染一般是距离初次感染90天以后，再次被检测到新冠病毒核酸阳性，即患者完全康复后再次被感染。虽然说后出现的变异株对康复者体内已有的中和抗体具有一定的免疫逃逸作用，但机体初次感染后，仍可在4~6个月内对奥密克戎病毒的再感染具有60%以上的免疫力。目前国外的数据表明，一般免疫功能正常的患者病毒感染康复之后，可以获得3~6个月的免疫能力。在这段时间内发生二次感染的概率也比较低，可以不必过分担心。

但是，有部分人对实际见到的病例存有疑问：为什么有些新冠"康复"者在数周甚至数天后重新检测抗原会再次发现阳性？这到底是不是二次感染？

这种情况出现的原因绝大多数是个体体内病毒并没有被完全、彻底地清除，但是病毒载量已经下降至低于抗原检测范围的下限，因此抗原检测显示阴性，造成了一种转阴且痊愈的错觉。当短期内出现免疫功能下降时（比如过度劳累、着凉、持续熬夜等），"潜伏"的病毒就会抓住这次机会迅速增殖"反扑"，抗原检测"复阳"，进而引起明显的临床症状。我们可以将其理解为"复发"，而不属于二次感染。因此，虽然新冠病毒感染症状会在一周左右消失，但我们的身体需要逐步修复，所以仍需注意休息、补充营养。这个修复时间不固定，因人而异，大多数人可能会耗时数周才能完全康复。

根据新冠病毒感染的发病特点，我们总结二次感染的发生主要表现在以下三个方面。

一、免疫功能低下的人群二次感染的可能性较高。

对于一些老年人，因为器官衰老及免疫细胞衰老的发生，感染新冠后需要更长一段的康复时间，免疫功能的恢复时间也会更长。特别是对于存在基础疾病的老年人，发生新冠后综合征的概率偏大，可能在新冠后综合征期间就会发生二次感染；即使没有新冠后综合征的发生，这类人群也比没有基础疾病的老年人需要恢复的时间更长。另外由于衰老和凋亡的进行，老年人感染后免疫能力维持的时间相比年轻人也会比较短，因此，二次感染发生的可能性较高。

对于移植手术后或者长期应用免疫抑制剂的病人，均属于免疫缺陷人群，免疫功能的重建也更为复杂，他们感染新冠病毒，康复后免疫力的作用时间及持续时间也会比较短，因此，二次感染的风险也比较大。

二、从目前数据来看，奥密克戎毒株二次感染发生的概率大于既往发现的毒株，包括德尔塔和原始毒株。

举办过足球世界杯的卡塔尔曾经在2020年3—6月迎来了该国第一波新冠病毒感染高峰，约有40%的国民体内可检测到新冠病毒抗体。大约一年后的2021年1—5月，卡塔尔又迎来了背靠背的两波疫情高峰，优势毒株分别是alpha和beta变异株。通过数据分析发现，再次感染者中约有31.7%被beta变异株感染、4.4%被alpha变异株感染、16.3%被野生株感染。初次感染和再次感染的间隔中值时间为277天。从这个数据中，我们可以看到beta变异株再次感染的发生率还是比较高的，而alpha和beta的传播速度远不如奥密克戎，且目前已经发现奥密克戎的变异株。因此我们推测奥密克戎毒株二次感染发生的概率会比以往毒株都要大。

三、数据显示，相比于初次感染，再次感染人群住院、重症或死亡的比例会急剧下降。

在奥密克戎变异株流行期间，初次感染后的机体能较好地预防再次感染和再次感染重症的发生。这说明新冠病毒初次自然感染激发的人体免疫力能很好地抵抗再次感染的侵袭。据估计，初次感染预防奥密克戎变异株再感染率是56.0%，预防重症发生率是87.8%。

一种变异株感染后可以在一定时期内赋予人体抵抗其他变异株再次感染的免疫力，但我们不能排除病毒变异后免疫逃逸增强而过早突破保护的可能性。

且从目前二次感染的住院人群看，重症患者明显减少，且死亡率也明显下降，说明初次感染后机体在一定程度内形成的抗体可抵抗变异毒株感染后的免疫逃逸，因此，再次感染后临床表现会偏轻。

作为一线的重症医疗工作者,我们希望朋友们尽量减少或避免再次感染的情况发生。一旦二次感染,也不要担心和害怕,二次感染一般毒力降低、症状减轻,即使发生重症情况,也有我们为您保驾护航!

从容面对新冠病毒，需要有正确的认知

作者：薛晓艳教授

作为重症医生，我们已经救治了上百例新冠阳性的重症患者，但是这些重症患者并没有简单统一的治疗方案。对任何传染病（包括新冠）而言，最根本的还是阻断蔓延，做好防护。这是十分重要的！

一、如何预防新冠？

对于奥密克戎的预防，目前为止尚且没有公认的预防药物。但是很多疾病都是侵蚀免疫系统导致的，包括新冠病毒感染后出现的疾病。因此改善我们自身的免疫状态，在一定程度上是可以预防新冠病毒感染疾病发生的。

（1）心理状态的调整

3年抗疫，大家对新冠病毒免不了存在紧张情绪和焦虑心理，非常担心自己感染了、演变成重症了怎么办，可能在疾病造成更大伤害之前，心理防线已经崩塌。我们曾经见过得知自己感染后崩溃大哭的人，甚至见过当场昏倒的人。2022年12月以来，奥密克戎肆虐，其实大部分人都已经感染过，但仍有很多人会存在恐慌及担心，特别是针对新冠后出现的一些症状。有很多研究表明，心理或精神因素对疾病的影响非常大，与疾病的发生关系很密切。忧虑、焦躁、担心的情绪状态可能会诱

发免疫功能下降，病原微生物特别是病毒就会在此时乘虚而入。还有一部分寄居在人体内的病毒，免疫功能正常时不会致病，但一旦出现免疫功能下降，这些病毒就会被重新激活。因此保持轻松、愉悦的心情可以在一定程度上增强免疫力、减少疾病的发生。对于奥密克戎，其实大家不必过于担心，虽然它传染性很强，但毒力却较以前的新冠病毒亚型大大减弱。事实也证明，虽然感染人数众多，但是危重症的比率并没有大幅增加，有的人感染后疾病的严重程度与流感类似甚至不及流感。加上国家政策有力，即使重症感染，也不用太过担心转院治疗的烦琐，国家会提供良好的医疗资源。而轻症和无症状感染者可以居家服药、休息，对工作及生活不会造成非常大的影响。其实不仅对于新冠病毒感染，其他很多疾病都与心态、情绪密切相关，特别是精神系统疾病，祖国传统医学更是重视这一点。所以，调整好心态至关重要，不仅能预防疾病，还有利于身心健康！

（2）身体状态的调整

尽量做到作息规律，做好自己身体的第一责任人。古人"日出而作，日落而息"正是符合了自然规律，从祖国传统医学上讲，作息规律也有助于气血恢复及脏腑功能的调节。在没有特殊事情的情况下，尽量做到早睡早起，保证睡眠质量，使得精神状态更加充沛。现代人手机等电子产品不离手，对身体的影响还是比较大的，不仅会对视力、颈椎、皮肤等造成伤害，对睡眠也有影响，特别是有些人习惯睡前玩手机或刷视频。因此我们建议尽量减少使用手机等电子产品的时间，睡前1

小时最好不使用电子产品，可以通过瑜伽引导、正念减压等进行身心放松，为睡眠提供一个良好的、舒适的环境和氛围。除了规律作息，良好的饮食习惯也同样重要。在日常生活中尽量做到饮食均衡，少油少盐少糖，多吃新鲜蔬菜和水果，并保证蛋白质的摄入。老年人可根据自身情况、是否存在基础病进行相应的个体化饮食，必要时可额外补充维生素和钙。另外，运动也是提升免疫功能的重要途径之一。有研究表明，中等强度的运动可以下调炎症反应。老年人的运动强度不宜过大，应根据自身情况选择合适的运动方式，比如跑步、游泳、散步等，帮助机体的免疫力维持在最佳水平。

二、感染了新冠怎么办？

我们大多数人都有了感染后的经历和经验，但我发现存在一些过度用药的情况，在此想和大家分享一些个人体会。

轻症者会出现类似感冒的症状，比如一过性发热，或者只有咽部不适，甚至比普通感冒都要轻。这种情况下只需要充分休息、充足饮水，适当补充富含维生素的食物或多种维生素片即可，基本可以不需要吃其他药物。

若出现症状较多，比如发热、流涕、咳嗽、咽痛等类似重度感冒的症状，可以对症用药。比如发热服用退热药，流涕服用对应的感冒药，咳嗽服用止咳药，咽痛可服用中药如胖大海或甘草泡水，也可以服用清热解毒的中成药等。感觉冷的时候可以适当喝点姜水，让身体暖和起来，或者可以服用中药制剂等以减轻症状。除了药物治疗，其他可以参照轻症者建议。

严重者可出现肌肉酸痛、咽痛、剧烈头痛、关节痛、高热、严重咳嗽等症状，甚至会出现眼部不适。这时一定要放松心情，首先可以口服退热药把体温降下来，肌痛、关节痛、头痛都会有所好转。其次可以口服阿奇霉素，预防病毒感染后期的细菌感染（这个必然发生，后期的咳嗽、黄痰、脓性鼻涕就是合并细菌感染的证据）或支原体感染（后期剧烈咳嗽大多是支原体感染引起）。新的研究发现，阿奇霉素不仅有直接对抗病毒的作用，也有轻度的抗炎、免疫调理作用，还能减轻全身不适症状，甚至有轻微的退热作用。咳嗽、咳痰加重可能会演变成支气管炎，若再合并高热可能就会出现肺炎。如果全身症状已经好转，头疼反而加重，就要小心鼻窦炎了。

奥密克戎危重症比较少见。但是如果有以下表现，提示病情严重，发展为重症的概率会很大，需要及时就医。

（1）静息状态下出现呼吸急促，轻微活动后便出现非常明显的憋气，甚至呼吸困难，从事中度活动即会受限；或者活动后感到胸痛、心跳加速或头晕。这些症状的出现要特别警惕是否存在缺氧，要及时监测指端氧饱和度。

（2）感到思维混乱、记忆力减退、说话困难或理解他人讲话困难并呈现逐步加重的趋势，有时会出现面部、手臂和腿部的无力，尤其是出现在身体一侧时，均提示病情严重。

（3）出现焦虑状况或情绪变化，如情绪不稳定、易发脾气、抑郁、焦躁等，甚至有伤害自己的想法，或者出现妄想、幻觉等情绪变化。

如果家里有老年人，特别是存在基础疾病的老年人，可以自购血氧监测仪，测定外周血氧饱和度，监测是否存在缺氧情况。如果外周血氧饱和度低于95%，说明不但存在缺氧情况且可能有肺部受累，必要时去医院就诊进一步明确；若指氧低于90%，说明存在更严重的缺氧，可能会危及生命，需要及时到医院就医。

因为每个人的情况不同，可根据自己疾病的情况、基础身体状况进行对症治疗。可采取中庸之道，切记过犹不及，既不要有点儿症状就吃药，也不要忍到极限才吃药！

三、如何应对"阳过"

"阳过"之后，机体的免疫系统已经认识了奥密克戎，一定时间内会保留抵御奥密克戎的免疫功能。但是新冠病毒是一种RNA病毒，和引起普通感冒的鼻病毒一样。鼻病毒目前有100多个血清型，所以一个人一年可以多次感冒。新冠病毒变异非常快，从原始毒株到德尔塔再到奥密克戎，再到其他可能出现的变异毒株。因为病毒变异快，人体在遇到不同的变异株时可能同样会感染，所以"阳过"之后绝对不能掉以轻心，还要更加重视修炼"内功"。如何修炼？预防重阳，内因最重要！免疫力是关键！下面和大家分享如何能让免疫力维持在更好的状态。

（1）睡眠

睡眠是提升免疫力的良好途径之一。在睡眠期间，身体不是被按下了暂停键，而更像是被按下了重置键。睡眠期间身体会以各种方式进行自我修复，从大脑、心脏到免疫系统，甚至所有的内在新陈代谢系统。良好的睡眠能够促进机体组织愈合，增强记忆力，让人思维敏捷、富有创造力，同时使免疫系统维持在最佳状态。甚至是儿童的生长都是在夜间睡眠期间完成的。

想拥有良好的睡眠，需注意以下方面。

①作息规律，同一时间起床，同一时间休息，节假日也一样，没有例外。

②不做夜猫子，尽早入睡。

③午饭后避免摄入咖啡因或茶等兴奋性食物。

④夜间入睡前3个小时最好不要进食、饮水，避免起夜上厕所从而影响睡眠。

⑤营造一个安静、黑暗、温暖的睡眠环境，睡前避免使用手机、平板电脑等，避免做一些让人兴奋的工作任务或者打游戏等，使机体能够顺利生成足够的褪黑素。

（2）饮食

饮食方面的研究层出不穷，有人认为地中海饮食值得提倡，有人推荐轻断食饮食方法，但有时结论却存在矛盾。我们推荐以下有益健康的食品。

①优先推荐食品：新鲜蔬菜，尤其是绿叶蔬菜，如菠菜、甜菜、甘蓝、荠菜、长叶莴苣、萝卜叶；完整浆果；鱼类和其他海鲜；健康的脂肪，初榨橄榄油、牛油果、全蛋、坚果和种子等。

②推荐食品：豆类和其他豆科蔬菜；完整的水果（不去皮）；低糖低脂乳品，如酸奶；禽肉；全谷类等。

③不推荐食品：煎炸食品，糕点等含糖高的食品，加工食品等，红肉制品如牛肉培根等，黄油等。

④其他：咖啡对改善大脑的状态有一定益处，但要注意时间，不能影响睡眠，因此建议下午2点以后不要再喝咖啡。适量的饮酒也是有益处的，尤其是红酒中含有多酚和微量营养素。但是任何事情讲究适度，过犹不及。

另外，自己在家做饭可能对身体更有好处，因为在外面容易吃到烧烤、油炸等食物，且食用油的品质也难以得到保障。居家做饭可采用慢速低温烹饪，多用煮、蒸或者煲汤等更为健康的烹饪方式。

（3）保暖

最近有一项被称为科学突破的医学研究证实，冷空气本身会破坏鼻腔中的免疫反应，这就揭示了为什么在冬季人们更容易患呼吸道系统疾病，比如鼻炎、上呼吸道感染等。

发表在2022年12月的《过敏与临床免疫学杂志》（*Journal of Allergy And Clinical Immunology*）上的研究表明，鼻腔温度只要降低5℃，数以亿计的对抗病毒和细菌的细胞就会有一半发生折损，从而使得病毒感染的机会大大增加。

病毒入侵后，鼻腔前部会立即检测到入侵者，然后鼻腔内的细胞开始产生数以亿计的简单自身副本——称为细胞外囊泡。这些囊泡专门用于对付入侵的病毒，病毒会黏附在它们上面，作为分泌物排出体外（鼻涕），这种机制有效地阻止了病毒的进一步入侵。这是免疫系统对抗病毒的方法。

戴口罩不仅能阻止病毒，还能提升局部温度，增加鼻腔黏膜的局部抵抗力,特别是在寒冷的冬季,鼻腔温度的提升可以使得这种先天免疫防御机制更好地发挥作用。

因此,对于新冠病毒而言,保暖一样重要,机体避免凉气、寒气的入侵,免疫系统功能处于稳定状态,也是抵御病毒的一种有效方法。

(4)中等强度的运动

体育锻炼可以促进抗炎、增强免疫,使机体从慢性炎症状态恢复到免疫稳态。体育运动会消耗能量,产生活性氧,并激活免疫系统,是一种促炎状态,但是停止运动以后,机体炎症反应程度持续下降,对控制慢性炎症有积极的意义。定期进行中等强度的体育锻炼,会促进抗炎状态,抑制慢性炎症性疾病的发展。

中等强度体育锻炼的抗炎机制有以下三个方面。

①运动产生激素的免疫调节作用。

通过一定程度的体育锻炼,肾上腺素、皮质醇、生长激素、催乳素的产生增加,影响白细胞运输和功能,具有免疫调节作用。

②体育运动可以减少内脏脂肪。

内脏脂肪组织沉积增加是许多慢性炎症性疾病(包括肥胖、2型糖尿病、慢性疼痛和心血管疾病)发展的危险因素。定期的体育锻炼可以减少内脏脂肪组织促炎因子的产生,并减轻糖尿病的风险。一定程度的体育锻炼量与所诱导的抗炎作用正相关。

③运动时骨骼肌收缩对餐后血糖有积极影响。

可增加葡萄糖摄取、脂肪动员和氧化，从而降低代谢紊乱的风险。而代谢紊乱也是产生炎症的原因之一。

因此适度、规律地运动可以避免免疫细胞激活，下调炎症水平。我们建议有规律地持续体育锻炼。但需要注意的是：在急性剧烈运动后，机体会表现出高的机体炎症状态，高强度的体育锻炼已被证明能够促进促炎状态发展。从身体健康角度考虑，不建议高强度锻炼，所以运动要讲究一个"度"！

阳过之后，我们的身体状况会出现一个大幅度的滑坡，这就需要我们每一个人做自己的健康责任人，按照上述方法把自身免疫力调整到最佳状态。同时注意个人防护，全面提升防护意识，少聚集，养成良好的防疫习惯，手消毒之前尽可能少用手触碰肩部以上部位，如眼、鼻、口等，并注意手卫生。室内勤消毒、勤通风，增加空气流通，保持干净卫生的居住环境，最大可能减少再感染的发生。

四、如何应对"新冠后综合征"

病毒入侵使免疫细胞活化，而免疫状态恢复情况则因人而异。恰到好处的免疫状态，可以快速清除病毒，然后恢复自身免疫稳态。但是免疫力也会受其他一些因素的影响而下降，比如饮食不节制、工作压力大、经常熬夜等，这时机体不能及时清除病毒并终止炎症反应，造成免疫细胞处于低度活化状态，机体也处于低度炎症状态。

持续的慢行炎症状态会使人乏力，也可以出现低热，甚至形成慢性疲劳状态。这就是很多朋友感受到的"新冠后综合征"的状态。此时，在受到其他常见病毒入侵时也会反应过度，导致炎症反应状态加剧，引起高烧等一系列症状。

慢性炎症意味着出现健康问题的风险加大，持续存在的慢性炎症可能成为很多身体及精神疾病的根源。一系列的研究发现，很多常见的慢性疾病，如阿尔茨海默病、癌症、关节炎、哮喘、痛风、贫血、帕金森病、多发性硬化症、糖尿病和抑郁症等，都与低度慢性炎症有关。持续的炎症对大脑的影响主要是导致情绪低落、缺乏兴奋感及无法体验快乐。

"新冠后综合征"的表现目前尚没有特效药可应对。但通过临床救治病例，我们得出体会，不仅新冠病毒感染期间休息是非常重要的，新冠后充分休息也一样重要。我们上面提到的应对"阳过"的建议，也同样适用于防治"新冠后综合征"。此外研究人员通过大规模临床试验得出结论：在新冠感染早期使用二甲双胍治疗，能够将长期新冠发生率降低42%，如果在出现症状4天内使用二甲双胍，能够将长期新冠发生率降低63%。以上表明口服二甲双胍对于防治新冠后综合征具有重要意义。

此外在平时生活中还需要注意以下两点。

（1）体察自身内在的感受，结合心率检测，调整工作节奏，保证睡眠，适度活动，避免劳累，减少茶、酒、咖啡等有提高心率作用的饮品的摄入。

（2）饮食注意营养均衡，适当补充维生素C及B族维生素，以及辅酶Q10，可改善心肌细胞代谢。

只要我们平时管理好自己的身体，健康饮食，适当运动，规律生活，注意休息，避免着凉，并调整身心状态，以一种积极乐观的态度去面对疾病，既不过分担忧，也不轻易忽视，那么新冠病毒感染就不可怕。最终我们一定会战胜它！

后 记

本书的案例都源自重症医学科。我是从急诊科转到重症医学科，先有了急诊工作的积累，才有后来的重症故事。

我1993年北京医科大学毕业，正值1987、1988两届同时毕业，尽管我达到了留校分数，但分配压力仍然很大，正好人民医院从白塔寺搬到西直门，整体扩建，急诊科招的名额比较多，我就留在北大人民医院急诊科工作。急诊急救工作一干就是20年，当时人民医院急诊量非常大，而且从不拒收患者，只要患者来了，我们都接诊，所以见识了各种各样的患者：紧急的、危重的、中度的，当然还有癔病。

一开始在急诊工作，很多病还不熟悉，单凭学校的知识远远不能应付，尤其是夜班还经常来一些稀奇古怪的患者，比如来了中毒一类的病人，我都得现翻书来治疗，各种各样的解毒剂确实不好记。这也是我每天下班后学习的动力，想尽快成长起来，好独当一面！

很快我们就进入大内科轮转阶段。呼吸科是我轮转的第一个科室，也是收获最大的科室。呼吸科经常需要做血气分析，按住细细的桡动脉并穿刺进去抽出血来。这是个技术活，一次抽不到扎来扎去病人会很疼。我不仅能给自己的病人做完，还经常帮同学的病人抽动脉血。凭自己的技术帮助同学还是挺开心的。转呼吸科印象特别深，记得有个病人不退烧，我很着急，跑到图书馆找主治医师，根据自己纸上谈兵的知识要求把病人的头孢菌素换成红霉素，因为后者的抗菌谱更广。正在看文献的主治医师听从了我的建议。因为我惦记发高烧的患者，每隔一会儿就去看，惹得隔壁床的病人很羡慕，说：你真是碰上好大夫了，我的大夫一天只能看见一回！第二天患者体温就下来了，我很高兴，对工作也更有信心了！

做住院医师时几乎年年都要考试过关，转正考试、转博考试、同等学力考试，等等，好多同学熬不住下海了，我却觉得经过复习考试各方面知识都扎实了！北大人民医院是教学医院，有很多学生和进修医。他们都乐意问我问题，听我讲课，因为我久经考场之后可以解答他们提出的任何问题。而我也得到了他们一致的表扬：你怎么什么问题都知道呢？什么都知道，让我很有一些成就感。还有一个好处是，他们的问题有时是我原来不曾想过的，而我为了回答他们的问题现场整理思路，还真的总结出了一些答案，让我自己也惊讶！解答他们的问题让我自己的思路也更清楚了。

北医很早就开始住院医师规范化培训，我们内科各专业一起在大内科轮转，结下了战斗友谊。回急诊后，遇到危重病人会请相关科室会诊，会诊医生都是我们一起规培轮转过的小伙伴，我看见他们给出的详细会诊意见，内心有些莫名的惭愧：这些我轮转各科时学过的呀！人家能够，我应该也可以！见贤思齐，从此之后，即使不会诊我也尽量把抢救病人的治疗做得更系统、更精细，因此我治疗的病人恢复效果更好，医生护士都愿意和我搭班。

后来，我负责急诊监护，开始系统化、精细化管理病人，那时重症医学正值高速发展阶段，当时出现了不少新药物，也出现了很多新理念。我如饥似渴地学习，并在实践中体会。比如ICU镇静，但是我很快发现用上镇静的病人很多就不会再醒来。这可不是我希望的，所以我给病人镇静很谨慎，严格掌握适应症。果然，没过两年，新的研究证据出现：深镇静有害无益，因此提倡浅镇静。这和我的感受一致，让我更自信。

我一直踏踏实实学习、工作，慢慢积累经验，觉得自己是再平凡不过的医生。但是一个一起成长起来的朋友却很羡慕，说我十年间入党、出国、读博、职称晋升都做到了！

在晋升主任医师后，正好赶上航天中心医院招聘学科带头人，等我知道时，重症医学科的面试已经结束了，于是我到了急诊会场，然后举例说明我擅长危重症患者救治，做重症医学学科带头人更适合。

于是2012年底我到航天中心医院重症医学科做学科带头人。

到新单位，需要创新发展，需要带领团队，于是我凭借在北大人民医院20年的积累，设立了三个亚专业——疑难危重症亚专业、重症医学科平台的多学科诊疗（MDT）亚专业、多脏器功能不全亚专业，不断摸索疑难危重症的治疗方案，探究疾病内在机理。很多疑难病，因为一直诊断不了，于是病情逐渐加重，成为复杂的危重症，我们抽丝剥茧，一边救治，一边诊断，寻找真正的病因。我们也是在这个过程中不断提升，发现罕见病没有想象的那样罕见，发现对因治疗效果可以很快显现。

正是因为年复一年的积累以及对临床实践的不断总结，有时我一听到相应的症状，就会马上想到某种疾病，然后经过完善检查并仔细鉴别后，发现第一感觉的疾病往往就是对的。对于医生来讲这就是临床经验，是长时间实践、积累和总结的结果，这也是高年资医生与年轻医生的区别之一。除了总结，我们还不断学习，进行最新理论的扩展，并应用于临床。有时正在学习研究的理念，刚好就能遇到对应的病人可以实践，比如在查阅文献时看到损伤控制理念很新颖，然后很快就遇到了大出血的产妇，通过实践这一理念产妇的生命得到了挽救。所以我们一直也在强调理论结合实践的重要意义。

积沙成塔、集腋成裘，这本书是我和我的团队多年积累的危重症救治经验的片段和缩影！救治危重病人不仅仅是我的职业，更是我热爱的事业，我希望有机会分享自己的经验回报社会，或许能帮助更多的人。

感谢北京大学人民医院提供我成长的土壤，感谢航天中心医院以及杜继臣院长给予的鼓励和支持，让我始终有努力的方向！

感谢家人的支持，让我心无旁骛，专心于工作！

感谢我们重症医学科团队，我见证了这个团队从无到有，逐渐成熟，逐渐壮大的过程，我努力将我毕生所学传授给我团队的每一个医生，看到今日的重症医学科，我感到无比欣慰，这也是我继续前行的动力，我相信我们团队一定会越来越好！

感谢世界图书出版公司让本书与广大读者见面，感谢徐国强总编、夏丹和仲朝意两位编辑，以及所有为这本书付出努力的工作人员，你们辛苦了！

最后，感谢我身边所有支持我的朋友们，感谢大家，希望这本书能够带给大家一点启迪。